现代外科技术与手术治疗方法

宁尚波　主编

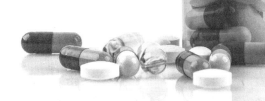

中国纺织出版社有限公司

图书在版编目（CIP）数据

现代外科技术与手术治疗方法 / 宁尚波主编. -- 北京 : 中国纺织出版社有限公司, 2022.11

ISBN 978-7-5180-9991-7

Ⅰ.①现… Ⅱ.①宁… Ⅲ.①外科手术 Ⅳ.①R61

中国版本图书馆CIP数据核字（2022）第204317号

责任编辑：傅保娣 责任校对：高 涵 责任印制：王艳丽

中国纺织出版社有限公司出版发行
地址：北京市朝阳区百子湾东里A407号楼 邮政编码：100124
销售电话：010—67004422 传真：010—87155801
http://www.c-textilep.com
中国纺织出版社天猫旗舰店
官方微博 http://weibo.com/2119887771
三河市宏盛印务有限公司印刷 各地新华书店经销
2022年11月第1版第1次印刷
开本：787×1092 1/16 印张：15
字数：323千字 定价：88.00元

凡购本书，如有缺页、倒页、脱页，由本社图书营销中心调换

编 委 会

前　言

外科学是临床医学的一个分科，与基础医学和其他临床医学学科联系密切。外科学涉及面广，医学整体知识性强，是临床各科的基础。近年来，社会经济的发展促进了医学科技的发展，普外科内容越来越完善，治疗方法持续改进，新概念、新理论、新观点、新药物、新技术、新疗法不断涌现，循证医学也在不断地把最新证据推向临床。

本书首先简单介绍了外科常见手术技术，然后详细介绍了颅脑创伤手术、口腔颌面部手术、甲状腺手术、气管支架置入术、肺部手术、胃癌手术、十二指肠手术、阑尾手术、肝胆微创手术和肛门失禁手术的适应证和禁忌证、手术方法。本书作者从事本专业多年，具有丰富的临床经验和深厚的理论功底。希望本书能为医务工作者处理相关问题提供参考，为医学院校学生和基层医生学习提供帮助。

在编写过程中，尽管我们反复校对、再三审核，但由于时间和篇幅有限，难免存在疏漏或不妥之处，望广大读者给予批评指正，以便在下次出版时修正，谢谢。

编　者
2022 年 9 月

目　录

第一章

外科手术技术

外科手术技术是手术学科医生必须掌握的一项技能。近年来，由于显微外科和微创外科器械及技术的发展，手术方法发生了很大变化，手术涉及的领域和难度在逐步增加。根据手术操作技术、方法、目的的不同，可将外科手术技术分为3种：基本技术、显微技术和微创技术。

第一节　手术基本技术

手术的种类很多，尽管其大小、涉及的范围和复杂程度不同，但都是通过一些基本操作技术来完成，这些技术包括切开、分离、止血、结扎、缝合等。正确、熟练地掌握这些技术，是对一名合格外科医生的基本要求。

一、切开

切开是进行手术的第一步，主要用于皮肤、黏膜及体内组织器官的切开，采用的主要器械是手术刀、电刀。

（一）体表切口

正确选择手术切口是显露术野的第一步，理想的手术切口应符合下列条件：①能充分显露术野，便于手术操作；②尽量接近病变部位，同时能适应实际需要，便于延长和扩大；③操作简单，组织损伤小；④有利于切口愈合、功能恢复，瘢痕小。

在实际工作中，切口的设计还应注意下列问题：①切口最好和皮肤皱纹平行，尤其是面部和颈部手术，此切口不仅缝合时张力低，而且愈合后瘢痕小；②较深部位切口应与局部血管、神经走行相平行，以减少其损伤；③避开负重部位，如肩、足部的手术切口设计应避开负重部位，以免劳动时引起疼痛。

切开前需要固定皮肤。小切口由术者用拇指和示指固定切口两侧；较长切口需要助手协助固定切口的另一侧。刀腹与皮肤垂直，用力均匀地一次切开皮肤及皮下组织。

（二）体内组织、器官切开

切开体内组织、器官时，应熟悉、辨析清楚下面的组织结构，可先切开一个小口，确定无误后再延长切口。切开腹膜时，一般术者与助手配合，用镊子将腹膜提起，触摸未夹住内

— 1 —

脏时，先切开一个小口，直视下再逐步延长腹膜切口。骨骼的切开需要采用骨锯、骨凿、骨钻等器械。应用电刀切开的同时可以止血，但是对组织的损伤要大于手术刀。

手术刀的执刀方法主要有 4 种：持弓式、指压式、执笔式和反挑式。

二、分离

分离是显露深部组织、游离病变的重要操作。按照正常组织间隙进行分离，不仅容易分开，而且损伤小、出血少。常用的方法有 2 种。

（一）锐性分离

用锐利的刀或剪进行的分离。常用于较致密组织的操作，如腱膜、腱鞘、瘢痕组织等。一般用刀刃在直视下沿组织间隙做垂直的短距离切开。用剪刀进行锐性分离，可采用推剪的方法，即将剪刀张开少许，轻轻向前推进。锐性分离组织损伤小，要求在直视下进行，动作应精细、准确。

（二）钝性分离

用刀柄、止血钳、剥离纱球或手指等插入组织间隙内，用适当的力量推开周围组织。常用于正常肌肉、筋膜、腹膜后、脏器间及良性肿瘤包膜外疏松组织的分离。该方法分离速度快，可在非直视下进行，但力量要适当，避免因动作粗暴造成不必要的组织撕裂或重要脏器的损伤。在实际操作中，上述两种方法常配合使用。

三、止血

术中止血不仅可使术野清晰、便于操作，还可减少出血量。

（一）压迫止血法

压迫止血法适用于找不到明确出血点的毛细血管出血或渗血。一般用纱布压迫，使血管破口缩小、闭合，短时间内形成血栓而止血。对于较广泛的渗血，使用 50～60 ℃温热盐水纱布压迫，由于热凝固作用而产生较好的止血效果。

（二）临时夹闭止血法

临时夹闭止血法是手术过程中使用较多的止血方法，适用于明显的活动性小血管出血。常用的方法是用血管钳准确地夹住出血点。操作时钳的尖端朝下，尽可能少夹持组织，这样既能止血，又能避免损伤过多的组织，一般夹持数分钟后即可止血。如止血未果，则需要采用电凝或结扎法止血。颅脑手术切开头皮的皮瓣缘出血、渗血较多，使用具有弹性的塑料头皮夹，连续夹持皮缘，其操作速度快，临时止血效果好。待颅内手术结束，取下塑料夹时已多无出血，直接对合缝皮即可。

（三）结扎止血法

结扎止血法是常用、可靠的止血方法。在组织切开或分离时，对较大的出血点用血管钳的尖端快速准确地夹住，然后结扎止血。如已分离出要切断的较大血管，可先用血管钳夹住血管两端，在其中间切断，然后结扎；也可先套线结扎后再剪断。常用的结扎方法有 2 种。

1. 单纯结扎

用结扎线绕过血管钳夹下面的血管或组织，对其进行结扎。适用于小血管出血。

2. 缝合结扎

用缝线通过缝针穿过血管端或组织，绕过一侧后再缝合，绕过另一侧打结，结扎后形成"8"字。适用于结扎较大的血管。

对较大血管的出血，上述两种方法常联合使用。先在血管的近端用较粗的线单纯结扎，然后在远端贯穿缝合结扎。这样结扎止血更为安全、可靠。

（四）电凝止血法

高频电刀通过电极尖端产生的高频高压电流使接触的组织蛋白凝固止血，适用于不易结扎的小血管出血、渗血。该方法止血迅速，节省操作时间，但对于较大的出血点，有时止血效果不够可靠。对于小的出血点可直接用电凝器烧灼止血；较大的出血点应用血管钳或镊子夹住，再与电凝器接触传导到夹住的组织，使其凝固止血。止血时血管钳或镊子勿接触身体其他部位，以免烧伤。高能超声刀的止血效果好于高频电刀，可直接闭合直径 2 mm 以下的血管。

（五）其他止血法

（1）对于用一般方法不易控制的创面渗血，可用明胶海绵、止血纱布、止血纤维或纤维蛋白胶等外用止血药物进行止血。应用时先清除积血，然后将止血物覆盖、填塞于渗血创面，并适当加压。纤维蛋白胶直接喷洒于渗血创面。

（2）骨断端渗血用骨蜡止血效果最好，它通过产生一种机械性屏障作用来阻止骨骼表面的局灶性出血。

（3）止血带止血法主要用于以下两种情况：一是四肢大血管出血的急救；二是有些四肢远端的手术，为减少出血及术野清晰而使用。

四、结扎和剪线

缝合或钳夹止血的组织常需要进行结扎。如果结扎不确切，结扣松开、脱落，将发生出血或缝合组织裂开。结扎的方法有以下 2 种。

（一）缝线结扎

应用缝线结扎时需要打结，打结所系的结扣要求牢固，不易松动、脱落，而且操作应简单、迅速。

1. 结扣种类

大致分为 4 种（图 1-1）。

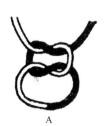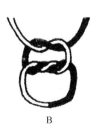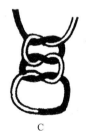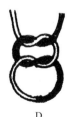

A	B	C	D

图 1-1　结的种类

A. 方结；B. 外科结；C. 三重结；D. 顺结

（1）方结：由相反方向的两扣结组成，是最常用的一种。成结后越拉越紧，不易松开、滑脱，适用于结扎各种组织。

（2）外科结：第 1 扣重绕两次，使摩擦系数增大，优点是系第 2 扣时第 1 扣结不易松开。

（3）三重结：在方结的基础上再加 1 个与第 2 扣方向相反的扣。增加 1 个扣结，更为牢固、不易松动，但操作较方结费时。

（4）顺结：又称为十字结或假结，是由方向相同的两个扣构成，因易松开、脱落，很少使用。

如果打结时仅沿线的一边滑下结扎即可造成滑结。所以在打结过程中双手用力应均匀，否则将成为滑结。

2. 打结方法

有以下 3 种。

（1）单手打结法：打结时绕线动作以一只手为主，另一只手辅助抻线，但成结时双手用力应均匀。主要用拇指、示指、中指进行操作，左右手均可做结。该方法简单，操作速度快，为最常用的一种方法。对于初学者，建议多练习左手作结。

（2）双手打结法：又称为张力结法。系紧第 1 个扣后，双手牵紧线，完成第 2 个扣。该方法可以在第 1 个扣不反松的情况下完成第 2 个扣，对张力较大或深部组织的结扎更方便、可靠，但是操作速度稍慢。

（3）持钳打结法：适用于线头过短、术野较深而窄、手指不能伸入或小型手术仅有术者 1 人操作，为减少缝线而使用。

3. 注意事项

打结时应注意以下几点：①打第 1 扣时，拉线的方向应顺着结扣的方向，如与结扣的方向相反或呈直角，线则容易在结扣处折断；②作结时牵拉并收紧两根缝线的着力点，距线结不要过远，应以示指尖向被结扎的组织下压推紧，不可将组织上提，以免拉脱或撕断组织；③作第 2 扣时，注意第 1 扣不要松开，必要时可由助手用血管钳轻轻夹住第 1 扣处，待第 2 扣靠近第 1 扣时再松钳、系紧；④打结的动作应沉稳，以持续适度的拉力系结，避免突然加力、拉力过大而拉断缝线或切割组织。

（二）结扎夹结扎

手术中除了常用的缝线结扎方法外，还可采用结扎夹结扎。在开放性手术中，主要用于深部术野结扎困难或保留较短的血管或束状组织（图 1-2）。而在腔镜手术中，结扎夹常用于结扎组织、血管等，操作上比缝线更容易、迅速，而且方便、安全。结扎夹适用于中、小血管的结扎，处理大血管应采用血管闭合器，闭合血管的效果很可靠。

（三）剪线

剪线应在直视下进行，不熟练者可采取"靠、滑、斜、剪"4 个动作来完成。将剪刀尖部张开一个小口，以一侧剪尖端刀锋沿着拉紧的线顺滑至结扣处，剪刀略向上倾斜 30° ~ 45°后剪断。一般丝线线头宜留 1 ~ 2 mm；合成可吸收线 6 ~ 10 mm。线剪不要张口太大，以免误伤缝线周围组织。

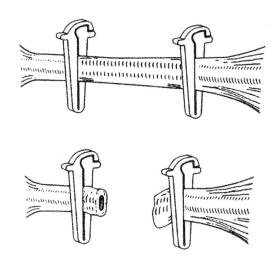

图 1-2　结扎夹结扎

五、缝合

组织切开、断裂或恢复空腔脏器的连续性，除特殊情况外，一般需缝合后才能达一期愈合。在正常愈合能力下，愈合是否完善常取决于缝合方法和操作技术是否正确。根据使用的材料和方法不同，将缝合方法分为两大类，即手工缝合法和器械缝合法。

（一）手工缝合法

该方法应用灵活，不需要特殊设备和材料。缝合方法基本上可分为单纯缝合法、内翻缝合法和外翻缝合法 3 种，每种方法中又可分为间断和连续缝合两种方式。间断缝合为一次缝合后即结扎、剪断，此方法缝合牢固、可靠。连续缝合是用一根线进行的顺序缝合，直至完成，该方法具有缝合速度快、拉力均匀等优点，缺点是一处断线，全线将松脱。连续缝合后的吻合口直径要小于间断缝合。

1. 单纯缝合法

操作简单，将切开的组织边缘对正缝合即可。间断或双间断缝合（"8"字缝合）多用于缝合皮肤、皮下组织、筋膜和肌腱等组织；连续缝合常用于腹膜、胃肠道吻合的内层；连续交锁缝合或称毯边缝合，多用于胃肠道吻合的后壁内层，优点是具有较好的止血效果。缝合时两边缘的针距、边距相等，才能对合整齐。

2. 内翻缝合法

将缝合组织的边缘向内翻入缝合，使其外面光滑、对合良好。多用于胃肠道的吻合，浆肌层的对合有利于愈合，并减少感染的发生。胃肠道吻合的内层缝合可用肠线做连续内翻缝合，也可用丝线间断内翻缝合；外层缝合多用丝线做褥式内翻缝合。小范围的内翻，如阑尾根部残端的包埋，多采用荷包缝合法。

3. 外翻缝合法

将缝合的组织边缘向外翻出缝合，使其内面光滑。多用于吻合血管或缝合腹膜，可减少血管内血栓形成和腹膜与腹腔脏器粘连。

手工缝合方法很多，不论采用何种方法，均应注意下列事项。

（1）应按组织的解剖层次分层进行缝合，缝合的组织要求对位正，不夹有其他组织，少留残腔。

（2）结扎缝线的松紧度要适当，以切口的边缘紧密相接为宜，过紧影响血液循环，过松则使组织对合不良，不利于愈合。

（3）缝合间距以不发生裂隙为宜。例如，皮肤缝合针距常掌握在 1.0～1.5 cm，进出针与切口的边距以 0.5～1.0 cm 为宜。

（4）切口边缘对合张力大者，可采用减张缝合。

（二）器械缝合法

该方法是采用含有金属钉的特制器械（多为一次性使用），直接将组织一次性连续缝合。常使用的是闭合器和吻合器，根据钉书器的原理制成，通过交错的二或三排钉将两部分组织钉合。用此法代替手工缝合，省时、省力，且组织对合整齐。器械缝合在腔镜手术中更具有优势，但价格昂贵，有些手术区的解剖关系和各种器官不同，也不适合使用。目前常用的缝合器械有管状吻合器、直线切割闭合器、闭合器等。主要用于消化道手术，各种组织、较大血管断端的闭合。使用前须详细了解器械的结构、性能、钉的闭合厚度等，掌握使用方法并能够熟练地进行操作，以免术中失误或造成重大差错。

六、拆线

皮肤缝合线需要拆除，因全身不同部位的愈合能力及局部的张力强度不同，拆线的时间不一。一般来说，胸、腹、会阴部手术后 7 d 拆线；头、面、颈部手术后 5～6 d 拆线；四肢、关节部位手术以及年老体弱、营养状态差或有增加切口局部张力因素存在者，可在术后 9～12 d 或分期拆线。

拆线时先后用碘酊、乙醇或聚维酮碘消毒切口，然后用镊子提起线结，用剪刀在线结下靠近皮肤处剪断缝线，随即抽出。这样可使露在皮肤外面的一段线不经皮下组织抽出，以减少皮下组织孔道感染。抽出缝线后，局部再用乙醇涂擦一遍，然后用无菌敷料覆盖。

七、显露

显露的作用是使术野暴露清楚，它是手术操作的重要技术之一。无论是开放性手术，还是腔镜手术，只有将术野显露清楚，才能够安全、快速、准确地进行操作。

（一）体位、切口与路径

1. 体位

选择合适的体位有利于深部术野的显露。一般根据手术切口、手术路径、病变部位等选择体位。

2. 切口

根据疾病、术式选择合适的切口，以利于术野的显露。同一种疾病的切口可能因手术路径、术式不同而有所差异。

3. 手术路径

切开体表是手术入路的第 1 步，随后是到达体内处理病变需要经过的路径。合适的手术路径能够清楚地显示术野，减少由于过度牵拉造成的损伤。

（二）术中显露

术中显露是一种技能，也是手术思路清晰与否的一种检验。显露主要依据术者的意图，由助手协助完成，借助拉钩、止血钳、手掌、纱布等，推开阻挡的脏器，显露出操作部位。

（宁尚波）

第二节　显微外科技术

显微外科技术是在手术显微镜或手术放大镜下，应用显微器械和材料，主要是对微小组织、器官进行精细操作的一项技术。镜下的精细操作技术开辟了微观领域的手术，使组织器官的修复、重建、替代等达到一个更高水平，极大地促进了外科学的发展。显微外科技术的很多方面属于微创技术的范畴。目前，显微外科技术已经广泛应用于手术学科的各个专业，如骨外科、整形外科、神经外科、泌尿外科、眼科、妇科、产科、耳鼻喉科、口腔颌面外科等。

一、外科显微镜

外科显微镜可分为手术显微镜与手术放大镜两种。

（一）手术显微镜

手术显微镜种类很多，因手术操作的内容、术野等方面的差异，各专业选用显微镜的类型有所不同。在镜下进行操作，术野放大，超越了人类原有视力的极限，从而大大提高了对人体组织解剖结构的辨认力，使操作更加精细，损伤减少，有利于组织愈合。

目前临床使用的多为双人双目且带有1人示教目镜的手术显微镜。放大倍数可达6~40倍，一般6~25倍就可以满足临床操作。手术显微镜的焦点距离、瞳距可调解，每组目镜都能调节瞳孔间距离和屈光度，以适应不同使用者的需要。在使用手术显微镜时，应注意无菌操作的原则，术中手术人员只能触摸手术显微镜的无菌区。

（二）手术放大镜

手术放大镜是附于术者眼镜架上的一套放大镜，如术者原来就戴眼镜，可在原镜架上装配。若术者的视力正常，可以在一个平镜上装配这套放大镜。放大倍数为2~8倍，多选择2.5倍或3.5倍。手术放大镜是一种简易、方便的放大系统，镜子的瞳距和屈光度可以调节。缺点是长时间操作时稳定性差，易产生视疲劳。适用于单纯进行血管、神经吻合等。

二、显微手术器械

包括镊子、剪刀、持针器、血管夹等。显微器械轻巧、锐利、不反光及无磁性，在手术显微镜或放大镜下使用方便，组织损伤小，利于更精细的操作。

三、显微外科的应用范围

从功能上大致可归纳为两方面。

（一）显微吻合或缝合

1. 微血管、淋巴管、神经吻合

（1）创伤修复性手术：断指、肢再植术。

（2）整形手术：游离皮瓣、肌皮瓣、骨瓣移植术，拇指再造术等。

（3）小器官移植手术：卵巢、睾丸、甲状旁腺移植术等。

（4）其他辅助性手术：如游离空肠血管吻合代食管术。

（5）周围神经修复术：可使神经外膜、束膜对合更准确，提高手术效果。

（6）淋巴管吻合术：将淋巴管远端与近端吻合，用于治疗下肢慢性淋巴水肿、乳糜尿等。

2. 微小管道吻合

用于输卵管、输精管、附睾管、鼻泪管等吻合，手术操作精细，吻合可靠，再通率高。

（二）精细操作

颅脑、眼、内耳等部位的手术需要精细操作，目前这些部位的手术几乎均借助显微镜来完成。由于镜下的放大作用，容易辨别正常组织结构与病变的关系，镜下操作轻柔、准确，造成的副损伤小，显著地提高了手术疗效。

四、显微外科基本技术

在手术显微镜或手术放大镜下进行的精细操作。

（一）显微吻合或缝合

其中微血管吻合技术要求较高，包括以下几方面。

（1）无创技术：勿用器械损伤血管壁，特别是血管内膜，以减少血栓的发生。

（2）血管及血管床肝素化：血管吻合全过程用肝素生理盐水滴注、冲洗血管表面和血管腔，以避免局部血液凝固。

（3）血管断端处理：仔细检查血管壁损伤情况，确定切除范围，将血管断端修理整齐。

（4）吻合血管：多采用二点法间断吻合。吻合的针距、边距根据血管的口径、管内血流压力、管壁厚度等因素而定。一般吻合动脉边距约为血管壁厚度的 2 倍。因静脉壁较薄，边距较动脉稍大。线节打在腔外，使血管处于轻度外翻、内膜对合完好的状态。吻合完毕，检查有无漏血，放开血管夹的顺序根据血流方向而定，动脉是先远心端后近端，静脉反之。

（二）精细操作

由于每台手术可能因病变、部位、术式不同，操作会有所不同。所以，除了吻合技术外，术者不仅要掌握镜下的分离、切开、止血、缝合、切除病变等基本操作技术，还要具有良好的镜下组织结构辨析能力。

五、显微外科技术训练

在显微镜下操作，要求术者动作轻巧、稳定、准确。初学者需要有一个适应镜下操作和使用显微器械的训练过程。由于视野较小和视物放大，容易产生镜下动作过度及操作时手的抖动，较好的练习方法是先使肘部和腕部依附于手术台面，保持手的稳定性。可先将一张报纸置于镜下，用小镊子描上面的字，然后练习双手持镊交替拾针线，当能准确夹持缝合针时，可开始缝合训练。一般先在镜下缝合旧的医用手套，通过练习，做到双手配合协调，动作准确平稳。然后开始做动物实验，吻合大白鼠尾动脉、颈动脉和股动脉，验证血管通畅率。经过4～6周的基础训练，可以基本掌握细小血管的吻合技术，再经过一段时间的临床助手操作，一般可以独立进行显微外科手术。

（宁尚波）

第三节　微创外科技术

微创外科（MIS）也称为"微侵袭外科"或"微侵入外科"。微创手术不是一种或一类手术方式，不是单纯小切口的手术，不等于不充分的常规手术。"微创"的概念就是在同一种手术中，以最小的创伤来获得同样或更好的疗效。微创一直是外科医生追求的一种境界。微创技术包括内镜、腔镜、介入技术以及显微外科技术等。

一、内镜外科技术

内镜是指能够进入体内，具有照明装置，可以进行诊断或治疗作用的器械或仪器。内镜的种类很多，习惯上将通过身体自然通道由体外开口进入体内的称为内镜；而把需要戳孔进入体腔或潜在腔隙的命名为腔镜。但是两者在结构、功能上又不能完全分开。

（一）内镜种类及基本原理

根据镜身是否可弯曲，将内镜分为硬质内镜和软质内镜两种。

1. 硬质内镜

内镜多由镜身和显像及光源系统两部分组成。常用的硬质内镜有膀胱镜、宫腔镜（子宫镜）、食管镜、气管镜、肛管直肠镜等。

（1）镜身：呈管式，由金属材料制成，不能弯曲。操作通过镜身的内腔或腔内的通道进入器械来完成。老式内镜的镜身深入体内的末端装有光源，操作时经镜子内直接观察镜前情况，缺点是亮度差、视野小。目前临床还在应用的有食管镜、气管镜，主要用于取异物，对肿瘤进行激光、冷冻治疗等。新型的内镜前部装有摄像头，通过光导纤维与体外的冷光源连接。镜身腔内留有1～2个通道，经通道可向内注水、置入器械进行操作。通过体外的显示器进行观察、指导操作。

（2）摄像及光源系统：目前多种内镜、腔镜的该系统可以共用。光源器上有标注腹腔镜、膀胱镜等插口，不同的插口主要根据术野显像的要求设定。腹腔、胸腔的手术视野空间为空气；而膀胱、关节手术需要注水，摄像头在水中摄取图像。该系统由以下几部分组成。

1）微型摄像头及数模转换器：术中由摄像头摄取图像，通过光电耦合器将光信号转化为数字信号，传送到显示器显示出图像。

2）显示器：目前已有全数字显示器，图像的解析度可达1 250线，图像非常清晰。

3）冷光源：通过光导纤维与腔镜相连，具有亮度高、传导热量小、镜身不会烧伤身体等优点。

4）录像机与图像存储系统：手术全过程可以录像、存储。

2. 软质内镜

软质内镜的镜身柔软、细长、可弯曲。内镜前部装有摄像头，通过光导纤维与体外的冷光源、显示器连接。根据内镜内部结构不同，分为纤维内镜和电子内镜两种。镜身腔内有小口径的通道，可置入器械进行操作。目前使用的内镜多为电子内镜，其图像更为清晰。常用的软质内镜有食管镜、胃镜、十二指肠镜、结肠镜、支气管镜、输尿管镜等。

（二）内镜手术的应用范围及特点

与外界相通可进入体内的自然通道有：①消化系统（双向）；②泌尿系统；③女性生殖系统；④呼吸系统等。通过这些通道进入体内操作，具有手术创伤小、体表无切口、出血少、恢复快、并发症少等优点，但操作的能力和范围有限，主要是采取咬除、套扎、电灼、扩张、切割等方法来处理病变。

1. 硬质内镜手术

手术通过内镜本身的通道进入器械进行操作，手术方法如下。

（1）活检钳咬除、圈套套除或网袋套除病变等，适用于带蒂的息肉、黏膜层肿瘤、增生、结石等。

（2）采用激光、电凝、冷冻、微波热凝等方法，促使病变坏死、脱落。

（3）切除病变，如对前列腺进行旋切、分割切除等。

（4）球囊扩张、支架置入，适用于管腔狭窄的病变。

（5）镜下观察，协助置入放射源物质，实行对恶性肿瘤的内照射。

2. 软质内镜手术

软质内镜与硬质内镜的操作方法和范围相似，由于镜子可弯曲，达到体内的部位比硬质内镜更深入。软质内镜是诊断体内疾病的重要工具，经自然通道进入体内可直接观察病变、咬取组织病检。近年来，由于内镜功能的改进和高性能器械的发明，治疗的范围也在扩大。软质内镜手术还可与介入治疗相结合，在 X 线观察下，对病变进行处理。如借助十二指肠镜将导丝经十二指肠乳头置入胆总管内，然后通过导丝将带球囊的导管置于结石上方，充气后将结石拉出。

血管镜应归属于软质内镜，手术需要切开体表，游离出血管穿刺进入。镜子进入的是密闭、液体流动的管道，操作时需要阻断血流。因血液透光度差，血管中需要用生理盐水置换血液。血管镜外径 1～2 mm，可对中、小血管内病变，进行病灶清除、修复、扩张、置入支架等治疗。

二、腔镜外科技术

自从 1910 年瑞典的 Jacobaeus 将腔镜用于观察腹腔以来，随着腔镜图像清晰度增加，相关设备、仪器和器械的发展，使腔镜手术逐步开展起来。1987 年法国医生 Mouret 用腹腔镜为 1 例女患者治疗妇科疾病，同时切除了病变的胆囊。从此，开启了以腔镜手术为代表的微创外科时代。到目前为止，腔镜手术范围仍在不断扩大，有些手术已经取代了开放性直视手术。

（一）腔镜手术的基本设备

腔镜手术的广泛开展，除了腔镜本身的发展外，与配套设备和手术仪器、器械的发展密切相关。

1. 腔镜的组成

根据结构不同可分为两种。

（1）镜身无通道腔镜：镜身深入体内的末端装有摄像头，光源反射镜面分为0°、30°、45°不等，其视野广、图像清晰，几乎不出现失真。摄像及光源系统与内镜基本相同。常用的有腹腔镜、胸腔镜、关节镜等。上述几种腔镜结构大致相同，根据使用部位的不同，设计的镜身长短、粗细不一，常用的腔镜外径为4～10 mm。

（2）镜身有通道腔镜：与新型的内镜完全一样，镜内留有操作通道，只是手术时需要在体表戳孔，穿过组织达到病变后进行操作。常用的有肾镜、脑室镜、椎间孔镜等。

2. 腔镜手术操作所需的设备、仪器和器械

（1）配套设备：主要包括CO_2气腹系统和注水冲洗系统。

1）CO_2气腹系统：由气腹机、二氧化碳钢瓶、气体输出管道组成。CO_2注入腹腔，不易发生气栓。气腹状态下，视野空间大，有利于操作。

2）注水冲洗系统：包括储水瓶、加压器、吸引器、管道等。关节手术术中需要向术野不断注水、冲洗，以保持术野清晰。胸、腹腔手术结束时多需要注水冲洗，检查有无渗血、漏气等。

（2）能源系统：常用的系统有高频电切、电凝刀、超声刀、激光器等，操作时通过与这些系统连接的器械，在体内进行切割、止血等操作。这些能源系统使手术更为方便、快捷。

（3）器械：具体如下。

1）多数与开放手术的各种器械相似，具有切开、分离、夹持等功能。常用的器械有抓钳、持钳、分离钳、肠钳、剪子、扇形牵拉钳、穿刺针、钛夹钳、切割闭合器等。该类器械的特点是可张开与闭合的钳翼，关节位于前部，手术时在腔内，手柄距关节较远，在腔外操作。多数器械操作时手感不明显，需要靠视频显示图像来指导操作。

2）电凝器械是常用的分离、止血工具，根据其前端的形状，可分为电凝钩、铲、棒等，使用时与体外的能源系统连接。

3）套管：腹腔镜手术使用的是封闭式套管，经套管反复出入腔镜或器械时不漏气，仍能够保持气腹状态。胸腔镜使用开放式套管，戳孔后置入，仅起到进出腔镜或器械通道作用。

（二）腔镜手术的应用范围及特点

1. 手术范围

根据腔镜进入体内的途径和所达到的部位，手术大致分以下几种。

（1）体内腔隙：腹腔（包括腹膜后器官）、胸腔、关节腔等。体表戳孔将腔镜插入到体腔内，再戳1个或数个孔，置入专用器械进行操作。几乎能够完成腔内各种组织器官的切除、修复、置换等不同类型的手术。腹腔、胸腔、大关节腔手术应用较多，如胆囊切除、肺叶切除、膝关节半月板修复等。

（2）再造的腔隙：在组织间或器官周围通过扩张、持续注入CO_2，再造腔隙后进行手术。如甲状腺切除术，为了避免颈部手术所遗留的瘢痕，体表切口选择在胸部，腔镜经胸部皮下抵达颈部，在甲状腺周围再造腔隙完成手术。臀肌挛缩综合征是在挛缩的臀肌周围再造腔隙后切断挛缩肌。

2. 手术特点

两种腔镜的手术有所不同。①镜身无通道腔镜：根据病变进入腔镜，再选择 1 个或多个孔进入器械进行操作。其手术操作的方法、达到的范围完全可与直视手术相比。术中能够灵巧地进行切开、分离、结扎、止血、显露等操作，可对病变进行去除、修复、吻合等处理。切开、分离时多采用电刀、超声刀。由于缝合操作较困难，使用闭合器进行缝合更方便。吻合则使用吻合器，或辅助小切口在体外完成吻合。②镜身有通道腔镜：手术操作与硬质内镜相同，但需要在体表戳孔进镜后显露病变进行处理。

3. 手术应用

腔镜手术具有应用广泛、创伤小、出血少、恢复快等特点。下面简述常用的 3 种腔镜手术。

（1）腹腔镜手术：首先在脐孔下 10 mm 切口，进入穿刺针，建立气腹。选择进镜部位、戳孔、放置封闭式套管。经套管置入腹腔镜探查腹腔。探查后根据手术需要，在腔镜的直视下确定需要孔道的位置和数量，进入器械后进行操作。手术方法与直视手术基本相同。几乎可进行腹腔、腹膜后各种脏器的手术，涉及普外、泌尿、血管、妇产等专科。

（2）胸腔镜手术：胸腔镜手术中术野的显露关键在于麻醉师能够准确定位气管内双腔插管，保证术侧肺不通气，便于操作。手术先经肋间分别戳孔，置入开放式套管，经套管插入腔镜，探查胸腔。而后根据手术需要，再选择戳孔，进入器械操作。可进行肺、食管及心脏和血管等手术。直线切割缝合器的发明为胸腔镜手术的广泛开展发挥了重要作用。它的闭合夹长度有 3.0 cm、4.5 cm、6.0 cm 几种，可进行不同长度组织或血管的闭合。

（3）关节镜手术：确定进入腔镜的位置后，切开皮肤，进入戳孔，再置入腔镜，探查关节腔。然后，根据需要另戳孔进入器械操作，可进行关节内组织的清理、修复、重建等。目前新型关节镜外套内具有注水管道，术中通过注水冲洗，保证术野清晰。手术中可活动关节以利于术野显露。关节镜手术已经取代了大部分开放性手术，常见的手术部位有膝关节、肩关节、踝关节等。

（三）腔镜技术训练

胜任腔镜手术的医师应具备两方面能力：①熟练掌握腔镜操作技术；②直视下能够完成该手术。尽管腔镜手术式式、基本技术与直视手术相似，但是，通过显示器上的图像进行操作则相差很多。对于初学者来说，切开、分离、止血的每一次操作，要做到准确、到位，需要经过专门训练，才能逐步达到使用器械得心应手的程度。另外，助手协助操作，调节镜子保证良好视野的能力等也需要训练。

目前，中国已经建立很多腔镜手术技术训练中心。使用与手术相同的腔镜和器械进行模拟训练，如在暗箱中进行夹纸片、拾豆粒、剥葡萄皮等基本功训练，进一步在动物活体上练习完成某项手术，最后逐步从人体手术的助手过渡到术者。

三、介入治疗技术

介入治疗是在 X 线透视、超声、CT、MRI 等影像设备监视下，通过介入穿刺插管或直接穿刺技术，对病变进行诊断或治疗的一种方法。它不仅是穿刺针、导管的进入，而且有些操作与切开手术基本相同，例如房间隔缺损封堵术与补片修补术。所以有些学者将介入治疗列入广义手术的范畴。介入治疗具有创伤小、操作简便、定位准确、并发症少等优点，是微创外科技术的重要组成部分。介入治疗是一项能够在多学科应用的技术，多数由内科心血管医生、放射介入医生进行操作，少数由手术科室医生来完成。

根据介入途径不同，可将介入治疗分为血管内和血管外两种。

（一）血管内介入治疗

它具有两个特征：一是采用可达远距离的导管进行诊疗性操作；二是在 X 线或 MRI 等成像系统监控下完成。临床上一般所指的介入治疗是血管内的介入治疗。通过进入血管、心脏内的器械，对病变进行扩张、疏通、封堵等治疗。几乎所有的病例都是通过进入循环系统的导丝—导管对病变进行处理，极少数病例在纤维血管镜下直接进行检查与治疗。进入血管内的途径多采用经皮穿刺，也可以在术中直接穿入动脉或静脉。目前用于治疗的手术如下。

1. 血管

取栓术、栓塞止血术、血管扩张成形术、血管内支架植入术、血管腔内放置血管移植术、注射化疗药物等。

2. 心脏

房间隔、室间隔缺损封堵术，心脏射频消融术、心脏起搏器安置术等。

（二）血管外介入治疗

在 X 线、B 超引导下，采用穿刺针刺入体内，对深部组织、器官进行诊断或治疗。分为穿刺针和导丝—导管两种方法。

1. 穿刺针

在影像可视下将穿刺针穿入体内，准确定位后，通过进入的穿刺针取组织标本进行诊断，或采用特殊的穿刺针直接完成射频、微波、电凝、冷冻等治疗，也可直接注入药物、乙醇、骨水泥、放射性粒子等进行治疗。B 超与 CT 或 MRI 的引导下穿刺的方法和对象有所不同。

（1）B 超：适用于肝、胰、肾等体内实质脏器病变，以及腹膜后肿物等。这些组织、器官在 B 超下显示清楚，操作时可连续观察穿刺针进入的位置。

（2）CT、MRI：适用于肺、肝、胰、肾、骨骼等组织器官，穿刺针进入合适位置，停止操作后再扫描观察位置是否合适。

2. 导丝—导管

应用范围有限。

（1）经皮穿刺：穿刺进入管腔、通道，在 X 线监视下置入导丝—导管进行治疗。如经皮肝、胆囊穿刺置管引流术，方法是经皮穿刺入肝内胆管后，置入导丝—导管，留置引流管等。

（2）内镜与介入治疗结合：首先插入内镜，然后在 X 线监视下置入导丝—导管，进行扩张、取石、置入支架等治疗。如十二指肠镜与 X 线配合下的胆管内取石术，膀胱镜与 X 线联合输尿管狭窄置管术等。

（韩志阳）

第二章

颅脑创伤手术

第一节　颅脑损伤常规手术方法

一、头皮损伤

头皮是一种特殊的皮肤，含有大量头发、毛囊、皮脂腺、汗腺及皮屑，往往隐藏污垢和细菌，一旦发生开放伤，容易引起感染，然而头皮的血液循环十分丰富，有较好的抗感染能力。

头皮损伤外科处理的麻醉选择要根据伤情及患者的合作程度而定，头皮裂伤的清创缝合一般多采用局部麻醉，对头皮损伤较重、范围较大者，仍以全身麻醉为佳。

（一）头皮裂伤

清创缝合单纯头皮裂口，如果不是全层裂开，尚有帽状腱膜连续时，因受损血管不能退缩止血，往往失血较多；反之，帽状腱膜完全断裂者出血较少。

1. 冲洗方法

清创时，先以消毒干纱布压迫伤口以控制出血，剃光裂口周围至少 6 cm 的头发，如系大裂口，应剃光所有头发。然后用肥皂水冲洗创口周围，再用生理盐水纱布擦洗、拭干，乙醚脱脂后，以碘酊、乙醇消毒。根据伤情可确定采用局部麻醉或全身麻醉。局部麻醉时用 0.5% 普鲁卡因或利多卡因溶液行浸润麻醉。为减少出血，可加少量肾上腺素（每 10 mL 加 1 滴，约1/200 000）。麻醉显效后开始创口的清洗，此时创口已无疼痛，出血也减少，用软的毛刷蘸上消毒肥皂，轻轻刷洗创口及创缘，若有活动性出血点，用消毒止血钳夹住，然后用大量生理盐水（不少于 1 000 mL）反复冲洗。同时清除创口所有污垢、异物和头发等。随后再用消毒干纱布拭干，取下止血钳，创口用消毒纱布填塞，重新用碘酊、乙醇消毒创口周围，用毛巾覆盖手术野，然后开始清创手术操作。

2. 清创方法

手术前应先控制活跃出血点，并仔细探查颅骨有无骨折，估计裂口的缝合有无困难。如系复杂的裂伤，应考虑清创后缝合是否会有张力，有无施行附加切口、延伸切口或头皮下松解或植皮的必要，清创时由外向内，由浅入深，逐渐清除已废损或失去活力的组织。由于头皮的牵伸性较小，创口边缘的修剪不可过多，但至少应达到皮缘整齐，断面呈直角，可见健康的皮下组织。清创后的头皮须对合良好，分层缝合，一般不放引流，若污染严重，组织活力较差时，可用橡皮片做短时皮下引流。

（二）头皮残缺的清创整复

头皮裂伤较复杂或有部分残缺时，单纯清创缝合常有困难。必须根据裂伤的形状、残缺的大小和部位，采取相应的整复方法。通常，不论头皮缺损有多大，原则上都应尽量做到一期缝合，不留创面；如果是有感染征象或污染严重的创口，才行后期整复或后期植皮。

1. 头皮下游离原位缝合

头皮裂伤残缺较小，属狭长或条状裂口，宽度不超过 3 cm 者，可以直接原位缝合，冲洗清创之后，将裂口周围头皮自帽状腱膜下层分离松解 5~6 cm，即可将裂口原位缝合。

2. 延长切口整复残缺

头皮残缺较大、裂口复杂、残存缺损直径大于 3 cm 者，缝合时须先做延长切口，然后行帽状腱膜下游离松解，施行缝合。

（1）"S"形延长切口：于裂口两端做方向相反的弧形延长切口，扩大创口帽状腱膜下的游离松解的范围，即可将缺损两侧边缘牵拉、移行、合拢，然后缝合（图 2-1）。

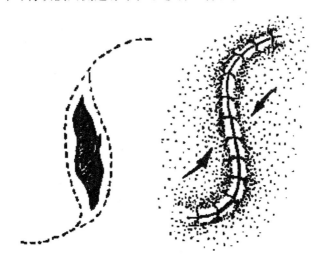

图 2-1　"S"形延长切口

（2）三叉形延长切口：头皮裂口及残缺区呈星形或三角形时，可将原创口作顺方向的弧形延长，形成 3 个大小相近的皮瓣，恰似电扇的三叶，然后游离松解并加以缝合。这种方式可整复直径 4~5 cm 的头皮缺损（图 2-2）。

（3）瓣状延长切口：头皮裂口及残缺呈弧形或月形时，可沿创口的弧度做成瓣状切口，瓣的基部向下，作为瓣蒂中的血管，然后自帽状腱膜下游离皮瓣，牵拉移行皮瓣盖残缺区后缝合（图 2-3）。

3. 转移皮瓣残缺整复

头皮残缺直径在 6 cm 以上时，用延长切口难以将创口闭合，须另做松弛切口 1~2 处，形成转移皮瓣。然后行帽状腱膜下分离，将皮瓣牵拉、合拢，封闭创面并缝合。松弛切口处的新创面则用中厚断层植皮覆盖。

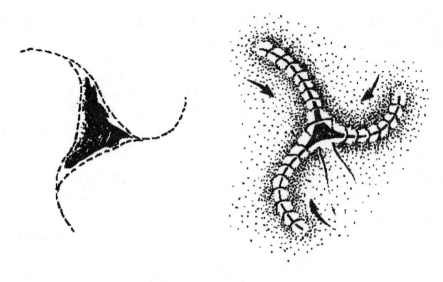

图2-2 三叉形延长切口

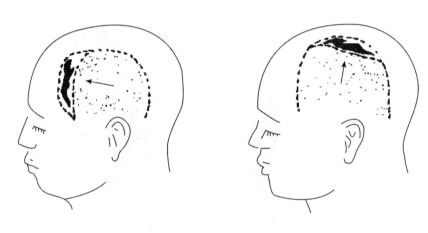

图2-3 瓣状延长切口

（三）头皮撕脱清创整复

头皮撕脱是指部分或整个头皮被撕脱，完全游离。严重的撕脱伤范围，前面可达前额和上眼睑，两侧可累及耳郭。这类伤员往往失血较多，清创前应先纠正血容量不足，给予抗生素治疗，预防感染。应在全身麻醉下施行手术。

1. 清创自体植皮

在头皮撕脱伤早期，创面尚无感染征象时，应尽快清创，彻底冲洗并清除一切异物和失去活力的组织。清创时应保护尚有小蒂相连的皮片，切勿断离。对残存的颅骨骨膜须小心保护，以利植皮。创口边缘断面上的血管均应保留，以备必要时行血管吻合。创面止血应完善，宜用双极电烙小心处理，避免过多烧伤。植皮以中厚断层自体皮为佳。对头皮撕脱时间较短（8 h内）、污染较轻的，则可清洗后剃去头发，剔除皮下组织，重新再植，也能成活。对颅骨骨膜缺失的裸面，可用带蒂的颞肌筋膜翻转覆盖，然后于其上植皮。或采用大网膜移植，覆盖裸骨面后于其上植皮。植皮后，在皮片上做多个小切口（0.5 cm左右），有助于排液，然后加棉垫包扎，皮片与颅骨骨膜要紧贴，以利愈合。

2. 清创头皮再植

显微外科的发展，使小血管吻合成为可能。头皮撕脱后行头皮血管吻合，原头皮全层再植，已有成功的例子。撕脱头皮血管吻合再植必须在 6 h 内，对于无严重污染、撕脱的头皮无明显挫裂，且主要血管断端尚属整齐者，可以进行吻合术。清创时应分两组：一组行头部清创，并游离解剖出枕动、静脉及（或）颞浅动脉，如果头皮的四对主要血管中，有一对或二对能够吻合成功，则头皮再植即有希望成功；另一组做撕脱头皮的清洁，剃去头发，反复清洁冲洗，细心修剪帽状腱膜下的疏松结缔组织，注意保护头皮血管，仔细在皮缘断面的相应部位找出枕动、静脉及（或）颞浅动静脉，并用 1/1 000 肝素溶液灌注，以备吻合。通常动脉常易寻获，静脉则较难找到，因撕脱时静脉被扯断在组织内，断端不易发现，为常见的失败原因之一。

头皮血管吻合：患者头颅用三爪头架悬空固定，便于环绕四周的操作。根据可供吻合血管的部位和长度，修剪多余头皮，使血管的吻合及头皮的缝合均对合良好。先在头皮四周全层缝合数针，将头皮固定在头颅上，避免头皮滑动，然后开始显微镜下小血管吻合术。血管一旦接通，撕脱头皮的边缘即开始流血，较大的出血点可用双极电烙止血，一般渗血只需缝合头皮即可，皮下置橡皮引流，自低位引出，包扎不宜过紧，术后半坐卧位。

3. 晚期植皮

若头皮撕脱伤已属晚期，创面明显感染，则不宜再行清创植皮，只能清洁创面，用凡士林油纱敷料覆盖换药，待肉芽生长后再行晚期植皮。遇有颅骨裸露的区域，可以采用间隔 1 cm 左右颅骨外板钻孔的方法，使板障暴露，以利肉芽生长，等到无骨膜的颅骨表面全部被新生肉芽覆盖后，再行植皮。此时因属晚期植皮，应选用薄层邮票状植皮或种子式植皮。

对烧伤或电压伤所造成的头皮缺损，常有颅骨裸露，且往往伴有颅骨外板坏死，此时可用骨凿小心去掉颅骨外板，使板障暴露，待肉芽生长后再植皮（图 2-4）。

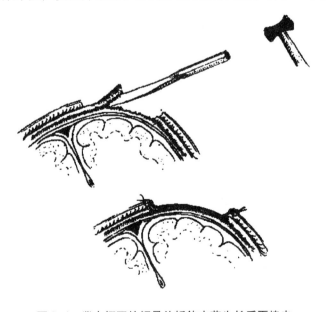

图 2-4　凿去坏死的颅骨外板待肉芽生长后再植皮

二、颅骨损伤

颅骨属扁骨，有内板及外板，其间为板障静脉，颅骨穹窿部在儿童期靠骨膜营养，成年后主要由板障供应。颅底及颞枕区则由附着的肌肉提供血液供应。一般颅骨骨折之后，除部分儿童可以达到骨性愈合外，其余均属纤维性愈合。若颅骨骨折属于单纯的线形骨折，未伴有颅内继发损害时，无须进行外科处理。

（一）闭合性颅骨骨折

乒乓凹陷整复：婴幼儿颅骨较软且富有弹性，当外力作用于颅骨时，可造成半球形凹陷，如果其范围小于 5 cm，陷入深度不超过 1 cm，又无任何神经系统症状或体征，则不必整复。若凹陷面积较大、较深，或伴有局部脑疝症状，应在全身麻醉下，于凹陷区近旁钻孔，小心沿硬膜外放入骨撬，选凹陷中心处，然后用力将其撬起，复位后应认真检查，确定无出血，始能分层缝合头皮（图2-5）。

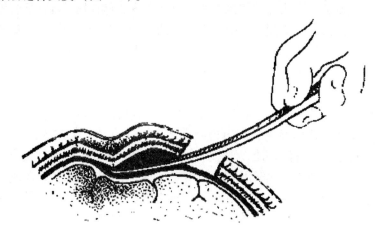

图2-5 乒乓球凹陷整复

单纯性凹陷性骨折整复：颅骨单纯性凹陷性骨折并非都需要整复，除非凹陷性骨折面积大于5 cm，陷入深度超过1 cm，或有神经受损表现，或有颅内主要静脉窦受压时。由于凹陷性骨折内板碎片常刺破硬膜，损伤脑组织或刺入静脉窦，故整复前应根据颅骨 X 线摄片，认真做好手术准备，以防术中大出血。整复时，头皮切口宜沿骨折外周向上做半弧形皮瓣，然后在凹陷区周边钻孔，用咬骨钳循骨折边缘咬出一骨槽，使陷入的骨片易于取出。然后检查局部硬膜有无破损，必要时切开硬膜查看下面脑组织，以排除脑内血肿。硬脑膜应严密缝合，有缺损时可将邻近的骨膜翻转修复，以防脑脊液漏。取出的骨折碎片如果尚有板障存在，内外板没有完全分离，可用以拼补在骨缺损区。大多于 3 个月后即可愈合，其抗冲击强度可达到正常颅骨。如果颅骨缺损过大或骨折片已不适用于颅骨修补，则可采用人工材料修补术。

（二）开放性颅骨骨折

开放性线形骨折清创：对一般颅骨线形骨折，如果污染不严重，折线较细，无异物嵌入者，则仅实施头皮及皮下软组织清创缝合即可。若骨折线较宽，有毛发、异物嵌入骨折缝中，则应沿骨折线用颅骨剪顺折线剪开，彻底清除异物。操作时应注意保护硬脑膜完整，以免引起颅内继发感染。

粉碎性凹陷性骨折清创：绝大多数开放性粉碎性凹陷性骨折伴有不同程度的硬脑膜及脑组织开放性损伤，故行清创手术时应仔细检查硬脑膜有无破损，其下脑组织是否损伤或出血。清创应从头皮开始，方法同头皮清创缝合术。粉碎的小骨片应悉数清除。在摘除颅内静脉窦附近的骨折片时应十分小心，偶尔可致出血、休克，切勿大意。对污染不重、较大的骨折片，尚有骨衣相连者可予保留，颅骨缺损留待后期修补，可等伤口愈合3个月之后，再行颅骨修补术（图2-6）。

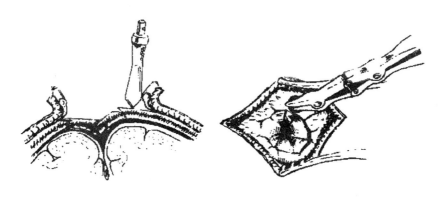

图2-6　粉碎性凹陷性骨折清创术

三、硬脑膜损伤

硬脑膜是颅内外隔离的天然屏障，硬脑膜完整与否，是闭合性或开放性颅脑损伤的分界线，也是保护脑组织，避免脑脊液漏、颅内感染的重要结构。因此，一旦破损即应予以缝合或修补，使开放伤变为闭合伤，以利愈合。偶尔因特殊原因，需要敞开硬脑膜时，例如颞肌下减压，但其表面头皮也必须予以缝合。只有在开放伤晚期，伤口已感染，或者有脑晕形成，或伤口虽愈合，但硬脑膜与脑粘连形成瘢痕引发癫痫时，才做晚期修复处理。

（一）硬脑膜裂伤缝合

若硬脑膜只有裂伤而无缺损，经过头皮、颅骨及脑组织清创后，可直接将裂口用细丝线间断缝合。一般裂口不予修剪，以免增加缝合的张力，针距2~3 mm。若缝合有困难，可将裂口周围正常硬脑膜的外层切开，呈瓣状翻转，覆盖于裂口上，加以缝合修补。

（二）硬脑膜缺损修补

造成硬脑膜的缺损，往往是因严重的开放性颅脑损伤所致，头皮、颅骨及脑均属开放性创伤。清创应按由浅入深、由外向内的次序，常规进行头皮及颅骨的清创处理，并根据需要适当延长硬脑膜的裂口，以便脑内清创操作，然后行硬脑膜缺损修补术。

1. 自体组织修补

常用的自体组织有颅骨骨膜、颞肌筋膜、帽状腱膜和阔筋膜等。一般最好用位于硬膜缺损邻近的自体组织，如颅骨骨膜、帽状腱膜或颞肌筋膜，尽量采用带蒂的转移瓣，以利修补组织的愈合。在切开、剥离和翻转用以移植的骨膜或筋膜时，应注意蒂的宽度与瓣长度的比例关系，一般约为 2 : 3，不能小于 1 : 3。有时颅骨膜过于菲薄，可连同帽状腱膜一起剥离，使移植组织有一定厚度。为减少出血，可在皮下层加压注射含 1/200 000 肾上腺素的生理盐水，然后分离，但应注意勿损伤毛囊，否则将影响头发生长。按缺损大小做好移植瓣后，保护好靠瓣蒂侧小血管，缝合时避免损伤这些小血管。

有时硬脑膜缺损情况较复杂，利用带蒂自体组织修补有困难，则可采用自体游离组织，如阔筋膜或颞肌筋膜修补，也可以部分采用带蒂组织，部分补以游离组织，游离的移植组织面积以不大于 5 cm² 为宜，以免发生坏死而致脑脊液漏或感染。

2. 异体组织或人工材料修补

硬脑膜缺损修补可采用异体组织，如干冻硬脑膜、涤纶人工脑膜及硅橡胶人工脑膜等。修补时应注意移植物的光面向脑组织，其大小和形状与缺损相应，缝合缘的毛边必须向外，要求平整无褶、无张力、不漏脑脊液。为避免术后溢液，也可用医用胶黏合剂黏封，或于缝合后再沿缝合口涂布医用胶。应指出的是，凡属异物或人工材料修补硬脑膜的病例，不宜同时又用人工材料修补颅骨缺损，因为用以修补硬脑膜的材料需要有活的软组织覆盖才能生长愈合。由纤维细胞和间皮细胞重新生长出一层硬膜约需经过半年，到时再择期修补颅骨。

（三）硬脑膜损伤次期修补

硬脑膜损伤伴感染时，外科处理十分棘手，因为头皮、颅骨和脑组织也往往同时存在感染，如果同时伴脑脊液漏，则更加复杂。对此，必须根据具体情况给予相应处理。此外，尚有部分硬脑膜缺损是因病变切除或去骨瓣减压而引起的，或因儿童生长性骨折膨出，或有硬脑膜与脑瘢痕形成引发癫痫，也需晚期施行硬脑膜缺损修补。

1. 次期清创植皮

有时硬脑膜损伤区有明显感染，脑膜与脑组织已粘连，表面有肉芽组织生长，并有脓性分泌物。对这种创面切勿过多操作，以免引起脑脊液漏，而应清除表面异物，用生理盐水和过氧化氢冲洗脓液，细心刮去腐朽的肉芽，然后用高渗或等渗盐水纱布交换外敷。等健康肉芽长出后，采用次期植皮，消灭创面，待伤口愈合后半年再择机做进一步处理。

2. 晚期修补

患者虽有硬脑膜缺损，但无感染，基本上可作为无菌手术择期施行，手术的目的大多因有脑膨出或癫痫发作。因此，术前须做颅骨平片、CT 扫描及脑电图（EEG）检查；了解颅骨缺损情况；局部脑组织有无囊肿形成、积液或脑穿通畸形；是否存在脑萎缩、癫痫灶或脑积水等情况，以便决定术中是否要切开或切除部分硬脑膜。通常术前只要给予脱水剂降低颅压或穿刺排液，硬膜缺损膨隆即变平或下塌，不必切开或切除硬膜，只要将颅骨缺损区整复即可。缺损区周围的正常硬脑膜间皮细胞会沿头皮内面长出一层新的硬脑膜，覆盖在脑的表面，如果勉强将其剥离，势必造成脑皮质的更大损伤，同时也可能引起脑脊液漏，因此，只有当局部有脑膜—脑瘢痕；并已导致外伤性癫痫时，才需要切除硬脑膜—脑瘢痕，重新修复硬脑膜。

儿童颅骨生长性骨折也是一种需要晚期修补硬脑膜的病变，由于骨折时硬脑膜被撕裂，局部脑组织亦受损膨出，骨折缝受到脑组织疝出和脑脊液的搏动性冲击，使骨折缝骨质不断吸收，颅骨缺损也逐日扩大，终成生长性骨折，局部软膜蛛网膜囊肿形成及脑膨出。手术的目的主要在于修复硬脑膜缺损。以婴幼儿患者为例，只需要将缺损的硬脑膜重新修补好，达到正常硬脑膜的强度及张力，即可防止脑膨出的继续发展，颅骨缺损也可以随着颅骨的生长而自行闭合。对于稍大的儿童，则要求在修补硬脑膜的同时修复颅骨缺损。因此，选用的修补材料以头部自体组织为佳，最好采用带蒂转移瓣，如颅骨骨膜、帽状膜或颞肌筋膜。若采用游离组织或人工材料修补硬脑缺损，则颅骨缺损须待 3 个月之后再行修复，以免引起头皮下积液或囊肿形成。

四、脑组织损伤

脑组织损伤包括脑实质的原发性损伤，如脑灰质、白质的挫裂伤及其继发性损害，如脑血管破裂出血、脑水肿和感染。一般开放性颅脑损伤均需尽早进行脑清创术，以减轻和避免脑的继发性损害。若患者就诊过迟，清创则有早期、次期以及晚期之分，当然，也有头皮、颅骨、硬脑膜的不同阶段处理。至于闭合性脑组织损伤的处理，只有在引起进行性颅内压增高时，如颅内血肿、难以控制的脑水肿、脑脓肿及脑膜—脑瘢痕形成引发癫痫时，才需要施行手术。

脑组织损伤的手术处理应根据不同脑域和功能区而异，术者须有保护患者神经功能的强烈意识，熟知脑的解剖生理分区，仔细而又耐心地施行手术，减少附加的损伤。

（一）开放性脑损伤

1. 颅脑开放伤早期清创术

鉴于头皮、颅骨、硬脑膜均已开放，为预防感染，应争取尽早手术，变开放为闭合，同时给予抗生素控制感染。由于脑组织的特殊性，如果没有明显污染，一次彻底清创缝合的时限可以延长到伤后72 h，在此期间颅内很少发生感染，即使头皮创口已有一些感染迹象，只要清创处理彻底，仍可能一期愈合。

冲洗方法：开放性颅脑损伤的冲洗和清创操作基本上与头皮、颅骨开放伤相同。一般都在全身麻醉下冲洗，戴干手套，用适当大小的消毒纱布球填塞在创口内，勿用力加压，以免造成脑组织更多的损伤，嵌在创口内或骨折缝内的毛发、异物暂勿移动或拔出，以免引起大出血。全部剃光创口以外的头发，用乙醚脱脂，然后可略放低患者头部，取出纱布，用无菌生理盐水沿创面的切线方向冲洗伤口，不可垂直正对创口冲洗，以免将冲洗液注入颅内。初步冲洗以后，改用消毒软毛刷或纱布蘸灭菌肥皂水，轻轻刷洗或擦拭创面，清除所有泥沙和污物，暂勿拔出嵌入颅内的毛发或异物。继而再用生理盐水冲洗创口，不少于1 000 mL。此时，若软组织有较大量的出血，可用消毒钳暂时夹住；若硬脑膜或脑组织出血，则用吸收性明胶海绵贴附，再用棉片轻压其上。最后按常规方法用碘酊、乙醇消毒皮肤，铺盖手术巾，取下止血钳及创口内纱布，重新开始组织的清创操作。

清创方法：应由外到内、由浅入深，先行头皮和颅骨的清创。根据需要可适当延长头皮切口，充分显露颅骨开放区。在摘除嵌入创内的毛发或异物之前，必须做好一切输血的准备，特别是当颅内静脉窦受累时应予注意。若属粉碎性凹陷性骨折，可小心依次移除骨折片，并用咬骨钳适当扩大骨缺损区，直到可见正常硬脑膜时为止；若属嵌压很紧的陷入骨折，则需要在骨折线周边钻孔，再用咬骨钳咬除骨折片，使其成一足够大的骨窗。硬脑膜裂口如果不足以显露脑损伤的范围，可按需要延长切口，将硬膜悬吊外翻，以利脑内的清创操作。急性脑挫裂伤的组织很易被吸引器吸除，已破碎的脑灰质和白质与小血凝块混杂的糜烂组织，均失去功能和生活力，应予彻底清除。留在颅内不仅加重脑水肿反应，而且容易导致感染，即使急性期没有问题，晚期也将形成更多的胶样性变和瘢痕组织，易引发癫痫。吸除挫碎糜烂的脑组织时应注意深部的异物或骨片。通常采用边吸引边冲洗的方法，较易审视手术野内的受损组织和色白而光洁的正常脑组织，特别是在重要脑功能区附近应格外小心，手术的损伤可加重神经受损。此外，在清创过程中，应注意妥善止血，应用湿棉片巾附在脑创面上，再用吸引器吸干棉片，然后将棉片慢慢揭开，既能清晰看到被吸附在棉片上的小血管，便于用双极电凝烧灼止血，也可不断向创面上冲水，以发现出血点，予以电凝。因为开放脑损伤清创并非无菌手术，故不宜放置止血材料在创口内，如吸收性明胶海绵、止血纱布、止血灵等，可增加感染的机会。清创操作完成后，分层缝合创口，尤其是硬脑膜的修复更为重要，颅骨缺损留待后期处理。术毕皮下置橡皮引流 24 ~ 48 h，常规给予能透过血脑屏障的抗生素预防感染。

2. 开放伤次期处理

颅脑开放伤 4 ~ 6 d 的创口，早期未经清创处理，创口已有感染征象，可见炎性分泌物，甚至有脑脊液从伤口溢出。对这类伤员，不宜做过多的外科性处理，主要是进行细菌培养和改善局部引流条件。用过氧化氢和生理盐水清洁创面，摘除异物，用高渗或等渗盐水纱布交换敷料。根据细菌种类及过敏试验结果，选用有效的抗生素。创口过大的可以放置引流管，而将创口两端或中间全层减张缝合数针，缩小创面。待脓性分泌物减少，肉芽生长健康时，再进一步用缝合的方法缩小创口。应连续做细菌培养、敷料交换，直到创面分泌物很少，并连续 3 次细菌培养阴性时，再将伤口全层缝合，内置橡皮引流 2 ~ 3 d，创口也有愈合的机会。

对伴有脑脊液漏的感染脑开放伤，处理上更为棘手。原则上应先做细菌培养，了解菌种及敏感的抗生素，保持创口局部引流通畅，小心清除异物及腐朽组织，但切勿分离已有的粘连。患者体位应向患侧卧，使创口处于低位，虽然在最初 1 ~ 2 d，脑脊液漏出量有所增加，3 ~ 4 d 后随着颅压降低及脑组织向创口移位，漏出量会减少。如果脑脊液始终不减少，则说明漏与脑室相连，应考虑在远离创口的部位放置该侧侧室引流，以减少漏液，以便漏口封闭愈合。

3. 开放伤晚期处理

颅脑开放创口未经处理已 1 周以上，感染已较严重，大多伴有颅内压增高和局部脑溢出或脑疝形成，甚至并发化脓性脑膜炎、脑炎和（或）脑脓肿。在此种情况下，外科性处理不但无益，反而有扩散感染的可能，主要的治疗措施是保持创口引流通畅，及时交换敷料，使用强有力的广谱抗生素，增强营养和维持正常水电解质平衡。争取在全身情况有所好转、炎症得以局限、创面肉芽健康生长的前提下，次期植皮，待消灭创面后，再进一步处理。

（二）脑膜—脑瘢痕切除

脑组织挫裂伤以后常伴有出血凝块，形成挫碎糜烂的坏死组织团块，这种失去活力的破碎组织如果未经手术清除，最终往往是小的可被完全吸收，较大的仅部分吸收，部分被瘢痕结缔组织所代替。脑瘢痕的大小视脑挫裂伤的程度和范围而定，严重的开放性颅脑损伤可以形成自头皮到脑深部的大块瘢痕，并牵拉周围的脑结构，引起脑室扩张、脑回萎缩、囊肿形成及胶样增生，很易引起癫痫，或伴有脑穿通畸形。脑膜—脑瘢痕切除的指征大多是因药物难以控制的瘢痕，手术前的脑电图检查、CT 扫描，MRI 扫描非常重要，必要时尚须癫痫源灶术中皮质电图监测。

切除方法：脑膜—脑瘢痕切除包括以下 4 个步骤。

1. 头皮切口

手术切口必须精心设计，应考虑到头皮瘢痕和其远侧端（头顶）的血液循环是否良好。若头皮瘢痕不大，可在瘢痕两端做"S"形延长切口，切除瘢痕，松解皮下，直接缝合切口；若头皮瘢痕过大或呈横向条索状，则必须重视切口远侧端的供血问题，切口与瘢痕之间应够宽，留有正常头皮作为供血蒂，最好是包含一对头皮供应血管，以防皮瓣远端发生坏死（图2-7）。翻转皮瓣及分离瘢痕区头皮时，可先注射生理盐水于皮下，并用刀片行锐性解剖，保持皮瓣有一定厚度，不可过于菲薄，以免皮瓣中心坏死。

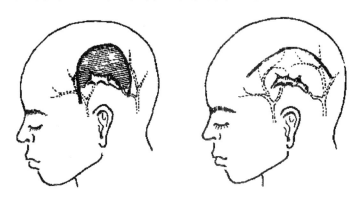

图2-7 头皮有瘢痕时的切口设计

2. 颅骨切除

陈旧性脑膜—脑瘢痕，多因开放性粉碎凹陷骨折所致，也可能因初期处理不彻底所残留，或因闭合性颅脑损伤脑挫裂伤后局部产生瘢痕使膜与脑粘连，或形成脑穿通畸形。手术时应将骨缺损周边修剪整齐，或切除局部部分颅骨，暴露出正常硬脑膜至少0.5 cm。对陈旧性单纯性凹陷性骨折或闭合性脑损伤者，则宜采用颅骨成型瓣开颅，以便于术中同期行颅骨整复。值得注意的是，脑膜—脑瘢痕切除后，颅骨缺损是否需要同时施行颅骨整复，一般认为，留待后期修补颅骨为妥，除非硬脑膜的修补是采用带蒂的筋膜瓣，血液供应较理想，否则，若用人工颅骨同期修补，则有可能引起修补的硬脑膜坏死和皮下积液或脑脊液漏。

3. 脑膜、脑瘢痕切除

应在正常的硬脑膜上先切一垂直于瘢痕区的小切口，将此切口延向瘢痕边缘，然后围绕瘢痕呈环形切开硬脑膜。应注意保护正常脑皮质，切勿损伤脑正常功能。再以缝线将欲切除的硬脑膜吊起作为牵引，沿瘢痕与正常脑组织之间，紧靠瘢痕小心分离。由于瘢痕组织质地硬而韧，且颜色略黄，较易识别。切除时可用吸引器和剥离器仔细分离，由浅入深。遇有血管时须小心分离自瘢痕旁经过的重要脑供应血管，不可贸然结扎。如系进入瘢痕的小血管，则可用双极电烙——处理后剪断。及至深部时，要特别注意，脑室可能被瘢痕牵拉，位置变浅并且紧密粘连，如不慎很容易穿破脑室，将来有可能形成脑穿通畸形。当瘢痕切除接近脑室附近时，在良好的照明下，能透过洁净的脑白质看到深部发蓝的脑脊液，即达脑室壁，应在此处断离瘢痕，以免切开脑室腔。万一不慎穿破脑室，可用止血银夹并排将破口夹闭。此外，在瘢痕四周偶有小的囊腔形成，勿误为脑室，该腔内壁无正常室管膜，且囊液呈黄色，可资区别。

4. 修补及缝合

脑膜—脑瘢痕切除后,应妥善止血,残腔用生理盐水充满,尽量不留空气在颅内,硬脑膜修补最好采用局部硬脑膜外层翻转瓣,或用带蒂自体组织瓣,较易愈合。如果使用人工硬脑膜、异体组织或自体游离组织进行修补,则不宜同期又用人工材料修补颅骨,否则易发生脑脊液漏。头皮切口分层缝合,皮下置橡皮引流 24~48 h。

(三) 脑室穿通畸形手术

脑室穿通畸形多见于婴幼儿,常因产伤所致,由于脑实质损害,脑瘢痕形成或脑软化及囊性变,使脑室受到牵拉扩大或囊肿形成。有时成年人在脑外伤后亦可因脑挫裂伤及出血软化,引起瘢痕及(或)囊性变,造成脑脊液大量积聚,局部囊状膨大,脑室扩张。通常虽有脑室穿通畸形存在,但因囊肿与脑室或蛛网膜下腔相交通,可以不表现颅内压增高的症状,也无进行性神经受损或癫痫发作,故不需要特殊处理。若患者出现颅内压增高、神经受损日益加重或有难以控制的癫痫,则应考虑手术治疗。

脑室穿通畸形脑基底池分流术,即于颞骨鳞部做四孔小骨成形瓣开颅,用脑针穿刺囊肿,插入内径 2~3 mm 直径的硅橡胶分流管,然后抬起颞叶,在直视下暴露脑基底部的脑池,将蛛网膜切开一小孔,再将分流管另一端插入脑基底池,用缝线固定分流管于中颅凹硬膜或天幕上即可。施行此手术时应注意:分流管勿折叠;放置引流管时,勿使重要脑功能区受压;挑开脑基底池蛛网膜时,切勿损伤位于天幕切迹缘处的滑车神经和动眼神经;分流管远端宜向后插在桥池外上份,不可过深,以免伤及大脑后动脉、小脑前上动脉,三叉神经、展神经或脑桥;抬起颞叶时应小心避开中颅凹底部的静脉,特别注意勿损伤拉欠(Labbe)静脉;固定分流管时勿伤及硬膜或天幕上的血管。

五、静脉窦损伤

静脉窦损伤多为粉碎性凹陷性骨折所致,常因骨折片嵌压或血凝堵塞破口而自然止血,如不慎拔出骨片或移除血凝块即可引起汹涌的出血。静脉窦窦壁属于纤维膜,具有一定张力,破裂后不能自动回缩,故出血往往十分严重,由于直接影响上腔静脉的回心血量,可使心腔空虚,极易导致休克。因此,在疑有静脉窦损伤或在静脉窦附近进行手术操作时,应仔细谨慎,必须事先做好突发出血的应急工作,准备好有关止血和输血的各项措施,以防不测。

(一) 静脉窦破裂

1. 静脉窦裂伤缝合

静脉窦破裂以上矢状窦最为多见,其次是横窦。一旦发生,应保持镇静,立刻用吸引器吸去积血,辨明出血的准确部位,随即用手指和棉片轻压在裂口处,并适当抬高床头,出血即可暂时控制。此时不要急于缝合裂口,应先做好止血的准备工作,如吸收性明胶海棉、肌块,医用黏胶、筋膜片、凝血酶、细缝合针线以及各项输血措施,同时麻醉师和巡回护士都要各就各位不可松懈。然后有计划地咬除部分颅骨以扩大手术野,充分暴露出血口四周及窦的远近端,以便必要时可以暂时断流。一切应急准备就绪后,即可开始下一步操作。首先是在强力吸引的控制下,小心从出血口周围轻掀起棉片,仔细观察静脉窦破裂的具体情况,以便选择适合的止血方法。

对没有静脉窦壁缺损的小裂口，不足 0.5 cm 者，可直接用吸收性明胶海绵覆盖，或用肌肉块蘸医用胶粘堵，止血效果较好。为防止明胶或肌肉松脱，可以做十字交叉缝合，线横跨其上固定之。

若静脉窦裂口较大较长，用明胶或肌块止血，有陷入窦腔引起栓塞的可能。裂口最好采用直接缝合的方法，缝合时用小脑板及棉片沿纵轴压在裂口处控制出血，然后边退脑板边掀起棉片，在吸引器和不断冲生理盐水的配合下，很容易看到裂口，从而加以缝合。

2. 静脉窦缺损修补

静脉窦破口很大或部分窦壁缺失甚至断裂，可引起威胁生命的严重失血。这种致死性静脉窦缺损或断裂往往见于火器伤。手术时除了要做好一切应急准备之外，必须用手指和棉片暂时控制大出血。同时迅速咬开颅骨，扩大术野，暴露出窦的两端，并在窦的远近端两侧边，紧靠窦缘硬膜上做与窦平行的小切口，以能容暂时断流钳放入力度，便于修补窦缺损时，暂时将窦断流。远端夹闭，可防气栓，近端则部分夹闭或近全夹闭，目的在于减少出血量，又不致因完全阻断而引起急性脑膨出。然后借助吸引器和生理盐水冲洗，看清窦损伤情况，迅速予以修补。用作修补的材料大多是就近取材，如利用靠近缺损旁的硬脑膜外层，将其做瓣状剥离后翻转，覆盖在破损上加以缝合，表面用明胶或用肌肉蘸医用胶粘封。也可用邻近的大脑镰、小脑幕或颞肌筋膜转移瓣进行修补。甚至用全层硬膜翻转修补，硬脑缺损区用骨膜修补。

3. 静脉窦断裂的修复

当静脉窦已断裂或部分断裂时，应首先查明该窦是否可以结扎，如上矢状窦的前 1/3 段，非主要侧的横窦（一般为左侧），均可采用缝扎的方法处理。倘若为不允许结扎的静脉窦，则需要将窦重新吻合或移植吻合。

手术步骤：将窦的远、近端暴露，采用暂时断流钳控制出血，用吸引器吸出断端内的血凝块，在冲洗和吸引的配合下，看清断端情况。为防止血栓再形成，可使用含肝素的生理盐水冲洗。同时由另一手术组自患者下肢切取一段大隐静脉，用以修复断裂的静脉窦。

清理好静脉窦两断端之后，将一根两端带有袖囊的分流管分别插入静脉窦的两断端，充盈袖囊，控制出血。然后把备用的大隐静脉部分剖开，再把移植静脉片的一边连续缝合在断裂窦两端的侧壁上，继而改用间断缝合把移植静脉片的另一边缝在断裂窦两端的对侧壁上，但暂不打结，待全部缝完后，松开袖囊，拔出分流管，清除窦内血块，立即提紧缝线，逐一打结，使移植静脉段包裹在窦的两断端上，重建窦的血流。此方法可达 90% 的通畅率，死亡率仅为 9%。

（二）静脉窦闭塞

颅内静脉窦闭塞除好发于开放性颅脑损伤外，也可发生于闭合性颅脑损伤，偶因窦内或窦外的原因而致窦腔闭塞，造成静脉回流受阻和进行性颅内高压，如单纯性凹陷骨折压迫静脉窦，横窦沟小血肿压迫横窦，以及外伤性静脉窦血栓形成等。

1. 凹陷性骨折压迫静脉窦

因单纯性凹陷性骨折造成静脉窦受压而导致颅内压升高的病例，多系因高处坠落的物体击中头顶部，骨折片压迫或刺入上矢状窦所致，有时脑损伤较轻，甚至只有内板塌陷而外板却看不出明显骨折。这类患者常有进行性颅内高压症状，头痛、呕吐剧烈，眼底视盘水肿较显著。拍摄受损区的切线 X 线片，常能看到凹陷的骨片及其深度。

手术步骤：做瓣状切口，在凹陷区边侧钻孔，扩大钻孔至凹陷边缘，再用咬骨钳围绕凹陷区向两侧咬开，直到嵌塌的骨折松动可以取出为止。但应注意，摘除骨片前必须做好突然出血的应急准备，以免措手不及。如果窦壁仅有轻微挫裂，只需用明胶或肌肉贴附即可，若有破口，则根据损伤情况予以缝合或修补。

2. 小血肿压迫横窦

枕骨线形骨折跨越横窦沟所致沟内微型硬膜外血肿，若压迫主侧横窦，即可引起进行性颅内高压、缓脉和眼底视盘水肿，通常姑息治疗效果甚差，而手术清除沟内小血肿，患者旋即痊愈，疗效极佳。

手术步骤：以枕骨骨折线与横窦沟交错处为中心做纵行直切口，于横窦上骨折线旁钻孔，勿损伤窦壁，沿横窦沟扩大骨孔，充分显露沟内血肿。一般约 3 mL 大小的血凝块即可引起横窦受阻，甚至压闭。小心用剥离器将沟内血凝块刮除，切勿损伤窦壁，受压的横窦复原后，即可见窦壁随呼吸起伏波动，出血处用过氧化氢和明胶贴附片刻即可止血。悬吊硬脑膜于骨孔周的骨膜上，分层缝合头皮各层，皮下置橡皮引流，术后 24～48 h 拔除(图 2-8)。

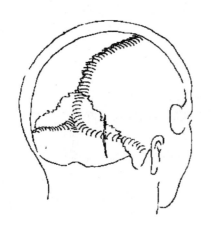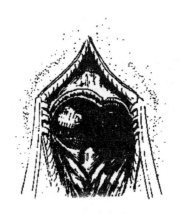

图 2-8　小血肿压迫横窦清除术

（三）静脉窦血栓形成

颅脑损伤时静脉窦管壁也常因暴力的作用或因骨折时的错位而造成窦损伤，使其内膜变为不光洁甚至粗糙，易于引起血栓形成。加以脑损伤后脑缺血、缺氧、脑水肿及血液流变学的变化，如血液黏滞度增高、红细胞聚集性和血细胞比容升高，变形率下降以及血液流动或减慢等改变，这些也是引起血栓形成的因素，特别是上矢状窦受损机会较多。一旦发生，在治疗上常感棘手，姑息治疗往往效果欠佳，抗凝治疗又有继发出血的可能。因此，必要时只有采用颞肌下减压或反复腰椎穿刺排放脑脊液，使颅内高压得以暂时缓解，症状改善，等待颅内侧支循环的建立，始得好转。

手术步骤：颞肌下减压术是一个传统的减压手术，过去减压的范围约 5 cm 直径，近年来减压的范围有所扩大，一般在 7～8 cm，甚至有达 9～10 cm 者，但仍以不超过颞肌覆盖面为宜。头皮切口自颧弓中点上缘起，向上后长 7～8 cm。切开头皮显露颞肌筋膜，沿颞肌纤维方向切开筋膜和颞肌，再沿颞上线离颞肌附着缘下方 0.5 cm 处，向前后切断颞肌各

3～4 cm，然后用骨衣刀自骨面剥离骨膜7～8 cm范围，用自持露勾牵开颞肌，若暴露不够充分，可将颞肌筋膜颧弓上缘处，向前后剪开2～3 cm。充分止血后，在颞骨鳞部钻孔，并用咬骨钳扩大骨窗至7～8 cm直径，用骨蜡封闭板障出血。硬脑膜呈星状切开，脑组织即自骨窗凸出。止血后，间断缝合颞肌，颞肌筋膜不缝合，分层缝合帽状腱膜及头皮，不放引流(图2-9)。

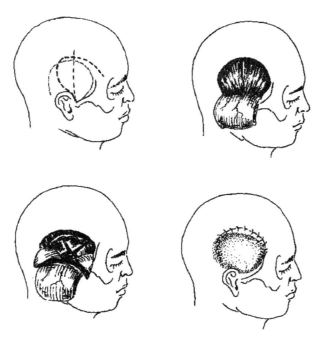

图2-9　颞肌下减压术

（林　汉）

第二节　颅内血肿清除术

颅内血肿是颅脑损伤常见而严重的继发病变，尤其是闭合性颅脑损伤，一旦引起脑受压及颅内高压，若不及时有效地解除，可直接威胁患者的生命，故早期正确诊断和及时有效的手术尤为重要。颅内血肿绝大多数属于急症手术，仅少数病程发展较缓，可以择期手术。因此，临床上按照症状出现的早迟，将颅内血肿分为3型：3 d以内为急性型（24 h内的又称特急性），4～21 d的为亚急性型，22 d以上的为慢性型。一般急性血肿发展较快，应及早手术，迅速解除颅内高压和脑受压，尽量缩短术前准备时间。对个别病情十分危急的患者，必要时可在现场（急救车手术室）或急症室即行钻孔，排除血肿的液体部分，暂时缓解脑缺氧和脑干受压的程度，延缓病情的恶化，赢得时间，进入手术室再按常规施行开颅术。对亚急性和慢性颅内血肿，大多有充分的时间做好术前准备，但一经确诊，也不可拖延观望，坐等时机。应视血肿的大小和部位，或及时安排手术予以清除，或严密观察及（或）放置颅内压监护仪连续监测，随时调整治疗方案。

一、硬脑膜外血肿

硬脑膜外血肿的特点是：急性型占85%，为数最多；约90%伴有颅骨骨折，且出血源常与骨折线所累及的硬脑膜血管沟或静脉窦压迹有关；血肿的部位常以颞部及其附近为主，约占60%；手术效果与脑实质受伤程度与血肿发展的速度、部位及手术时间的早晚有密切关系。硬膜外血肿病死率为20%～25%，引起死亡的原因大都为脑原发性损伤过重，或因脑疝形成时间过久，手术不及时，或因并发症之故。

（一）骨窗开颅硬膜外血肿清除

钻孔开颅清除硬膜外血肿属探查性质的手术，多系病情危重，来不及进行特殊影像学检查，直接送入手术室施行紧急手术。钻孔部位的选择应根据临床体征、颅骨骨折线与硬脑膜血管或窦的交接点定位。一般好发部位在颞部，故应依次选择颞前、颞后、额颞、顶颞、额前及枕后。

钻孔探查时切口不宜过大，各钻孔切口的方向应便于互相连接，可以成为最后决定开颅探查的弧形或瓣状切口（图2-10）。

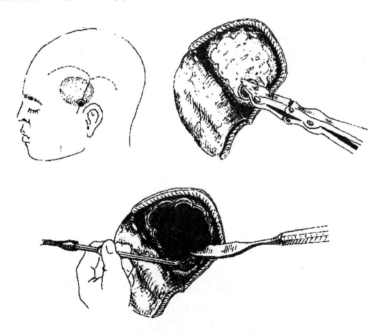

图2-10　骨窗开颅膜外血肿清除术

1. 幕上骨窗硬膜外血肿清除术

通常先在颧弓中点上3～4 cm，即翼点稍后处钻孔。骨孔钻开后，可见硬脑膜外有柏油样血凝块及蓝黑色的血液流出，此时可以用剥离子小心经骨孔插入，直达硬脑膜，测定该处的血肿厚度。随即用咬骨钳向前、后、上、下各方扩大骨孔，使其成为4～5 cm的骨窗。然后用剥离子探测各方血肿的厚度，以便确定血肿中心最厚的部位，再进一步扩大骨窗，以利血肿清除和止血操作。用中号脑板将血肿自硬脑膜上轻轻刮下，同时在强力吸引及生理盐水冲洗下寻找出血源。一般多为脑膜中动脉和静脉出血，予以电凝或缝扎即可，小的硬膜渗血可以用电凝、过氧化氢和（或）吸收性明胶海绵止血，必要时可蘸凝血酶贴附，板障出血用骨蜡封堵。若出血来自骨窗以外的颅骨深面，应在良好照明及直视下认真清除血块，找出出血点予以处理，切不可盲目填塞吸收性明胶海绵或其他止血材料。必要时应再扩大骨窗，以期妥善止血。有时甚至追索出血来源，达中凹底脑膜中动脉入颅的棘孔处，用小棉粒填塞始得满意止血。血肿清除后，硬脑膜塌陷，脑搏动即应逐渐恢复，并慢慢膨起。此时应仔细观察硬膜下有无异常情况，若颜色发蓝，或脑搏动不恢复，或颅内压迅速升高或膨起，则需切开硬脑膜探查，仔细审视是否颅内另有血肿存在；或有小脑幕切迹疝嵌顿尚未解除所致脑基底池闭塞；或是脑水肿的原因。根据需要，做硬膜下探查和脑内穿刺、行小脑幕切开或行减压手术。

术毕，将硬脑膜悬吊在骨窗周围的骨膜上，分层缝合头皮，硬膜外置橡皮引流 24 ~ 48 h。

2. 幕下骨窗硬膜外血肿清除术

颅后窝血肿，包括横窦上下的骑跨式硬膜外血肿，一般采用钻孔扩大成骨窗的术式。幕下钻孔应选在骨折线与横窦交错的部位，纵向切开头皮，分离枕下肌肉，若无骨折，则在枕外隆凸至乳突尖连线的中点上钻孔探查。发现血肿后，用咬骨钳将钻孔扩大至适于清除血肿的大小，但向上勿超过横窦。若为幕下骑跨式血肿，则应在横窦上另钻孔并将其扩大，于横窦沟处留一骨桥，有利于悬吊幕上下硬膜，以保护横窦免受压迫（图 2-11）。用剥离器及强力吸引器清除血肿，冲洗并妥善止血。如常缝合枕下肌肉及头皮，硬膜外置橡皮引流 24 ~ 48 h。

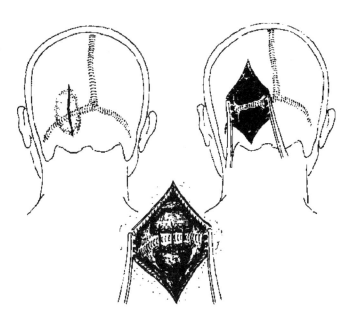

图 2-11 幕上下骑跨式硬脑膜外血肿清除术

（二）骨瓣开颅硬膜外血肿清除

采用骨瓣成形开颅清除硬膜外血肿是较为正统的手术方式。患者病情发展较缓慢，一般在术前已明确诊断和定位，故能根据特殊影像学检查的结果设计手术入路、部位和大小。此法显露良好，利于操作，止血方便，创伤较小，且不残留颅骨缺损。不过骨瓣成形术手术步骤较多，操作费时，不宜用于紧急抢救的颅内血肿手术。有时病情较急，开始时虽拟采用钻孔—骨窗开颅，但因钻孔后血肿液体部分排出，病情相对稳定，也可以改行骨瓣成形术。

手术步骤：按血肿部位做弧形皮瓣，切缘用头皮止血夹止血，将皮瓣自帽状腱膜下层分离，然后向基蒂部翻转，用双极电凝止血。再根据血肿大小切开骨膜，钻孔 4 ~ 6 个，孔间距 6 ~ 7 cm，用线锯锯开各孔间的颅骨，最后锯开少许骨瓣肌蒂处颅骨，以便翻起骨瓣时易于折断。保护肌蒂、止血，用盐水纱布包裹骨瓣并固定之，板障出血用骨蜡封堵。此时硬膜外血肿已暴露，颅内高压及脑皮质受压情况有所缓解，故不必急于清除血肿。为减少出血，可以从血肿的周边开始，用脑板将血肿自硬膜上剥下，同时边冲洗边吸引并用电凝止血，逐步接近血肿近颅底部分。通常出血源大都是脑膜中动、静脉的主干或分支破裂所致，找到出血点后，用电凝或细线缝扎，如有困难，可循脑膜中动脉追索至颅中窝底，于棘孔处填塞止血。术毕悬吊硬脑膜于四周骨膜，然后分层缝合头皮各层，硬膜外置橡皮引流 24 ~ 48 h。

因枕骨骨折跨越横窦所致横窦沟内的微型硬膜外血肿，引起进行性颅内压增高的手术治疗与上述方法类同。

二、急性和亚急性硬脑膜下血肿

急性和亚急性硬膜下血肿在外伤性硬膜下血肿中各占 70% 和 5%，可见急性（3 d 内）为数最多，亚急性（4 ~ 21 d）则相对较少，但这两种硬脑膜下血肿有其共同的特点：都伴有不同程度的对冲性脑挫裂伤；受伤机制均属减速性暴力；绝大多数发生在额颞前部；伴有广泛性蛛网膜下腔出血和明显的脑水肿；出血源都来自挫裂脑皮质的动脉和（或）静脉；幕上双侧血肿占 15%，幕下硬脑膜下血肿罕见。病死率高达 40% 左右，致死原因主要为脑原发损伤过重和手术过晚或不彻底，其次是伴有多发性血肿及并发症。因此，只有在及时完善的手术和正确有效的非手术治疗相结合下才能切实提高治疗效果，降低病死率。

硬膜下血肿不像硬膜外血肿那么容易凝结，伤后 24 h 内常为新鲜血液或较软的凝块，2 ~ 3 d 时血凝块变硬且与脑膜发生黏着，3 ~ 15 d 内开始液化，呈褐色液体，其中混有软碎的凝块，并在血肿表面形成一层由肉芽组织和间皮细胞构成的包膜。此后包膜逐渐纤维化而进入慢性阶段，甚至钙化成为一个具有坚韧包壳的囊肿，与硬脑膜密切粘连，但与蛛网膜黏着较少。

（一）前囟硬膜下穿刺术

主要针对前囟未闭的婴幼儿患者，部分急性、亚急性尚无包膜或包膜菲薄的硬膜下血肿，经反复前囟穿刺抽吸，也有治愈的机会。但是对婴儿来说，脑组织还在发育中，质地较软，且颅骨骨缝未闭，即使将有包膜的血肿抽吸排空，脑组织也很难凸起闭合血肿腔，故较易复发。

穿刺方法：穿刺常在局部麻醉下施行，患儿采取仰卧位，助手用双手固定头部，剃净头发。用甲紫标记出前囟侧角，再常规消毒、铺巾，于前囟侧角前缘，用肌肉针头成 45°斜向额部缓缓刺入，边进边吸，刺破硬脑膜时常有突破感，一般不超过 1 cm 即有棕褐色液体抽出。此时应稳定针头，缓慢抽吸，每次抽出量以 15 ~ 20 mL 为度，不宜过多，每天或隔天 1 次，使受压脑组织得以逐渐凸起，压闭血肿腔。为避免术后穿刺针继续漏液，于穿刺时，可略向后牵拉头皮，使皮肤穿刺孔与硬脑膜穿刺孔相互错开，不在同一点上。术后局部稍微压迫即可防止漏液。

倘若抽出的血肿液呈鲜红色，则说明出血尚未停止，应改用开颅术清除血肿并妥善止血；如果反复穿刺不见血肿体积缩小，抽出液中含血量也不下降，则表明穿刺法无效，应改行开颅术。

（二）钻孔冲洗引流术

凡属出血已经停止的液态硬膜下血肿，均可采用钻孔引流的方法，此术操作简单，费时短，创伤小，常能在局部麻醉下施行，优点较多。但是，对急性硬膜下血肿患者，常因出血尚未完全停止，虽然有暂时缓解颅内高压的作用，却不能进行止血操作，较易复发。因此，钻孔引流更适用于出血已经停止的慢性或亚急性硬膜下血肿。对急性患者仅用在紧急抢救时，作为剖颅手术清除血肿的前奏或过渡，其作用是延缓病情，争取时间，为下一步处理做好准备。近年来，国内有学者改进钻孔引流技术，采用 5 mm 钻头钻孔，插入带绞丝的吸引管，在 0.03 MPa 负压下，做绞碎吸引及注入尿激酶连续引流的方法治疗外伤性颅内各型血肿，大多取得成功，其中虽有 10% 失败而改用剖颅手术清除血肿，仍不失为一种行之有效的方法。

（三）钻孔—骨窗硬膜下血肿清除术

20 世纪 50 ~ 60 年代，通过钻孔探查确定血肿部位，然后扩大骨孔成一骨窗行硬膜下血肿清除者较多。主要是针对病情紧急的患者，为了抢救生命而采用的紧急手术方法。当时没有 CT 和 MRI 等计算机断层扫描设备，确切的血肿定位诊断常有困难，因此仅能依靠受伤机制、临床表现和颅骨平片做出初步判断即行颅骨钻孔探查，明确血肿部位后，再按需要扩大骨窗或行骨瓣成形开颅术。这种紧急手术方法目前仍有其实用价值。对情况危急的患者，处于分秒必争的严峻时刻，即使在设备完善的现代化医院，也不能按部就班地例行各项特殊检查。况且许多基层医疗机构还没有这些先进设备，故而钻孔探查骨窗开颅的手术方法仍有其重要的地位。

手术步骤：一般多在气管内插管、全身麻醉下施术，以保证患者呼吸通畅，随时可以控制呼吸和过度换气。患者常采取仰卧位，以便必要时转换头位行双侧钻孔探查。钻孔的位置及次序与急性硬膜外血肿相似。根据硬膜下血肿的好发部位，在翼点稍后处钻孔探查，有 60% ~70% 血肿被发现（图 2-12）。钻孔时切口的方向应适于下一步剖颅切口的需要，以便连成皮瓣。钻孔后若硬膜呈蓝色，即说明硬脑膜下有血肿，可十字形切开，排出液态血肿，使颅内高压稍有缓解，再将钻孔扩大为骨窗。硬脑膜瓣状切开后翻向矢状窦侧，以便术毕减压时，可用以覆盖外侧裂和重要脑功能区。此时倘若颅内压极高、脑膨出，应迅速清除血肿，包括挫裂伤区及脑内血肿，并施以强力脱水、过度换气和降温、降压等措施，以防止严重脑膨出。对已挫裂糜碎的脑组织，应尽量清除，特别是非功能区的脑域，务必清除彻底，以减轻术后脑水肿反应及将来的脑膜—脑瘢痕形成。术毕，颅内压得以缓解，将硬膜平铺在脑表面，即可分层缝合头皮各层，皮下置橡皮引流 24 ~ 48 h。若经上述处理颅内压并无缓解，甚至反而膨出，则应考虑颅内多发性血肿的可能，必须在同侧、对侧或者颅后窝依次探查。首先穿刺同侧额、颞脑内有无血肿，继而探查同侧顶、枕部骨折的部位有无硬膜外血肿，然后探查对侧额、颞部有无硬膜外或硬膜下血肿，最后行颅后窝探查，有无骑跨横窦的血肿或颅后窝血肿。若有血肿发现，必须立即清除，始能缓解脑膨出。若属阴性，均无血肿查见，则须放置脑室引流管，行小脑幕切开，或行基底池引流，甚至颞肌下减压术。

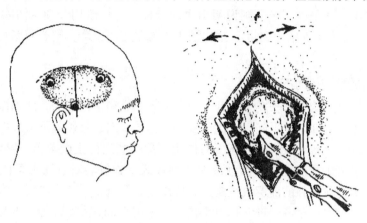

图 2-12　钻孔探查骨窗剖颅硬膜下血肿清除术

（四）骨瓣开颅硬膜下血肿清除术

此法适用于诊断及定位均较明确的患者，可以于术前预计好骨瓣的位置和大小，按计划施行手术，显露良好，操作有序，能在直视下清除所有的血凝块，止血方便。但是手术程序复杂，费时较多，不适于紧急抢救的患者。

手术步骤：骨瓣成形开颅方法与硬膜外血肿相同。对急性硬膜下血肿患者，于硬脑膜切开前，颅内压如果很高时勿全部敞开硬脑膜，可致严重脑膨出，不仅给操作带来困难，而且可造成更多的脑组织损伤。较好的方法是先于硬脑膜的前后两处，切开硬膜约 2 cm，使其自然排出一些血液和凝块，然后放入小号或中号脑板，紧贴硬脑膜内面伸入硬膜下，将脑板平放在脑表面轻轻下压，再顺脑板浅面送入吸引器，小心将切口周围 5 ~ 6 cm 半径范围内的血肿吸除。待脑压下降后，再瓣状切开硬膜，进一步清除颅内血肿。为便于看清出血点和避免吸引器阻塞，应采用边吸引边用生理盐水冲洗的方法。清除血肿时切忌损伤皮质静脉，特别是汇入矢状窦的桥静脉、侧裂静脉和拉贝（Labbe）静脉，吸引时应始终用脑板保护脑皮质。对深的位于静脉窦旁的少量血凝块，只要没有新鲜出血，不必勉强清除，以免引起难以控制的出血。如果遇有深部出血，应在良好照明和暴露的条件下，细心查明出血来源，不可盲目填塞止血明胶或其他止血材料。有时貌似出血的部位，其实并非出血点，实际上血是从较高的部位流下来的，尤以上矢状窦为多见。窦旁的静脉出血较易控制，脑皮质侧静脉仅用双极电凝即可止住，窦侧出血则宜先用电凝，再以吸收性明胶海绵贴附。

对主要由脑挫裂伤引起的硬膜下血肿，因为出血源来自脑皮质的动、静脉，所以脑内也常有血肿存在，约占 10%，值得注意。在清除硬膜下血肿的同时，须将已失去活力的糜烂脑组织予以吸除，此时，应有目的地探查额叶及颞叶是否有脑内血肿，以免遗漏。术毕，若脑压已缓解，即可缝合硬膜，还纳骨瓣，逐层缝合头皮，皮下置引流 24 ~ 48 h。若脑压不降，则应疑有多发血肿，必须仔细探查，一并清除。对因脑损伤严重而致脑水肿，肿胀明显，脑压不降者，应去骨瓣减压行小脑幕切开，放置脑室或脑基底池引流。

（五）枕下减压颅后窝血肿清除术

枕下减压是传统的颅后窝骨开窗术，适用于多种颅后窝手术，其中也包括颅后窝硬膜外血肿、硬膜下血肿及小脑髓内血肿。

手术步骤：患者体位一般多取侧俯卧位，即躯体全侧卧，上面的肩稍前倾，头屈略俯，使枕后与颈部的自然凹度变平，以利显露和操作。由于要求高位屈颈，故宜选用气管内插管全身麻醉，以保证气管通畅。手术切口大多采用正中线直切口，上起枕外隆凸上 4～5 cm，下止第 4、5 颈椎棘突，沿中线项韧带切开枕下两侧肌肉的中线间隙，直达枕骨和颈上段椎骨棘突。此入路创伤小、出血少、显露好，是颅后窝手术应用较广的理想切口。有时因为血肿偏向一侧小脑半球，也可以采用旁正中切口，即通过枕外隆凸至乳突的连线中点，自上项线上 2～3 cm 起，到寰椎水平上，做平行中线的直切口，此切口虽能方便进行偏一侧的血肿清除，但对需要行枕骨大孔后缘和寰椎后弓切除减压时，不如正中切口操作方便，而且有误伤椎动脉的危险。但无论采用何种切口均须注意，在枕外隆凸或上项线处切开筋膜和肌肉时，应呈"V"形，以期留下一片有利于缝合的软组织（图 2-13）。

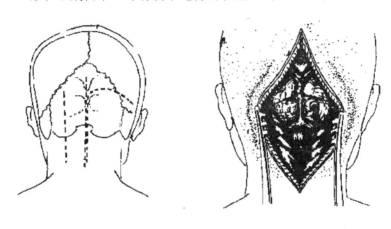

图 2-13　颅后窝枕下减压及血肿清除术

颅后窝骨板较薄，尤其是枕骨鳞部有时菲薄，钻孔时切勿用力，以免钻头穿入颅内。枕骨下减压的范围上分可达横窦下缘，两侧到枕乳缝内侧，向下可达枕骨大孔后缘及寰椎后弓，甚至枢椎椎板，不过在手术实践中，骨切除的范围或骨窗的大小还是要根据手术的需要而定。例如，局限于一侧的颅后窝血肿，清除后颅内压已缓解，就没有必要再做广泛的枕下减压。咬除枕骨的中线部分时，常遇到内凸的骨嵴，应注意勿伤及小脑半球。近枕外隆凸处，骨质坚硬而厚实，咬除困难，必要时可先行钻孔再予以咬除。此处操作必须格外小心，以防误咬伤窦汇。板障出血可用骨蜡封堵止血，两侧乳突区如有气房被打开，必须及时予以封堵。切除枕骨大孔后缘时，由于位置较深，可先剪去寰椎后弓，再咬除枕骨大孔后方。切除寰椎后弓时，应将附着在枕下的头后小直肌自中线切开，向两侧分离，同时剪断其在寰椎后弓结节上的止端，为达到良好显露，还可以将头后大直肌附着于枢椎棘突上的止端剪断，并向两侧分离。扣清寰椎后弓，切开骨膜，用骨衣刀剥开骨膜至寰椎后弓两侧各 1.5 cm，然后用 Horsley 骨剪或用尖嘴咬骨钳将寰椎后弓切除，但两侧方不能超过 1.5 cm，否则可能损伤椎动脉。寰椎后弓切除后即可见寰枕后膜，两侧的椎动脉分别于距中线 1.5 cm 处穿过寰枕后膜及硬脑膜，并经枕骨大孔两侧方入颅。将寰枕后膜附着于枕骨大孔后缘处切开，即可用小咬骨钳咬除枕骨大孔后缘 2.5 cm 左右，以进行减压。

若患者有颅后窝硬膜下血肿或小脑内血肿时，则硬脑膜做"Y"形切开，以利清除血肿及止血。颅后窝容量较小，有时仅约 10 mL 的血肿，也可引起颅内高压甚至死亡，故止血务求完善。术毕，用生理盐水冲洗创腔、枕大池及两侧桥小脑角池，最好能细心抬起双侧小脑扁桃体，探查四脑室正中孔，冲洗残存的血迹，以减少术后粘连。关颅时，硬脑膜不必缝合，但应平整铺盖在小脑表面，必要时可松松地固定数针。筋膜和肌肉的剖面用双极电凝认真止血，然后分层由内至外严密缝合，特别是肌肉、肌膜、皮下及皮肤的缝合，必须互相交错，不留死腔，不放引流。

三、慢性硬脑膜下血肿

慢性硬脑膜下血肿多因大脑皮质凸面汇入上矢状窦的桥静脉破裂出血而致，血液常积聚在蛛网膜外的硬脑膜下间隙，体积较大，可遍及半球表面的大部。由于血肿为时已久，均有厚薄不一的包膜形成，故手术前常能做出明确的定位，可以从容不迫地择期手术。不过慢性硬脑膜下血肿双侧发生率较高，尤其是婴幼儿，因为血肿包膜的增厚和钙化，刺激脑组织，不仅影响大脑的正常发育，同时还能引起局部脑功能受损及（或）癫痫发作。

（一）慢性硬脑膜下血肿钻孔引流术

慢性硬脑膜下血肿属液体状态者，包膜不甚肥厚，无钙化者，皆为钻孔引流的适应证。

手术步骤：在局部麻醉或全身麻醉下，采取仰卧位，患者头偏向健侧，患侧肩下垫枕，以减少颈部的扭曲。根据血肿的定位，于额、顶部两处分别钻孔。因为有包膜形成，硬脑膜发蓝不明显，往往呈青灰色，质地较厚。十字切开硬脑膜后，即看到血肿包膜的外层包膜，将其切开即有大量酱油样血溢出，其中混杂以棕褐色碎血凝块。用连接有计量瓶的吸引器将流出的液态血肿慢慢吸除，然后小心地将硅胶管或橡皮管（8 号导尿管）循脑表面轻轻插入血肿腔，深度不要超过血肿腔的半径，切忌用力，以防穿破包膜进入血肿包膜外间隙，当灌水冲洗时，可引起急性脑膨出。用同样方法再钻第二组孔，放入导管，然后用生理盐水从高位的导管冲入，由低位的导管引出。冲洗时不可强力加压，冲入和流出的冲洗液应保持相对平衡，如果只进不出或进的多出的少，即应停止冲洗，调节管子位置后再冲，直到冲洗液变清为止。将两根引流管均通过钻孔外 3～4 cm 处的刺孔引出，外接已排空空气的灭菌软塑料密封袋，仅使血肿腔液体可以流出，但无空气逸入颅内。如常缝合钻孔切口，将引流管缝扎固定在头皮上，刺孔处各缝合一线，留待拔管时打结，封闭孔口。引流管一般于术后 3～5 d 排液停止或极少时拔除。拔管时应注意先拔低位引流管，并用手指紧压导管在皮下行经的通道，以免空气逸入颅内。如果在高位引流管处还有空气存在，可用空针轻轻抽吸，边抽边退，因低位导管先已拔除，不会再将空气吸入，待引流管完全拔出后，立即结扎刺孔口缝线。

必须指出，慢性硬膜下血肿好发于老年人和幼儿，术后常因颅内压过低或因血肿包膜的压迫致脑膨起困难，或因空气置换了血肿，包膜不能塌闭，致血肿腔顽固性积液及（或）积血。因此，这类患者术前、术后尽量不要用强力脱水药；术后静脉内适量注入低渗溶液，或经腰椎穿刺注射适量空气或生理盐水至蛛网膜下腔，以纠正颅内低压，促使脑膨起，闭合血肿腔。但对包膜过厚，已有钙化者，或因婴儿脑组织较软，不能将内层包膜抬起，影响脑复位时，均应考虑骨瓣开颅切除包膜或内膜。

（二）骨瓣开颅慢性硬脑膜下血肿清除术

此法用于包膜较肥厚或已有钙化的慢性硬膜下血肿，或经钻孔引流失败的患者。开颅方法如前所述。掀开骨瓣后，即见硬脑膜呈青紫色，较正常韧而硬。为了避免骤然减压引起不良反应，应于切开硬脑膜之前，先切一小口，缓缓排出血肿腔内陈旧血液。对婴幼儿更须注意，颅内压的骤然改变可致严重反应。为了减少创伤和出血，对包膜的外层，即紧贴在硬脑膜的外膜不必剥离，以免广泛渗血，造成止血困难，可以连同硬脑膜一起切开翻转。包膜的内膜与蛛网膜多无明显粘连，易于分离，可予切除。切开内膜后，轻轻将边缘提起，小心分离至包膜周边，在内膜与外膜交界处前 0.5 cm 左右剪断内膜，予以切除。切忌牵拉内膜，否则可将外膜反折处剥脱而引起深部出血，尤其是在靠近静脉窦处更须注意。一般残存少量内膜不影响脑组织的复位，也不增加再积液或癫痫的机会，操作中尽量保护蛛网膜的完整，有助于减少局部再积液。术毕，如常缝合硬脑膜，血肿腔内置软导管引流，自刺孔引出颅外。骨瓣复位，分层缝合硬脑膜及头皮各层，硬膜外置橡皮引流 24~48 h。血肿腔引流管留置 3~5 d，低位持续引流，待引流液色浅、量少时拔除。

对双侧慢性硬脑膜下血肿应分侧分期手术，特别是婴儿，为了逐渐减压，可先行前囟穿刺引流，待颅内压有所缓解时，再行开颅术。术后如常放置血肿腔引流管。

对已钙化的有坚实包膜的血肿，必须将包膜完整剥离摘除，才能解除对脑的压迫。故手术显露要求够大，直达血肿包膜的边缘，特别注意在靠近矢状窦旁的包膜分离时，应小心保护皮质静脉。待外膜游离后，内膜的分离一般较为顺利。

个别患者虽经骨瓣开颅已切除血肿内膜，但因脑萎缩较明显，或因婴幼儿脑发育已受损，脑组织膨起困难，留下永久性腔隙、顽固积液或多次复发出血，则只有弃去骨瓣，缩小颅腔，以闭合血肿腔。近年来，还有学者采用大网膜移植颅内以闭合血肿腔，取得成功。但对其疗效目前尚难评估。

四、脑内血肿

外伤性脑内血肿可因脑挫裂伤出血，血液流入白质内而致，故急性外伤性脑内血肿常伴有硬脑膜下血肿；也可因脑深部组织在剪力作用下，血管破裂而致；有时因穿透性颅脑损伤，如火器伤或锐器刺入颅内而造成。脑内血肿可以发生在脑内任何部位，包括小脑和脑干，其深部血肿甚至与脑室相穿通，但最多见的部位是额、颞部，其次为顶、枕部。

伤后初期脑内血肿多为血凝块，周围脑组织有水肿、坏死。如属表浅血肿，常与脑挫裂伤及硬膜下血肿相融合，故在清除挫裂糜烂组织时，常被偶然发现。3~4 d 后血肿开始液化为棕褐色半流体状陈血，此时血肿较易清除，因血肿与周围的脑组织已互相分离，几乎不出血。2 周之后血肿周围开始有包膜形成，血肿液变稀，并逐渐被吸收，小血肿可以完全消失，残留一腔隙，较大的深部血肿则演变为脑内囊肿，如有脑受压和颅内压增高，则应行穿刺引流。此外，CT 问世以后，临床上外伤性迟发性脑内血肿的发生率日益增多。这种情况可能是在脑挫裂伤的基础上发生的，也有学者认为是伤后脑缺氧，脑血管麻痹、扩张及毛细血管透性增加而破裂出血，手术与否应视有无颅内压增高及脑受压而定。

（一）幕上脑内血肿手术治疗

1. 脑内血肿钻孔穿刺术

适用于血肿已液化，不伴有严重脑挫裂伤及（或）硬膜下血肿的患者。对虽已液化或囊性变，但并无颅内高压或脑受压表现的深部血肿，特别是脑基底节或脑干内的血肿，一般不考虑手术，以免增加神经功能受损。

手术步骤：根据脑内血肿的定位，选择非功能区且切近血肿的部位钻孔。硬脑膜做"十"字形切开，电凝脑回表面的血管，用尖刀刺破软膜，选择适当的脑针，按术前已确定的部位缓缓刺入，达到预计的深度时，即应拔出针芯，用空针抽吸审视，因为除慢性血肿已有包膜者外，一般都无穿入血肿的突破感。证实血肿后，如果颅内压高，可任其自然流出，然后用空针轻轻抽吸，负压不可过大。排除部分血肿后，即可按脑针的深度，改用软导管插入血肿腔，并用生理盐水反复交换冲洗，每次约 5 mL，直到冲洗液变清为止。留置导管，经刺孔引出颅外，作为术后持续引流。如常分层缝合头皮。

近年来有学者提倡用细孔钻颅及带绞丝的吸引管穿刺并吸取脑内血肿，术后持续引流 1~4 d，并注入尿激酶溶解固态血块，取得一定效果。

2. 骨瓣剖颅脑内血肿清除术

主要是针对急性脑内血肿伴有脑挫裂伤及（或）硬膜下血肿，因血为固态，且清除时常有新鲜出血；其次针对亚急性或慢性脑内血肿已经液化或囊性变，伴有颅内压增高或脑功能障碍或癫痫发作时，需要行骨瓣开颅手术治疗。

手术步骤：骨瓣开颅术方法如前所述。硬脑膜瓣状切开并翻转，即可见脑表面有挫裂伤痕迹，有含铁血黄素染色，脑回变宽，脑沟变浅，扪之有囊性感，具有一定张力。选择血肿较表浅处非功能区脑回，先行穿刺，证实血肿后，即沿脑回长轴切开。再用脑压板和吸引器按穿刺方向分入血肿腔，直视下吸除陈旧血肿液及挫碎的受损脑组织，尽量不要损伤血肿腔的四壁，以免引起新的出血。冲洗血肿腔、止血，留置引流管，经刺孔导出颅外。如常缝合硬脑膜，还纳骨瓣，硬膜外置橡皮引流 24~48 h。头皮分层缝合，倘若颅内压极高，在切开硬脑膜前最好先行血肿穿刺，排出部分血肿液，待脑压有所下降时，再切开硬膜，显露血肿腔，以免术中发生急性脑膨出。如果经穿刺引流血肿后，颅内高压不减，应考虑有无多发血肿存在，须行必要的探查。若属脑水肿（肿胀）所致颅内高压，术毕则应弃去骨瓣，行内减压或颞肌下减压术。

（二）幕下小脑内血肿手术治疗

外伤性小脑内血肿很少见，可因枕部着力、枕骨鳞部骨折而引起，出血源多为小脑皮质挫伤或小脑深部挫裂灶血管出血，偶尔也可因颅后窝穿透伤所致。浅表的血肿常在挫裂伤的裂口内，并可与硬膜下血肿伴存。深部血肿多因出血灶向脑白质发展，形成脑内血肿，常直接压迫第四脑室和脑干，可导致病情骤然加重，呼吸抑制，甚至死亡。临床上小脑血肿早期诊断较为困难，CT 扫描有助于及时发现血肿。一旦明确诊断，应及时排除，以防不测。

1. 小脑内血肿钻孔穿刺术

此法与幕上脑内血肿钻孔穿刺术相同，适用于亚急性和慢性小脑内血肿，血肿常已液化，且不伴有其他外伤性颅后窝血肿。钻孔后，"十"字形切开硬脑膜，电凝小脑皮质穿刺点，然后以脑针向血肿部位缓缓刺入，进入血肿腔时常有突破感，拔掉针芯，用空针轻轻抽吸，多为棕褐色陈血。测定深度后将引流管沿穿刺创道放入血肿腔。然后小心反复灌洗，留置引流管，在切口外另做刺孔，将引流管穿过肌肉，自刺孔引出颅外并固定。如常分层缝合肌肉、筋膜和皮肤，不放引流。

近年有学者将钻孔穿刺法用于急性外伤性小脑内血肿，取得成功，但由于不能进行直接止血操作，再出血的机会较多，不如开颅清除血肿安全，除非紧急抢救，一般较少采用。

2. 颅后窝骨窗小脑内血肿清除术

手术方法与枕下减压颅后窝血肿清除术相同，如前所述。适用于颅后窝各种血肿。硬脑膜切开后，如属小脑内浅表血肿，多伴有硬膜下血肿。常于血肿清除后即可见小脑皮质有一紫红色挫伤灶，扪之较软，用刺刀镊轻轻分开小脑皮质即有暗红色血液溢出。直视下小心吸除陈血及凝块，用生理盐水冲净血肿腔，再用双极电凝镊止血。如系小脑内深部血肿，脑表面可见明显伤痕，则需根据术前特殊检查定位，进行试探性穿刺，或选择小脑皮质有增宽、变软的部分做穿刺探查。确定血肿部位后，横行切开小脑皮质，清除血肿，并如常冲洗、止血。术毕，视颅内压缓解的程度，决定有无施行枕下减压的必要。若术前已有幕上脑室对称性扩大，则应探查四脑室中央孔有无阻塞。必要时可行侧室钻孔引流，以期患者安全度过术后水肿期。颅后窝缝合方法如前，不放引流。

五、脑室内血肿

脑室内出血多系脑深部较大血肿破入脑室；或因外伤时脑实质与脑室之间的剪性力引起脑室壁出血；也可因开放性脑穿透伤累及脑室而致；极少有脉络丛出血引起脑室内血肿的。CT问世之前，脑室内血肿诊断较困难，因临床上没有特征性表现，仅在后期容易并发脑积水。脑室内出血，由于脑脊液稀释，吸收较快，少量出血可不行手术，任其自行吸收。出血量多时须行脑室引流术。

（一）脑室内血肿引流术

颅骨钻孔脑室引流的方法与传统的脑室穿刺引流相同。首先根据脑室内血肿的部位，按侧脑室穿刺的标准入路，施行穿刺放入脑室引流管，然后轻轻向内进入 1～2 cm，并检查确定导管确在脑室内无误后，用空针吸取生理盐水 3～5 mL，小心冲洗交换，切不可用力推注和抽吸，以免引起新的出血。待冲洗液转清时，留置引流管，经刺孔导出颅外，如常缝合钻孔切口，不放引流。

（二）骨瓣开颅脑室内血肿清除术

一般单纯性脑室内血肿，无须施行剖颅手术，多数在 2 周之后大部分吸收。需要开颅清除脑室内血肿者，均为严重脑挫裂伤脑至深部血肿破入脑室，或因开放性穿透伤继发脑室内积血的病例。骨瓣开颅方法如前所述。于清除脑内血肿之后，可见血肿腔深处或脑穿透伤创道与脑室相通，此时即有血性脑脊液流出。用脑板深入脑室破口处，挑起脑室壁，在直视下吸附脑室内血凝块，可利用吸引器上的侧孔，调节负压强度，将血凝块吸住，轻轻拖出脑室，但应注意勿损伤脑室壁。然后将引流管插入脑室，反复冲洗并留置引流管，作为术后持续引流。如常止血、缝合，硬膜外置橡皮引流。

部分脑室内血肿患者在恢复过程中又并发脑积水，以致脑室引流管不能如期拔除，容易继发感染。故一经证实并发脑积水时，宜早行分流手术。

六、多发性血肿

多发性血肿没有独特的临床征象，虽然可以根据外伤机制、神经体征及骨折部位，疑诊某些不同部位和不同类型的血肿，但确诊还须依靠特殊性检查或手术探查。通常有 3 种分类：同一部位不同类型血肿，如急性硬膜下血肿伴脑内血肿或硬膜外血肿伴硬膜下血肿；不同部位同一类型血肿，如双侧硬膜下血肿或双侧硬膜外血肿；不同部位不同类型血肿，如着力部为硬膜外血肿，对冲部有硬膜下及（或）脑内血肿。对术前已经过 CT 或 MRI 扫描，多发血肿的部位和类型均已明确者，手术可以按影像学检查的发现合理设计手术入路、方法和次序，决定一次手术清除或分次手术清除多发血肿。原则上应在一次手术中清除所有颅内血肿。但在临床实践中，多数情况下是在手术清除一处血肿后，颅内压仍不能缓解，而需要对颅内多发性血肿的可能性做出判断，对疑诊的血肿部位进行探查。

（一）同一部位不同类型血肿的清除

这类多发性血肿主要有 3 种情况：①急性硬脑膜下血肿伴脑内血肿，常因枕部着力所致对冲性脑挫裂伤，引起额颞部硬膜下及脑内血肿，又称混合性血肿，最为多见，在手术清除硬膜下血肿时，应仔细对额、颞部脑挫裂伤较显著的部位做认真探查，以免遗漏；②头部侧方着力，引起局部硬膜外血肿及硬膜下血肿，多为着力部颅骨骨折所致，于清除硬膜外血肿后，应对可疑的病侧进行常规探查硬膜下有无血肿，如若确有硬膜下血肿，还应注意局部有无脑内血肿；③硬膜外血肿伴局部脑内血肿，这种情况虽较少，但也不可大意，局部常有颅骨骨折，有怀疑时应予探查。以上几种类型的血肿，由于均在同一部位，故可在同一手术野中及时处理，不必另做切口，也较为方便，只要提高警惕常能发现。

（二）不同部位同一类型血肿的清除

首先是双侧硬膜下血肿，或额部近中线着力的减速性损伤，因严重对冲性脑挫裂伤所致硬膜下血肿，常位于额极与底部或颞尖与底部；其次是因大脑凸面桥静脉撕裂出血，老年和婴幼儿较多见，血肿以额顶部为主；最后是双侧额颞部硬膜外血肿，常为头部挤压伤、双颞部骨折而引起。手术探查、清除这类多发性血肿时，患者应采取仰卧位，选用直径较小的头圈将头部垫高，以便于向两侧自由转动，以兼顾双侧探查的要求。

手术步骤如下。

（1）一侧骨窗开颅清除血肿，对侧钻孔引流，多用于急性和亚急性双侧硬膜下血肿。首先在脑疝侧或血肿较大的一侧行钻孔，扩大骨窗，清除血肿，对侧钻孔引流。若钻孔侧有新鲜出血，则应骨窗开颅清除血肿和止血。

（2）双侧骨窗开颅清除血肿，用于急性和亚急性双侧硬脑膜外血肿或双侧硬膜下血肿经钻孔不能排出凝块和（或）有活跃出血时。此法对病情紧急的患者较为有利，手术迅速、简捷，可以一期完成双侧手术，并能彻底清除血肿，妥善止血，必要时尚可小脑幕切开，放置脑基底池引流。

（3）一侧骨瓣开颅，对侧骨窗开颅清除血肿，用于病情不甚紧急的患者，经一侧骨瓣开颅清除血肿后，脑压不能缓解，又在对侧钻孔发现血肿，遂行骨窗开颅予以清除，必要时可行额肌下减压。

（4）双侧钻孔血肿引流术，一般仅在双侧慢性硬膜下血肿的患者选用此法，偶尔也用于亚急性婴幼儿双侧硬膜下血肿。

（5）双侧骨瓣开颅血肿清除术，除非是双侧硬膜下血肿已有较厚的包膜形成或已钙化时，始采用分期双侧骨瓣开颅切除内膜或整个包膜。

（三）不同部位不同类型血肿的清除

各种形式均有，以减速性头侧方着力引起的同侧硬膜外血肿及对冲部位硬膜下血肿为多。也可因枕部着力，局部颅骨骨折引起硬膜外血肿，对冲部位硬膜下血肿和（或）脑内血肿。手术时，应以引起脑疝的血肿侧或体积较大的血肿侧先行清除，再一期清除其他多发血肿。通常位于两侧额颞部的血肿，可以在仰卧位下完成手术，位于单侧的不同类型血肿，可采取全侧卧施行手术，但对位于额及枕部异侧的血肿，则须待一侧手术结束后，重新调整体位，消毒铺巾，再开始另侧手术。

手术步骤：习惯上，对硬膜外血肿多采用钻孔扩大骨窗清除血肿，对硬膜下血肿行骨瓣开颅，因为前者较局限，后者常广泛，且往往伴有脑挫裂伤甚至脑内血肿。病情紧急时，均宜采用钻孔大骨窗的方法，缩短手术操作的时间，以期尽快缓解颅内高压，必要时尚须行进一步减压措施，如颞肌下减压，开幕切开及脑池或脑室引流等。对伤情较稳定的亚急性或慢性病例，则应分期手术，均采用骨瓣开颅，以免残留颅骨缺损。

（杨小进）

第三节　严重对冲性脑损伤手术

对冲性脑挫裂伤是指运动的头颅撞击到相对静止的物体上造成的原发性脑损伤，即减速性外力所致着力点对侧的对冲性脑挫裂伤。其特点包括：外力作用在枕后，而脑挫裂伤却发生在额、颞前端和底部；外力如果作用在一侧头顶部，则脑挫裂伤表现在对侧额、颞部外侧和底部；外力作用越大，方向越垂直，着力点越近枕中线，造成的对冲性脑挫裂伤越严重，而且越容易引起双侧额、颞部的损伤。通过对闭合性脑挫裂伤，如果程度较轻，没有颅内继发性血肿，并无手术的必要，因为手术无助于已溃裂挫碎的脑组织。对严重脑挫裂伤患者之所以施行手术治疗，主要是因为难以控制的进行性颅内压增高和脑疝。如果不及时把大量挫碎糜烂的脑组织清除掉，这些挫裂伤灶的出血、水肿、缺氧和坏死，势必继续发展，进而压迫邻近的正常脑组织，导致更广泛的脑继发性损害，使缺血、缺氧、水肿甚至出血、坏死的范围不断扩大，颅内高压更为加重，如此周而复始形成恶性循环，终至中枢性衰竭而死亡。因此，及时清除严重挫裂伤灶区的脑组织，有助于阻断颅内高压的病理生理恶性循环，虽不能恢复已损伤的神经功能，但可挽救一部分伤员的生命。

一、脑挫裂伤清除术

严重对冲性脑挫裂伤患者并非都适于手术治疗，对原发性损伤过重或为时过晚的伤员，或年龄过大、全身情况极差的患者，都应慎重，尤其是已有呼吸或循环衰竭的濒危患者，均不宜手术。这种挫裂伤组织清除术创伤大、出血多、受损重，术中容易发生急性脑膨出，殊为棘手。因此，术前必须认真分析、抉择。对损伤较为局限，没有严重脑干损伤的患者；或有脑疝但尚未进入衰竭期的患者；或经颅内压监护和（或）CT连续动态观察下，具有手术指征的患者，均应及时施行手术。

手术步骤：一般在气管内插管全身麻醉下施术。患者采取仰卧位，以便同时兼顾双侧。手术切口多选用患侧额、颞前外分大骨瓣开颅，以使额叶及颞叶脑域得以良好的显露。为使骨瓣下缘靠近颅底，应将额部外侧的钻孔钻在额骨眶突的后方，颞部的钻孔应在颧弓上耳轮脚前方。骨瓣翻开后，常见硬脑膜发蓝，且张力增高。先在蝶骨嵴前方的额部及后方的颞部硬膜上分别切开两个 2 cm 左右的小口，并通过切口吸除部分额叶外侧、底部和颞叶前部的挫裂伤组织及血凝块，使脑压有所缓解后，再瓣状切开硬脑膜，以防脑膨出。如果脑压不能降低，则需进一步清除挫裂伤灶组织，同时给予强力脱水药、过度换气、降温和降压，必要时应行额极、颞尖脑穿刺以排除脑内血肿，或穿刺脑室引流脑脊液，甚至做腰椎穿刺缓缓减压。继而将靠颅底侧的硬脑膜两个小切口连通，并向额部和颞部稍加延伸，让额叶和颞叶的外侧方突出，在不损伤重要脑功能区的前提下，切除额极和颞尖作为内减压。然后经中颅凹暴露天幕切迹，予以切开。此时如能排出积储于天幕下的脑脊液，则可使脑压得以明显缓解，同时可放置引流管于基底池，作为术后外引流。对脑创面或切面的止血，务必耐心，尤其是灰质和脑沟深部的小血管，应用棉片贴附或冲洗检查的方法确认出血点，再用双极电凝一一止住。对重要功能区的渗血，不宜过多操作，除有活跃出血者外，一般用明胶或蘸有凝血酶的明胶贴附，其上垫以脑棉片，轻轻吸引，片刻即可止血。经过上述处理，如果颅内压已下降，脑血管搏动良好，即可缝合硬脑膜，还纳骨片，如常缝合头皮各层，硬膜外置橡皮引流 24 ~ 48 h。

二、脑挫裂伤减压术

（一）脑挫裂伤去骨瓣减压术

去骨瓣减压指骨瓣开颅清除脑挫裂伤灶及血块后，由于脑压缓解不明显而采取的外减压措施。一般是根据术中的具体情况先已打算弃去骨瓣，则不必施行费时的骨瓣开颅，而选用骨窗开颅和（或）扩大颞肌下减压术。故凡有以下情况者可以考虑去骨瓣减压：术前已有钩回疝，经手术清除脑挫裂伤灶及血凝块后，脑压仍不能缓解，且颅内其他部位又无血肿者；紧急手术清除挫碎组织及血块后，脑压稍有缓解，但患者呼吸和循环仍差，脑搏动未恢复，皮质色泽差；术前有双瞳散大，去大脑强直，经手术减压后，一侧瞳孔已开始缩小，肌张力也有好转，但脑压缓解不明显；或经充分减压后，脑压一度好转，但不久又复膨出，探查其他部位并无血肿者，均属去骨瓣减压适应证。

手术步骤：骨瓣开颅术如前所述。于清除脑挫裂伤灶及血凝块后，如脑压仍高，可根据需要行内减压术，即将额极、颞尖非功能区脑域切除，使脑压进一步下降，然后妥为止血。必要时尚可切开小脑幕切迹，放置基底池引流，或行脑室穿刺引流，硬脑膜敞开不予缝合，弃去骨瓣，若额、颞叶外侧至颅底的骨缺损不够大，还可以适当扩大骨窗，以达到充分的外减压。术毕，如常缝合头皮各层，皮下置橡皮引流 24 ~ 48 h。

（二）双侧额颞部大骨窗减压术

双侧额颞部骨窗减压多应在术前确定方案，少数是在术中行一侧减压后，因脑压下降，发现对侧亦需要减压而施行的。因为多数患者在术前已有影像学检查，证实为双侧病变。少数患者情况紧急，来不及做特殊检查，但临床上多已表现有双侧严重对冲性脑挫裂伤征象或致伤机制，如枕中线的减速性损伤。有的患者术前已发生单侧或双侧脑疝，生命体征也开始出现异常，或者表现为双侧锥体束征。这类伤员即有考虑双侧额颞部特大减压的必要。但应强调，这种手术破坏性大，出血多，非属必要，不可擅为。

手术步骤：自一侧耳轮脚上方 0.5 ~ 1 cm，经发际内 2 cm，至对侧耳轮脚上方 0.5 ~

1.0 cm，做冠状切口，向额前翻转头皮至眉弓上 1 cm 左右，勿伤及额部眶上缘内侧的眶上神经、滑车神经及额动、静脉。将两颞侧颞肌附在颧骨眶突和髁上线的止端切开，用骨膜刀分离颞肌，推向后方，再以蝶骨嵴为中心，咬除颞肌附着区的部分额骨、顶骨，以及颞骨鳞部，直至颅中窝底，为 7~8 cm 直径的骨窗。然后沿骨窗的下缘即颅底侧切开硬脑膜，排除挫裂伤灶糜烂脑组织及血凝块，以便部分缓解脑压。止血后用脑棉片覆盖。同法行对侧颞部减压术，继而将额部骨膜冠状切开，向眶部剥离翻下。行双侧额部颅骨切除，前至额窦，上至冠矢点前约 1 cm，中间不留骨桥，两侧与颞肌下减压相连。如果额窦不慎开放，可用额骨骨膜包裹封闭。将额前硬脑膜沿骨窗前缘横行剪开，继续排出该处挫碎脑组织及血凝块，进一步降低颅压。然后将上矢状窦最前方缝扎切断，并将大脑镰前部剪开。两侧硬脑膜切开与颞部相续，使双侧均获得相应的减压措施。随后，将两侧额、颞部硬脑膜均做星状切开，彻底清除挫裂伤灶内失去活力的受损脑组织，充分止血。必要时可切开双侧小脑幕切迹，放置基底池引流或行脑室引流。术毕，将颞肌切缘用缝线缝在头皮面帽状腱膜上，以免皱缩。最后分层缝合头皮，皮下置橡皮引流 24~48 h。

近年有学者认为，特大的去骨瓣减压手术创伤大、失血多，虽然其中有部分伤员得救，但还存在不少缺点，如手术复杂费时，颅前窝和颅中窝的底部减压不够充分，破坏性过大等，因此提出改进的手术方法，也可取得相同效果。

改进手术方法：切口自中线旁 3 cm 发际处，向后呈弧形在顶结节前转向颞部，再向前下，止于颧弓中点。骨窗下界平颧弓，后达乳突前，前至颞窝及额骨隆突后部，保留颧骨隆突及颧突（眶突）。使额叶前中部侧面与底面、外侧裂及颞叶前极与底面，均获得充分减压。如系双侧减压，可先行排放双侧血肿以缓解颅压，再扩大骨窗完成手术全过程，避免一侧减压后加重脑移位。充分止血，冲洗创腔。将颞肌缝合于脑膜边缘。如常关颅，创伤灶区置引流。

（王振跃）

第四节　脑脊液漏和气颅手术

外伤性脑脊液漏和气颅实际上是同一疾病的两种表现，均来自颅底骨折，并且伴有硬脑膜及蛛网膜破裂。脑脊液通过骨折缝，经鼻腔、耳道或耳咽管流出。空气也可经相同的途径入颅，大量气体积储在颅内可致颅内高压。脑脊液漏和气颅的主要危险是引起颅内感染。所幸，大多数外伤性脑脊液漏或气颅常在 2~3 周内自愈。只有少数患者因为颅底骨折裂隙较宽、漏孔较大，或有组织突入漏口，或局部并发感染者，则可造成脑脊液漏经久不愈。一般超过 3 周仍不能自愈者，即应考虑手术治疗。

一、脑脊液鼻漏

脑脊液鼻漏的途径较多，因额窦或筛窦骨折而引起者最为常见，其次是因蝶窦骨折所致，偶尔可因岩骨骨折，脑脊液进入中耳腔又经耳咽管流至鼻咽部，再入鼻腔。临床上自一侧鼻孔漏液者多为该侧额窦或筛窦鼻漏，可以行该侧额部骨瓣开颅进行修补。如果两侧鼻孔均漏液或左右交替，则难以定侧。

（一）术前漏口定位检查

（1）压迫双侧颈静脉，使脑脊液快速滴出，在改变头位时，恒定从一侧鼻孔流出，即可视为患侧。

（2）用麻黄碱滴鼻，待黏膜收缩后，放入测尿糖的试纸，有漏部位先变色。

（3）根据 X 线平片所示确定骨折部位。

（4）CT 扫描见积气侧多为鼻漏侧，同时鼻旁窦常有特殊积液，调节 CT 窗位可见骨裂缝。

（5）^{131}I、^{169}Yb-DTPA 或 ^{99m}Tc 同位素扫描观察漏孔。

（6）将棉球放入鼻腔各部，然后用靛胭脂 2 mL 注入小脑延髓池或蛛网膜下腔，看棉球着色的先后，同时还可以检查耳鼓膜有无发蓝和耳咽管口有无蓝色液流出，以排除岩骨骨折所致耳漏经耳咽管溢入鼻孔的假象。

（7）也可用碘苯脂 3 mL 注入小脑延髓池，在 X 线透视下观察漏孔部，然后拍摄照片定位。

（二）经颅脑脊液鼻漏修补

脑脊鼻漏需要手术修补者，远较耳漏为多，由于术前很难确定鼻漏的具体位置，术中尚须进一步探查或测定，费时较多。虽然一侧鼻孔漏液，同侧骨折者为多，但偶有对侧骨折致本侧漏液或单侧骨折双侧鼻漏。故除术前漏口定位较为确切者外，一般多主张用双侧额骨瓣开颅。为避免术中脑脊液流入气道，宜选用气管内插管全身麻醉。

1. 经颅额窦鼻漏修补术

因额窦骨折所致鼻脑脊液漏多属额窦后壁破裂与蛛网膜下腔交通，故行单侧或双侧额部骨瓣开颅后，可以先从硬膜外探查，将硬脑膜自额窦后壁分离，正常情况下极易剥离，如遇有附着较紧密处，多为漏孔所在。此时应紧靠骨壁锐性解剖将硬膜剔下，尽量避免扩大漏孔。额窦后壁裂缝较小时，可用电凝烧灼，并刮去表面的软组织，用骨蜡或医用胶封闭。裂缝较宽或有粉碎骨折时，则需将后壁咬除，把窦内黏膜游离推向窦下端，使黏膜背面合拢，然后电凝黏膜，使其同缩封闭窦口，然后填入小块肌肉，再以医用胶封闭之。行硬脑膜破损修补时更为重要。裂口较小者，可以直接严密缝合；缺损较大者，应用邻近的骨膜、颞肌筋膜翻转覆盖并缝合，然后用医用胶和肌肉片、颞肌筋膜片、帽状腱膜片或者阔筋膜片粘贴在漏口之上。补贴的组织片应大于修补区，并用医用胶妥为密封，以防再漏。术毕，如常关闭颅腔，硬膜外置橡皮引流 24 h。术后病员采取半坐卧位，给予适当脱水或腰椎穿刺引流脑脊液，以利漏口愈合。

2. 经颅筛窦鼻漏修补术

脑脊液鼻漏几乎都是因筛板骨折破入筛窦所致，且双侧受累的机会较多，故宜采用双侧额部骨瓣开颅。先沿一侧颅前窝横形切开硬脑膜，做硬膜下探查，由鸡冠开始向后审视同侧筛板有无漏口。抬起额叶时应十分轻柔，以免将嗅球撕脱。除非患者术前已丧失嗅觉或已证实漏口就在本侧，否则都应尽量保护好至少一侧的嗅神经。一般有漏孔之处常有蛛网膜与脑组织呈乳头样突起，伸入漏口。用剥离子稍加分离即可抬起，漏孔处硬脑膜常呈鞘状陷入并穿破于骨裂口中。若漏孔处粘连较多，局部瘢痕块较大，即应注意有无脓肿包裹其中，慎勿撕破，最好是完整地将其切除。漏孔较小者，可用双极电凝，将陷入漏口处的硬膜稍微烧灼一下，有助粘连愈合。再用大小适当的小块肌肉蘸医用胶填入漏孔。然后将鸡冠上的大脑镰或前窝底的硬脑膜瓣状切开，覆盖在漏口上，再以医用胶密封粘牢，手术即可结束。

若筛板上的漏孔较大或累及双侧，则须再经硬脑膜外游离漏口加以修补，并封闭骨裂口。遇到这种情况，可以先将上矢状窦前端、紧靠骨窗前缘处切断、结扎，剪开大脑镰以增加显露。如有可能，应设法保留一片附着在鸡冠上的大脑镰，其大小足以用来遮盖漏口，将颅前窝硬膜沿中线剥离，根据已进行的硬膜下手术寻找漏孔多无困难。齐漏口处切断硬脑膜乳头状突起。然后将黏附在漏口周围的硬膜及瘢痕组织剥离，并推入漏孔中，用双极电凝烧灼凝固，有助于粘连愈合。再用大小适当的肌肉块蘸医用胶填入漏孔，必要时也可用吸收性明胶海绵蘸医用胶堵塞漏孔。表面再用大脑镰、筋膜、帽状腱膜或骨膜等做成修补植片，覆盖漏孔，包括双侧筛板在内，并粘固。硬膜缺损的修补常因破口过大，难以直接缝合，可用脑膜修补材料行第一层修补，再用肌肉片或明胶海绵蘸医用胶后贴附在漏口上封闭之。然后用带蒂额部骨膜或颞肌筋膜瓣翻转作为第二层覆盖在补片上，加以缝合和（或）粘合固定。术毕，如常严密缝合额前硬脑膜切口，颈部加压试验检查有无漏液或出血，如有，则应再缝合或以肌肉片、明胶蘸医用胶粘封加固。最后，还纳骨片，分层缝合头皮，硬膜外置引流24 h。术后处理同上。

3. 经颅蝶窦鼻漏修补术

由蝶窦骨折所致脑脊液鼻漏，因漏口可能在蝶鞍内、鞍旁或气化的蝶骨大翼等部位，修补极为困难，失败较多。术前漏口位置的测定有重要意义，特别是同位素脑池扫描或碘苯脂漏口造影，可以识别是由蝶鞍还是由气化的蝶骨大翼裂口漏出，从而决定手术的入路是经颅前窝还是经颅中窝修补。

（1）蝶鞍部漏口的修补：采用双额部骨瓣开颅。结扎并切断上矢状窦前端，剪开大脑镰，去掉一侧嗅神经（有时为双侧）。显露蝶骨平台及鞍区，发现有脑组织和蛛网膜突出并与之粘连的部位，即可能是漏口所在。漏口处理方法同前。应注意勿伤视神经及大脑前动脉。用以修补的组织片必须够大，超过漏口四周越宽越好。在鞍区用针缝合较困难，主要靠医用胶粘封。在粘贴组织补片时，须将局部脑脊液吸净，否则不易粘牢。若系鞍内漏口，因不能在直视下操作，则更为困难。此时，可切开鞍隔前缘，吸净脑脊液，用肌片、筋膜或吸收性明胶海绵蘸医用胶，循鞍前壁填入鞍底，以期封堵漏口。有学者提出切除鞍结节，显露蝶窦，再行填堵，或经鞍结节开口处向蝶窦内填充肌肉等粘堵组织，使蝶窦腔封闭，以达到止漏的目的。有学者采用挖空鞍内容物再以组织补片封堵的方法。不过上述这些方法都带有试探性，或成功或失败，很难预料，所以常有多次手术仍不能治愈的病例。因此，曾有学者提出，对经久不愈、多次手术失败的脑脊液漏患者，可考虑施行腰蛛网膜下腔—腹腔分流术。

（2）蝶骨大翼漏口的修补：有研究发现，蝶窦窦腔向外侧扩展到蝶骨大翼中的占28%，所以气化的蝶骨大翼骨折脑脊液也可能流入蝶窦，引起鼻漏。如属此种情况，必须在术前明确定位，始能决定修补漏的入路。手术方法与颅中窝开颅相似，做颞部骨瓣成形，术野下界要求尽量靠近颅底，必要时可将颞窝骨质咬除，以利颞尖及底部的显露。硬膜如常行瓣状切开，向上翻起，沿蝶骨嵴后下缘放入脑板，将颞尖及底部向上后抬起，于颞尖内下份常遇汇入海绵窦的蝶顶窦静脉、眼下静脉及侧裂静脉，慎勿撕破。上述诸静脉如有碍操作时可择其次要者电凝剪断。显露颅中窝即见蝶骨大翼，其前内侧界是眶上裂，后外侧是蝶鳞缝。继续向内探查即是海绵窦，其前圆孔居眶上裂内端之后下，为上颌神经出颅孔槽，其后约 1 cm 处即为卵圆孔，为下颌神经出颅孔道。在显露的范围内，如有蛛网膜及脑组织呈乳头状突起，黏附于蝶骨大翼上，则多系漏孔所在。用剥离子分开粘在漏口处的脑组织，看清漏孔情况。较小的漏孔用肌肉片蘸医用胶粘贴，其上再粘以筋膜片即可；较大的漏孔须向漏孔内填充蘸有医用胶的肌肉块使之封闭后，再用带蒂颞肌瓣覆盖，缝线固定之。术后应予脱水和（或）腰椎穿刺引流脑脊液，以利漏口愈合。

（三）颅外脑脊液鼻漏修补术

经鼻脑脊液鼻漏修补的手术入路，由于手术只能对漏孔加以填堵，实际上不能直接进行硬膜漏孔的修补，故带有较大的试探性，加之鼻腔、鼻窦无菌条件差，感染机会多，容易复发。不过经鼻修补脑脊液鼻漏手术方法较简单、安全，对脑组织干扰小，也有不少成功的经验，仍不失为一种可供选择的手术方法。

术前鼻漏的定位方法如前所述，但术前应再例行 1 次鼻漏的直观检查，以防有误。首先清洁并收缩鼻甲，在良好照明下仔细审视脑脊液漏出的具体部位。由鼻顶内侧流下者，可能来自筛板或筛窦后组；从中鼻甲最前端流下者，可能来自筛窦前组或额窦；自鼻后孔上方流下者，应考虑来自蝶窦，必要时可再用鼻咽镜检查确定；漏液量多的可能是蝶鞍区的脑脊液漏；漏量少的可能是额部的。据此决定手术探查的部位和次序。

1. 鼻侧额窦鼻漏修补术

做患侧眉弓至鼻根外侧的切口，即由眉内侧端紧靠眉下缘沿眶内缘弧形切开，至眼内眦鼻梁处。应注意避免损伤眶上神经、滑车神经及内眦韧带。于额鼻缝之上，平眶上缘处，行额窦前壁钻孔（留下骨屑以备修补骨孔），即可进入额窦腔。探查额窦内有无漏孔，一般多在后壁，可压迫患者双侧颈静脉或刺激患者咳嗽，以观察漏孔所在。发现漏孔后，先经碘酊、乙醇处理及抗生素（庆大霉素）溶液冲洗，用刮勺轻轻刮除增厚的黏膜及肉芽组织，推漏孔处残留的黏膜于漏孔内，电凝烧灼。同时尽量刮除额窦内黏膜，扩大鼻额孔，以利向鼻腔引流。用蘸有医用胶的肌肉碎块填堵漏口，其外再用颞肌筋膜片严密粘贴封堵。表面可用额部骨膜翻转覆盖粘牢，或用蘸医用胶的明胶粘固。然后经鼻额孔通过鼻腔放置引流管引流，再经鼻腔由深至浅依序填塞碘仿纱条。额窦前壁骨孔用医用胶将骨屑粘合成片状，封闭之。如常分层缝合切口。术后鼻腔纱条于 6~7 d 逐渐抽出，视分泌物的多少，留置引流管至 10 d 后拔出，必要时可经引流管用抗生素溶液缓缓冲洗残留瘘腔。

若术侧额窦探查属阴性，则需打开窦内侧壁（即窦中隔）进入对侧额窦探查。必要时在对侧另做切口施行手术。

2. 鼻侧筛窦鼻漏修补术

经鼻脑脊液鼻漏修补术，泛指由鼻侧切开经眶—筛窦入路和鼻侧切开经眶—筛窦—鼻腔入路的手术方法。后者是在前一入路不能完成手术时而采用的方法，故不论术前是否已计划有进入鼻腔的操作步骤，都必须做好鼻腔的清洁、消毒准备工作，以防感染。同时，术前也应常规做耳鼻咽喉科检查，排除鼻旁窦的化脓性炎症。

（1）经眶筛窦鼻漏修补：术前 3 d 开始用 1% 氯霉素滴眼、滴鼻，以 0.5% 氯己定清洁鼻腔。术前用抗生素预防感染。

麻醉方法如前所述。做患侧鼻根部眶内侧缘切口，自眉弓内端下缘至眶内侧下缘弧形切开，距内眦 0.5 cm，直达骨膜。分离软组织，将泪囊牵向外再沿骨膜下向眶内侧壁剥离，剪断内眦韧带，保留其在上颌骨额突上的止端，以便术毕时对位缝合。沿眶顶（额骨眶板）与筛骨纸板相连骨缝，寻找筛前孔，此孔距内缘约 2 cm。结扎筛前动、静脉及神经。再向后剥离约 1 cm 即为筛后动脉，慎勿损伤，并小心保持眶骨膜完整。将眶内容物小心牵向外下方，显露泪骨及筛骨纸板，小心凿开或钻开眶内侧壁约 1.5 cm×2.5 cm 大小，保留骨片备用。轻轻刮除窦内房隔，尽量保持筛窦内侧壁的完整，能在不进入鼻腔的情况下完成手术更佳。注意有无积液、肉芽及增厚的黏膜等异常情况，有炎性反应的部位多为漏口所在之处。用小刮勺仔细刮除肉芽和黏膜，局部以碘酊、乙醇处理，再用庆大霉素溶液冲洗。然后电灼漏口处，吸干，随即将蘸有医用胶的肌肉碎块填塞于漏口内，其外用筋膜片粘贴加固，表面再用保留的骨片粘封。为了增强局部修补的可靠性，可打开筛窦内侧壁进入鼻腔，将中鼻甲外侧黏膜刮除，并于其根部向外上骨折转位，形成带蒂的粘骨膜瓣，盖于筋膜之上，然后经鼻腔填塞碘仿纱条加压。术毕，分层缝合切口。术后采取半坐卧位，给予适当脱水及腰椎穿刺引流脑脊液。保持大便通畅，避免用力擤鼻及打喷嚏。

（2）经眶—筛—鼻内鼻漏修补术：手术入路如前所述。若在筛窦各组房隔中没有发现溢液的漏孔，即可向内进入鼻腔查寻。沿嗅裂向上审视鼻腔顶的筛板区有无溢液。如果证实漏孔部位，可用小刮勺认真刮去肉芽组织及肥厚的黏膜。漏孔以碘酊、乙醇处理及庆大霉素液冲洗，然后吸干，将蘸医用胶的肌肉碎块填塞漏口，外用筋膜片重叠粘堵，其上再用取下的骨片封闭加固。也可将刮去黏膜的本侧鼻中隔作为骨膜瓣，骨折转移覆盖在筋膜外，给予加强。然后经鼻腔填塞碘仿纱条。切口如常缝合，术后处理同经眶筛窦鼻漏修补术。

（3）经眶—筛—蝶窦鼻漏修补术：手术入路如前所述。若在筛窦各组房隔中和鼻腔顶筛板区均未发现漏孔，则应沿筛窦向假想的两外耳道连线中点逐渐深入，刮除筛后组房隔及其内侧壁，包括上、中鼻甲。慎勿损伤筛窦顶壁，其深度以术前侧位 X 线摄片测距为准，一般 5 cm 左右即可达蝶窦前壁。此时应注意约有 25% 的后组筛房扩展入蝶骨，多在蝶窦上方或外侧，并与蝶窦之间有骨隔，从前壁看并非窦腔的水平隔。为了准确地打开蝶窦显露鞍底，必须观测蝶窦前壁的纵轴和横轴位置。因蝶窦中隔变异很大，即使进入蝶窦以后，仍须以蝶窦嘴为纵轴（中线），以蝶窦口为横轴作标志，以免误入上方的颅底或侧方的海绵窦。一般蝶窦口均接近蝶骨嵴，右侧约 3.21 mm，左侧 3.10 mm，故从中线向两侧探查窦口多无困难。位置确定之后即可凿开或钻开蝶窦前壁，进入窦腔，探查鞍底。如有贮液、肉芽及增厚黏膜，则多系漏口之所在，应小心刮除炎性组织。若属阴性，为进一步扩大审视范围，可将对侧蝶窦前壁内侧骨质去除，包括窦隔和嵴，但开口不宜过大，否则填塞、粘堵的组织容易脱出。窦内炎性黏膜及肉芽刮除后，漏口的处理和填塞、粘堵的方法同经眶—筛—鼻内鼻漏修补术，将取下的骨片嵌于蝶窦凿口并封固，表面再用蝶窦前壁外侧的黏骨膜回位覆盖。术毕用碘仿纱条填塞筛窦，经由鼻腔引出。术后处理同经眶筛窦鼻漏修补术（图 2-14）。

（4）经口—鼻—蝶窦鼻漏修补术：术前漏口定位已明确系来自蝶窦时可用经蝶垂体腺瘤手术入路，修补鼻脑脊液漏。术前准备同前。经唇龈皱襞横行切开黏骨膜约 3 cm。由骨膜下剥离，至鼻底及中隔黏膜，直至蝶窦前壁。放入窥鼻器，截除筛骨垂直板和部分犁骨，将骨片保留备用。找到蝶窦口内侧缘，确认蝶窦前壁，然后凿开或钻开蝶窦前壁，分离蝶窦黏膜。于鞍底查寻漏口，刮除局部炎性肉芽组织，以碘酊、乙醇处理，庆大霉素溶液冲洗。用蘸有医用胶的肌肉碎块填塞漏口，复以筋膜粘贴，表面再用取下的骨片封固。术毕，将鼻中隔复位，鼻腔用碘仿纱条填塞，缝合唇龈切口。术后处理同经眶筛窦鼻漏修补术。

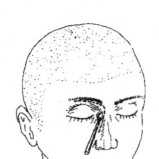
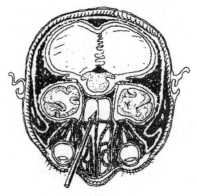

图 2-14　经眶—筛—蝶窦鼻漏修补术

二、脑脊液耳漏

因颅中窝骨折累及颞骨岩部及中耳腔而致，较常见，多数能自行闭合，少数需要手术修补。通常因其具体骨折部位的不同而分为迷路外及迷路内两种脑脊液耳漏来源：前者系颅中窝骨折累及鼓室盖直接与中耳腔相通所致；后者属颅后窝骨折，累及迷路而将蛛网膜下腔与中耳腔连通。两者脑脊液都可经破裂的耳鼓膜流至外耳道而溢出，也可经耳咽管流向鼻咽部，反而造成鼻漏的假象，应予注意。

（一）颞枕骨瓣开颅脑脊液耳漏修补术

岩骨骨折后，脑脊液漏可以来自岩骨的后面（颅后窝侧），也可来自前面（颅中窝侧），有时术前很难判定，甚至手术探查也不能明确。因此，行颞枕骨瓣可以兼顾颅中窝、颅后窝。

1. 颞枕骨瓣颅中窝耳漏修补

以外耳孔为中心做弧形皮瓣，前起颧弓中后 1/3，后至星点（"人"字缝、顶乳缝与枕乳缝交点），于颞骨鳞部做一四孔肌骨成形瓣，基底尽量靠近颅中窝。先行硬膜外探查。岩骨前面鼓室盖区是骨折的好发部位，若有耳漏存在，该处硬膜即有炎性粘连，可见脑组织经硬膜破孔向颅底。漏孔的修补方法同前。此处的有利条件是可利用带蒂的颞肌瓣妥善修复硬膜缺损，因此只要漏孔定位准确，成功率较高。

若经硬膜外鼓室盖部的探查属阴性，切勿将硬脑膜继续向岩尖部深入剥离，以免损伤岩大浅神经、三叉神经、脑膜中动脉而引起出血。应改为硬膜下探查，小心抬起颞叶后，可以直接审视小脑幕切迹缘及岩尖部，找到漏孔即予以修补，不放引流。

2. 颞枕骨瓣颅后窝耳漏修补

若颅中窝硬膜下探查未发现漏口，则应切开天幕，探查颅后窝有无漏孔。沿岩骨嵴后缘，距岩窦约 0.5 cm 切开小脑幕，内侧达切迹外侧至乙状窦前 0.5 cm 处，将天幕翻向后，做岩骨后面的探查。漏孔一般常在内听道外侧，往往有蛛网膜或小脑组织突入。修补方法如前所述。不过颅后窝漏孔无法缝合，除采用蘸医用胶的肌肉进行填塞及筋膜粘堵外，最后应采用带蒂肌肉片覆盖封固。不放引流。

（二）单侧枕下骨窗耳漏修补

在确定为岩骨后面漏孔的病例，或因颞枕骨瓣颅后凹耳漏修补失败后，应采用此入路，方法与小脑脑桥角探查术相同。找到漏孔之后，清除黏附在漏口的组织，然后如常修补并用枕后带蒂肌肉瓣封固。不放引流。

（三）乳突凿开耳漏修补

当乳突部并发骨折时，可经耳科入路，沿乳突骨折线凿开乳突，用磨钻打开气房，寻找漏孔所在，然后彻底刮净炎性肉芽，显出新鲜创面后，用蘸医用胶的肌肉碎块、筋膜和带蒂肌瓣填塞。

三、外伤性气颅

外伤性颅内积气并不多见，因为 CT 的问世，近年来发现较多。绝大多数气颅不需要手术治疗，常能自行吸收，仅少数因大量积气伴颅内压增高或复发性气颅伴有脑脊液漏者，才有必要手术。气颅与脑脊液漏的原因相同，为颅底骨折累及鼻旁窦或乳突气房所致，但因活瓣作用，气体仅在咳嗽、打喷嚏、擤鼻时进入颅内，可不表现脑脊液漏。故漏孔的定位更为困难，通过 X 线摄片和 CT、MRI 扫描可以做出诊断。一般常见气颅多在单侧，积气侧即漏孔所在侧。额部硬膜下积气多为额窦和（或）筛窦骨折而引起。脑室内积气常为额部脑挫裂伤后，气体经脑裂伤破口而入。经乳突进入颅内的气体，患者常诉患侧有气过水声。严重的双侧性高压气颅可引起猝死，应紧急钻孔排放。气颅手术方法与脑脊液漏完全相同。

（徐　萌）

第五节　颅骨感染外科治疗

颅骨感染即颅骨骨髓炎，多见于开放性颅骨骨折或火器伤。常因初期处理不彻底所致，也可因头皮缺损、颅骨裸露而引起，如头部电击伤或头皮撕脱伤感染；偶尔因血行性感染累及颅骨。由于颅骨板障有许多导静脉与颅内相通，故急性颅骨骨髓炎的主要危险在于伴发颅内感染，如硬膜外脓肿、硬膜下积脓、脑膜炎、脑脓肿、血栓性静脉炎和（或）静脉窦炎等。

颅骨感染急性期应以抗菌治疗为主，除非局部有脓肿形成，才需要扩大创口引流或切开排脓。慢性颅骨骨髓炎则常有瘘管形成，脓液时多时少，偶有死骨碎块或异物排出，迁延不愈，则需手术治疗。

一、急性颅骨骨膜炎

急性期手术的目的主要在于引流脓腔，不可过多操作，以免引起炎症扩散，术前给予大剂量广谱抗菌治疗控制感染。手术应在全身麻醉下施行，局部麻醉有扩散感染的可能。根据影像学检查及临床表现，选择病变的中心处做直切口显露感染灶，排出脓液，若有异物或游离的死骨可予摘除，然后用庆大霉素溶液冲洗脓腔。如系开放伤伴感染，则只需扩大原创口，摘除异物及（或）死骨，达到有效引流的目的即可，脓腔也需冲洗。术毕，脓腔置引流管，经切口中间导出，切口两端全层缝合数针，以缩小创口。术后每天经引流管冲洗脓腔，并根据细菌培养结果继续全身抗菌治疗，待炎症转为慢性阶段再做进一步处理。

二、硬膜外脓肿

硬膜外脓肿可继发于颅骨感染，也可来自中耳炎或鼻窦的炎症，术前应做出正确诊断，以使原发感染灶得以清除。手术在局部麻醉或全身麻醉下施行，体位应视有无耳鼻喉科情况而定，以便必要时同台处理原发病灶。

对有颅骨骨髓炎的硬膜外脓肿，应以骨感染灶为中心，做直线或"S"形切口，牵开头皮即可见颅骨表面粗糙发黄，或有肉芽覆盖，常有小片死骨形成。一般感染颅骨质地松软，较易咬除，但为时较久的慢性炎症，因有坚硬的骨质增生、变厚，常须多处钻孔，始能予以切除。病骨切除的范围应达正常板障出现为止，应暴露出四周正常硬膜 0.5~1.0 cm。用刮匙小心清除硬膜外所有的炎性肉芽组织，慎勿刮破硬脑膜。感染腔用庆大霉素溶液冲洗，双极电凝止血。脓腔置引流管，头皮全层松松缝合。术后继续全身抗感染治疗，局部每天冲洗，若无明显脓性分泌物，引流管可于 72 h 拔除。

对无颅骨骨髓炎的硬膜外脓肿，应查明感染原因及原发炎症部位，以便同时消除之。麻醉方法同前。在脓肿所在部位的低位处做直切口，切开头皮行颅骨钻孔。通过钻孔探查，如有肉芽组织可见，即可试探穿刺抽脓。若属正常硬脑膜外观，未见炎性肉芽组织，切勿随意穿刺，应扩大钻孔查寻感染病灶，确认为脓壁后始能穿刺抽吸。根据脓肿的部位和大小，再将颅骨骨窗扩大至所需范围，以便能彻底刮除脓腔内的炎性肉芽组织，冲洗脓腔，妥为止血。然后放置引流管于脓腔内，经头皮切口导出，作为术后引流和冲洗管道之用。若同时经耳鼻喉科手术入路清除了原发感染灶，则引流管可直接经原发灶导出颅外，新切开的头皮伤口则全层松松地缝合，不放引流。术后处理同前。

三、硬脑膜下积脓

硬膜下积脓常因鼻旁窦感染而导入，尤以额窦为多。偶尔可因颅骨骨髓炎或慢性硬膜下血肿继发感染而致，故术前影像学定位十分重要，须根据积脓的部位和范围设计钻孔引流的位置。一般需要多组钻孔做对口引流和冲洗。钻孔的位置应选在脓肿较厚处的低位，同时还应避开重要解剖部位，如颅内静脉窦和颅骨气房等。假若鼻旁窦即是原发感染灶，可与耳鼻喉科医师合作，将该窦凿开，直接放置硬脑膜下脓腔引流管，作为对口引流之一。另一引流管则经颅骨钻孔置入。若钻孔部位得当，常见硬脑膜色泽灰暗，失去正常外观，硬脑膜下即为脓肿壁膜，予以切开吸出脓液，放入导管引流，并反复用庆大霉素溶液冲洗，直至清亮为止。留置引流管，经钻孔引出颅外，脓腔充盈抗生素溶液。头皮全层缝合。术后继续全身抗感染治疗，每天冲洗脓腔。不用或少用脱水药，以利脓腔闭合。当残腔容量减少，引流液清亮时，即可拔除引流管。

四、慢性颅骨骨髓炎

慢性颅骨骨髓炎多有瘘管形成，常因有死骨或异物存在瘘管经久不愈，时有急性发作，故手术应选择在无急性炎症时施行。手术切口以直线或"S"形为佳。由于术前较难估计炎症的实际范围，常需扩大手术术野，故以全身麻醉为宜。病骨和肉芽清除的方法和范围如前所述。因为炎症已处于慢性阶段，如能彻底清除感染病灶，用抗生素液冲洗创腔，妥为止血，则切口可以全层松松缝合，不放引流，也常能一期愈合。若术后感染复发，应敞开切口引流，待急性炎症消退后，再待机手术，进一步清除病骨和炎性组织。

（李绍军）

第三章

口腔颌面部手术

第一节　牙槽外科手术

一、义齿修复前手术

义齿修复前手术又称修复前外科。活动义齿修复要求承担义齿基托的骨组织和软组织必须有良好条件：①有足够的骨组织支持义齿基托；②骨组织上有足够的软组织覆盖；③无倒凹、无悬突；④无尖锐的嵴尖或骨尖；⑤颊、舌沟有足够的深度；⑥无妨碍义齿就位及固位的系带、纤维条索、瘢痕、肌纤维、增生组织等；⑦上、下颌牙槽嵴的关系良好。

在拔牙时就应考虑以后的修复问题，兼顾好对软硬组织最大限度的保存。提高拔牙水平应被视为义齿修复前手术的第一步。尽可能多地采取微创性的拔牙方法，减少对牙槽骨的损伤。对多个连续牙齿拔除后，如有扩大的牙槽窝，可以手指压迫牙槽窝内外侧的骨板，使扩张的牙槽窝复位，预防以后形成骨突或倒凹；对折断、松动的牙槽骨去除修整，应想到以后必须有足量的骨支持义齿基托等。

（一）系带矫正术

系带（或瘢痕索条）如在牙槽嵴上的附着过于接近牙槽嵴顶部，会影响义齿的固位。如系带介于中切牙之间，也会影响正畸治疗，应完全切除，并切除包括深入骨中缝之间的纤维组织。这两种情况不同，前者称为系带成形术，后者（为正畸目的）称为系带切除术。

舌系带过短也影响义齿固位，应行舌系带切除术。

（二）鼻中隔降肌附着过低矫正术

鼻中隔降肌肥大并附着过低，主要发生于两中切牙邻面之间，其肌纤维在上方呈扇形展开，并与口轮匝肌交织在一起。牵拉上唇时，其宽广的扇形基底部变白，切牙乳头也呈苍白。由于基底宽广，全部切除将使上唇变形，故手术时应只将其附着于牙槽突的部分上移。

（三）牙槽骨修整术

其目的为去除或矫正妨碍义齿修复的牙槽突上的骨尖、骨突、倒凹、锐嵴、上前牙槽嵴前突等。一般应在拔牙后 2~3 个月时进行，此时拔牙创口已基本愈合，骨的吸收及改建活动已减慢。

小范围修整时，做弧形切口，弧形的顶端朝向牙槽嵴顶；切口大小以翻瓣后恰能显露所修整部位为度。

翻瓣从唇颊面骨板光滑处开始，用较薄、较锐利的骨膜分离器。牙槽嵴顶部因拔牙创口愈合的关系，纤维组织或瘢痕较多，翻瓣较难。注意翻瓣时勿越过唇颊沟，以减轻术后肿胀。

用咬骨钳、骨凿或涡轮机钻（圆钻）去除骨突或骨尖，再以骨锉修平骨面。冲洗清除碎屑后缝合。

修整舌侧骨突时，应注意避免使舌沟变浅，有时切口应位于舌侧。

（四）腭隆凸修整术

注意与鼻腔穿通的问题。术前应摄 X 线片，观察其与鼻腔的关系。手术翻瓣时应注意避免将过薄的黏膜瓣撕裂而影响愈合，去骨时勿将其整块凿除，先用钻将其分为小块，再凿除。

最好在术前做一腭护板（在石膏模型上去除腭隆凸后制作），术后戴上。或在术区放碘仿纱条，用丝线或不锈钢丝固定于两侧牙上加压。

如与鼻腔仅隔以一薄层骨板，为避免穿通，最好以涡轮钻（用圆钻）细心将其去除。

下颌隆凸如需修整时，原则与此相同，手术翻瓣时注意避免损伤过薄的黏膜瓣。

（五）上颌结节肥大修整术

上颌结节肥大多见于无牙颌患者，大多数是由于过多的纤维组织引起。有的与上颌磨牙牙周病有关，或为无对的下垂磨牙远中软组织增生。在下颌磨牙无对而有上颌局部义齿，但未覆盖上颌结节区时，也可引起其肥大。

上颌结节肥大可使上、下牙槽嵴之间的间隙缩小，以致无足够空间容纳上、下颌义齿；或因肥大而在颊侧产生倒凹；或使牙槽部与升支内侧的间隙过小而不能容纳义齿；增生的纤维组织本身，由于其活动性，也影响义齿的固位。术前应考虑行 X 线摄片确定上颌窦的位置，避免穿通上颌窦。

缝合时，如果黏膜瓣冗余，可梭形切除部分，但应切腭侧瓣，以保持颊沟的深度。

（六）上颌结节成形术

在上颌骨重度萎缩时，上颌结节可完全消失，使义齿固位不良。本法为使上颌骨后面与翼钩之间的深度增加，或在该处形成一沟，以利于义齿的戴入及固位。

（七）义齿性增生组织（缝龈瘤）切除术

不密合的义齿可引起颊沟（多发生于此部）产生纤维组织增生或瘢痕组织形成，应切除并以新义齿修复。

此种增生组织一般有 3 种情况。

第一种情况为病变的基底附着于牙槽突或龈黏膜。手术切除后应以衬有丁香油氧化锌糊剂之托覆盖至少 1 周。术中注意保持骨膜完整，覆盖愈合后瘢痕甚少。

第二种情况为病变位于颊、唇或口底黏膜，切除后游离黏膜可直接缝合。

第三种情况为唇颊沟的组织广泛增生，切除后多需做唇颊沟加深术。

（八）牙槽嵴顶增生组织切除术

多由于不良的义齿修复引起骨吸收及软组织增生而致，大多发生于上、下前牙部分，形成一软组织牙槽嵴顶。

上颌手术时，前牙槽嵴高度的丧失不影响义齿固位（在后牙槽嵴有足够高度及颊沟有足够深度时）。

（九）唇颊沟加深术

目的是改变黏膜及肌肉的附着位置，使之上移（在上颌）或下移（下颌），从而相对地增高了牙槽嵴，增加义齿的稳定。

1. 上颌唇颊沟加深术

常用者有黏膜下前庭成形术及皮片（或黏膜）移植前庭成形术。

（1）黏膜下前庭成形术：适用于黏膜下无过多纤维组织增生并有足量黏膜可供延伸者。以口镜置于唇沟并向上推，如上唇明显随之向上，说明黏膜量不足。

做自鼻棘切至切牙乳头的正中垂直切口，用剪刀向两侧远中作黏膜下分离，直至上颌结节。先游离牙槽嵴顶黏膜，再沿唇颊面向上游离至所需高度。向远中分离至颧牙槽突时，如受阻而不能绕过，可在该处做一垂直切口，再由此分离至上颌结节。分离后，形成一骨膜上黏膜瓣。明显突出而妨碍义齿就位的前鼻棘，可将其凿除。

缝合切口，加高并重衬义齿至新形成的高度，戴入，以不锈钢丝穿过义齿及牙槽嵴，固定至少1周。去除后，取印模，立即重衬义齿并戴入。

（2）上颌皮片或黏膜移植前庭成形术：在附着黏膜与非附着黏膜交界处，从一侧颧牙槽突到另一侧颧牙槽突，切开黏膜，做骨膜上锐剥离，形成一黏膜瓣。前部的剥离应接近梨状孔（勿穿破鼻黏膜），妨碍义齿就位的前鼻棘可凿除。尖牙凹处游离应达眶下孔附近。

游离黏膜瓣的边缘拉向上缝合于骨膜上，形成新的牙槽嵴高度。暴露的创面用中厚或厚断层皮片移植，或用黏膜片移植。腭、颊、唇均可提供黏膜片。应用成品的脱细胞真皮基质组织补片移植可替代自体供区取皮（黏膜）。

以无菌锡箔测量应植黏膜区的大小，将此锡箔片置腭部，按其外形切取腭黏膜片。注意只切取黏膜，骨膜仍保留。可先掀起一端，以皮肤钩拉紧，然后剥离。供区渗血可以电凝或温盐水纱布压迫止血。黏膜片固定缝合于骨膜上，特别注意高度处的缝合。加长义齿翼，衬碘仿纱布，戴入加压，以固定移植片。义齿用不锈钢丝穿过牙槽嵴，固定于上颌。

也可取颊黏膜片，每一侧约可供4.5 cm×1.5 cm大小。拉钩拉紧颊部，丝线横穿黏膜，进针口及出针口的距离与准备切取的黏膜片宽度相同。提起丝线，切取黏膜上皮全厚片。供区可拉拢缝合，缩小创面，盖碘仿纱条。

固定义齿7 d后取下，清洗创口，再重衬后戴入，一般2周愈合。重衬时，义齿翼应较原有者短1～2 mm，避免刺激。

一般术后有20%～30%的收缩度，移植时应考虑其补偿问题。

移植后4周，做新义齿。

2. 下颌皮片或黏膜移植前庭成形术

方法似上颌者，但需做唇颊侧及舌侧。舌侧手术时，需降低颏舌肌、颏舌骨肌及下颌舌骨肌等的附着；颊侧手术有损伤颏神经的可能。手术较复杂而效果不佳。如骨吸收不严重，不需切断并降低口底肌肉时，可行此术，否则，最好以牙槽嵴增高术代之。

（十）牙槽嵴增高术

牙槽嵴增高术适用于颌骨高度萎缩、牙槽嵴延伸术不能解决义齿修复问题者。方法较多，介绍两种。

1. 植骨法

植骨可用髂骨或肋骨。肋骨移植现用者较少，因约有 50% 将被吸收。髂骨无论是用松质骨还是皮质骨松质骨皆有者，效果都较好。植骨后应有良好固定，4 个月后再行前庭成形术及义齿修复。

从一侧磨牙后区到另一侧磨牙后区做牙槽嵴顶切口，掀起一全厚黏骨膜瓣，分离出颏神经，将其位置降低（用圆钻在颏孔下方作槽，将颏神经下移并放置于槽内），避免以后因加压使其损伤。从髂骨嵴取 8 cm×3 cm 骨段，再加上 25～30 mL 网状骨髓。将骨块切成 1.0～1.5 cm 宽的块（最好用摆动锯）。皮质骨应去薄，但勿完全除去。

在下颌骨移植床之皮质骨上钻多个小孔，然后植骨，用不锈钢丝穿下颌骨固定。通常移植骨块需切成三段植入。网状骨髓则植入移植骨块与下颌骨之间，以协助固定并增加接触面积。

用水平褥式连续缝合关闭伤口，注意应无张力。以间断缝合加强创口关闭，使其完全与外环境隔离。

颊侧游离范围应广泛，使其松弛。必要时可切断舌侧下颌舌骨肌附着，使舌侧瓣松弛。

上颌的手术方法与之相似。

2. 羟基磷灰石植入法

羟基磷灰石植入牙槽嵴增高术近年来应用日益广泛，是一较好而有前途的方法。羟基磷灰石有骨引导作用，如与有骨诱导作用的骨形态形成蛋白（BMP）结合使用，则效果更好。

在牙槽嵴正中做垂直切口，向两侧做潜行剥离，在牙槽嵴顶部形成隧道。向后剥离困难时，可在尖牙或前磨牙部做附加切口。以生理盐水调羟基磷灰石及 BMP（比例约为 33∶1，羟基磷灰石用致密微粒型）。以特制注射器及针头注入，手指在外辅助成型后，关闭创口。4 个月左右，可形成一骨性连接的新牙槽嵴，故也可称为牙槽嵴再造术。

羟基磷灰石植入法植入后的变形以及羟基磷灰石不降解问题尚未完全解决，其应用有一定的局限性。

二、口腔上颌窦瘘修补术

（一）新鲜的口腔上颌窦交通

拔牙时如怀疑已穿通上颌窦，宜做鼻吹气试验以证明之。让患者捏紧鼻孔或以棉球紧塞鼻孔，在张口时，用力经鼻呼气，如已交通，则可闻空气经创口而出；或可置数丝棉纤维于拔牙创口处，如有空气逸出，则吹动棉纤维；如拔牙创口有血存在，则空气逸出时有气泡形成。禁忌用器械探入窦内或用液体冲洗以探查是否口腔已与上颌窦交通，因该类做法皆有引起上颌窦受口腔菌丛感染的危险。

如上颌窦无明显感染，可立即修复，以待血块机化，拔牙创口愈合而封闭通道。

不论采用何种方法关闭交通口，其表面必须覆盖保护。用碘仿纱条并固定于邻牙保护之即可。

术后应给予麻黄碱滴鼻液并告之以正确使用方法：患者应仰卧，头垂于床沿处，使头部稍低于躯干，并稍偏向患侧。然后滴 3 滴溶液于患侧鼻内，至能觉出药味时再起立。每天 2～3 次，可减轻充血肿胀，保持上颌窦在鼻腔内的开口开放通畅。同时予以抗生素治疗。

（二）口腔上颌窦瘘

如已形成慢性瘘管，则应先消除上颌窦感染。可通过瘘口用温盐水冲洗上颌窦，每周2~3次，直至流出的液体清亮为止，同时予以麻黄碱滴鼻液及抗生素治疗。使用抗生素时，应考虑到约有12%为厌氧菌感染，21%为厌氧菌及需氧菌混合感染。

治疗后瘘口常缩小，多可试用硝酸银液或三氯醋酸液烧灼瘘管上皮，或用小刀削去上皮，待其自然愈合。仍不愈合时，用前述颊或腭瓣关闭瘘口。术时应先切除一部分软组织，以保证覆盖瘘口的颊或腭瓣有骨质支持。

（伍春羽）

第二节　颌面创伤手术

一、颌骨骨折牵引复位颌间固定

（一）适应证

上颌骨低位水平（Le Fort Ⅰ型）骨折，下颌骨闭合性单发和轻度移位的骨折，骨折线呈有利型。发生在单侧的髁突移位性骨折。骨折骨的牙齿条件可供栓结夹板。

（二）禁忌证

可能出现或伴发呼吸困难者，如全身麻醉术后、心肺疾患或精神病患者，以及合并颅脑损伤或颅脑损伤康复期生活尚不能自理等，禁忌颌间固定。

（三）手术步骤

将牙弓夹板弯制成形，与牙齿唇颊面贴合。沿牙颈部水平放置，形成后牙的补偿曲线和斯皮曲线。用0.3 mm钢丝将牙弓夹板拴在牙齿上，双侧第一磨牙间的每颗牙齿都要栓结，以便牵引力能均匀分布，防止个别牙受力过度集中。

前牙开𬌗，后牙早接触，或一侧开𬌗，另一侧早接触时，可在早接触区放置1块2 mm厚的橡皮垫，然后牵引开𬌗区，使骨折复位。骨折复位后，进行牵引固定。牙齿承托区骨折牵引复位时，在牙弓夹板横跨骨折线处切断夹板，以便骨折能移动复位，然后进行分段夹板牵引。牵引复位后，用钢丝做硬性固定。上颌骨骨折颌间固定以下颌为基础牵引上颌，牵引上颌时必须增加头颏固定，以便上托制动下颌。

下颌骨骨折固定4~6周，上颌骨骨折固定3~4周，髁突骨折固定2~3周。视骨折复杂程度可适当延长固定，或保留单颌夹板，继续固定1~2周。拆除牙弓夹板前，应仔细检查关系，同时复查X线片，检查骨折愈合和关节间隙的改变。

二、髁突骨折切开复位内固定术

（一）适应证

双侧髁颈移位性骨折，升支垂直高度降低，前牙开𬌗；髁颈脱位性骨折，咬合紊乱；髁颈下重叠移位或脱位性骨折；髁突矢状骨折，髁突残端外脱位。手术一般在伤后12 h内或骨折5~7 d时进行为宜。

（二）手术步骤

髁颈高位骨折，取耳屏前弧形或手杖形切口，切口耳屏前部分的下缘不超过耳垂下，上缘止于耳轮角前方，切口斜行部分以 120°～150°角弧形或直线向前上，位于颞浅动脉额支后方。翻瓣应在颞深筋膜浅层，面神经颞支即位于颞浅筋膜和腮腺咬肌筋膜融合的结缔组织层下。深入髁突时，从腮腺后极和外耳道软骨之间进入，直达髁颈后缘。此过程中，会遇到来自颞浅动脉或面横动脉的分支以及向后伸入外耳道软骨裂隙的腮腺鞘纤维束，应注意处理。依关节囊表层向前翻起，切开关节囊暴露骨折。面横动脉常自髁颈深面穿出，进入腮腺实质，遇该动脉，予以结扎处理。

经耳屏前切口入路者，可以发现关节盘均随骨折块移位，复位骨折块前，先将关节盘复位，并缝合固定。注意单纯经耳屏前入路复位骨折，由于手术空间很小，容易造成骨折块游离，致使骨折愈合等同于游离植骨，术后可能会出现骨吸收。

低位髁颈和髁颈下骨折，取颌后切口。切开皮肤、皮下组织，达咬肌表面。离断咬肌附着后份，上推咬肌暴露升支。为了扩展手术视野，可以游离腮腺下极并上推。同时切开升支后缘的腮腺鞘深筋膜增加软组织提拉程度。作为手术入路的另一种选择，也可以在耳垂下做颌后切口，沿腮腺咬肌筋膜表面先前翻瓣直至腮腺前缘，于面神经下颊支和下颌缘之间沿神经走向切开腮腺前缘 1～2 cm 以增加视野，钝剥离拉开咬肌直达骨折部位。

骨折复位前，先用巾钳将下颌升支牵引向下，以扩展复位空间，再寻找骨折块，并将其牵拉向外，但要保留翼外肌附着，不使骨折块游离。识别骨折线走行、骨折断面形状，并试做解剖复位，以确定骨折块回复路径和接骨板放置部位。在这一过程中，可能因强行剥离瘢痕和撕拉取骨造成上颌动脉出血。遇此情况，首先行紧急压迫止血，如果是血管破损，容易找到出血点，予以钳夹、结扎即可止血；如果是血管断裂，血管断端缩入肌肉中，很难找到出血点，这时要积极采取颈外动脉结扎止血。

选择适当规格的小型接骨板弯制成形。将接骨板先固定在骨折块上，待解剖复位并暂时性颌间固定后，再固定骨折线下方的升支段。注意每个骨段至少要固定两颗螺钉，每颗螺钉都要穿透对侧皮质骨，把持在双侧皮质骨上。髁颈骨折一般用单板放在髁颈后外侧缘固定。髁颈下骨折要用双板固定。一根放在髁颈后外侧缘，另一根放在髁颈前和乙状切迹外侧做张力带补偿固定。斜断面或矢状骨折可以直接用螺钉穿接固定。

经解剖复位和坚固固定后的髁突应能自如地随下颌运动，无任何障碍。下颌自然闭合时，殆关系自动恢复。关闭切口前，必须做此检查。术后一般无须颌间固定，但更多的情况是，为了稳定关节，需要 7～10 d 的颌间弹性牵引。

有时因髁突粉碎必须摘除，可能会造成升支垂直距离缩短。这时可以考虑行升支垂直截骨提升进行关节成形。升支提升时，其上端要准确就位于关节窝内。

对于髁突陈旧性骨折，常因骨折错位愈合和瘢痕牵缩，复位困难，可以做升支垂直截骨，然后复位。方法是距升支后缘 5～7 mm，从乙状切迹中部向下达角前切迹，垂直截开升支全层骨。移开升支截骨块，在颞下窝下找到髁突骨折块，折断并将其复位于升支截骨块的骨折断面上。如果骨折断面呈斜面状，可以用 2～3 颗接骨螺钉将髁突与升支骨折断面加压固定。如果骨折断面是垂直横断面，则用两个小型接骨板连接固定，再将升支截骨块原位放回，并用小型接骨板坚固固定。这种方法术后会出现一定程度的髁突吸收。

三、下颌角骨折切开复位张力带固定术

（一）适应证

下颌角有利型或移位不大的骨折可以采用张力带固定。多发骨折、不利型或严重移位的骨折还需在下颌角下缘附加固定。下颌角斜面状骨折可以采用拉力螺钉或皮质骨螺钉按拉力方式做穿接固定。

（二）手术步骤

采用磨牙后区角形切口，暴露骨折和外斜线。撬动远中骨折块，使骨折断面对合。仔细检查下方骨折线内是否有肌肉嵌顿，并予以清除。如果骨折线上牙齿移位，阻碍骨折复位，应予以拔除。外斜线处是张力部位，下颌角下缘是压力部位，张力部位经撬动复位后，压力部位可自动闭合。

由后外向内的斜面状骨折（有利型骨折）可以用单颗拉力螺钉或皮质骨螺钉按拉力方式做穿接固定，固定部位一般只能容纳 1 颗螺钉，螺钉直径 2.4 mm，长度必须保证螺钉能把持在双侧皮质骨上。如果骨折呈垂直断面状或是由后内向前外的斜面状，用小型接骨板沿外斜线固定。骨折线每侧至少用两颗螺钉固定，螺钉为单层皮质骨螺钉，一般不会伤及牙根和下牙槽管。对于不利型骨折或严重移位的、多发的和粉碎性骨折，仅做张力带固定不足以维系骨折的稳定性，可以在张力带固定的基础上，经口外入路或经皮穿刺，借助穿颊拉钩在下颌角下缘用接骨板做补偿固定。

张力带固定是将接骨板沿张应力轨迹（即下颌角外斜线）放置，以中和功能负载产生的弯曲应力，并将弯曲应力转化为轴向压力，从而建立稳定固定。张力带固定强度越高，距离"应力零位力线"越远，所产生的动力加压效能就越明显，固定稳定性也就越高。而且这种方法从口内入路，创伤小，不会损伤面神经下颌缘支。

四、下颌体及颏部骨折切开复位内固定术

（一）适应证

下颌体及颏部移位、粉碎、缺损性骨折。根据骨折类型，可选择多种固定技术。拉力螺钉固定适用于下颌骨层片状骨折、斜面状骨折和小骨折块固定。要求骨折无缺损，断面可以紧密接触，并有足够的骨面支撑。小型接骨板坚强内固定适用于除大范围粉碎性骨折和骨缺损性骨折以外的所有类型的下颌骨骨折。

（二）手术步骤

除开放性骨折外，所有闭合性骨折均从口内入路。切口在颊侧移行沟上 0.5 cm 黏膜处做水平切开，直达骨面。暴露骨折后，充分松解骨断端，并试行解剖复位。有牙颌需做暂时性颌间固定，用钢丝进行硬性结扎。

拉力螺钉固定前，骨折断面、骨折片、骨折块必须达到解剖复位，并用复位器或骨夹钳保持骨折复位状态，直到固定完成。拉力螺钉形似木螺钉。螺钉无螺纹部分应固定在靠近钉头的骨块上，有螺纹部分固定在远离钉头的骨块上，钻孔直径等于螺钉杆直径。拉力螺钉可以独立使用，也可以与接骨板联合使用，辅助接骨板固定斜面状骨折，这时接骨板只起到平衡作用。

拉力螺钉固定中，容易出现的问题是骨折片太薄或骨折块太小，不能容接螺钉拉力旋紧时产生的挤压力而发生碎裂，手术中要注意避免。

小型接骨板固定时，按张应力线放置。小型接骨板刚度较弱，通常做双板平行固定，间距至少 2 mm。每根接骨板必须仔细弯制，使之与骨面精确贴合。如果采用锁定接骨板和螺钉，接骨板的弯制则需要精确贴合，而且固定稳定性较好。固位螺钉为 2.0 mm 皮质骨螺钉，钻孔用 1.5 mm 钻针，在冷却状态下低速钻孔，深度穿透外侧皮质骨即可。螺钉长度一般为 6 ~ 8 mm，单层皮质骨固定。在骨折线每侧至少两颗螺钉固定。

五、上颌骨骨折切开复位内固定术

（一）适应证

上颌骨中、高位骨折（Le Fort Ⅱ、Ⅲ型骨折）伴咬合关系紊乱；低位和矢状骨折，骨折片有嵌顿，不能闭合性复位者。

（二）手术步骤

手术从上颌唇颊侧移行沟上 0.5 cm 黏膜水平切口入路。上颌骨中、高位骨折常伴有颧骨和眶底骨折，同期手术时需附加睑缘下切口和眉弓外切口。

上颌骨骨折移位多数因外力所致，造成上颌骨后退、下垂或向一侧偏斜，伤后 1 周内的骨折容易撬动复位。时间较长的骨折，发生纤维愈合，特别是骨折片有嵌顿时，复位有一定困难，可以剥离鼻底和鼻侧壁黏膜，沿鼻棘凿断鼻中隔与上颌骨连接，将上颌钳插入鼻底，牵引下降上颌，然后使之复位。

拼对𬌗关系，做暂时性颌间固定。托下颌向上，使骨折线闭拢，用"L"型小型接骨板沿颧牙槽嵴和梨状孔边弯制成形，与骨面贴合，进行固定。

上颌骨骨折复位一般不同时根治上颌窦，除非上颌窦已有感染，而且这种感染可能继发骨折感染，才考虑同期行上颌窦刮治术。

上颌骨骨折时常伴有眶底骨折，经上颌窦探查，如果发现眶底破裂、眶内容物下垂，需做睑缘下切口，复位眶内容物，修补眶底。

上颌骨陈旧性骨折最好在骨折 3 个月后择期手术，因为骨折未发生骨性愈合前行截骨手术，很容易形成双重骨断裂，影响复位和固定。Le Fort Ⅱ 型截骨适用于上颌骨中、高位陈旧性骨折继发面中部和鼻眶部后缩畸形，要求上颌骨高度基本正常，可整体移动。

陈旧性骨折手术前取牙印模作石膏模型，用蜡片取正中𬌗关系记录。单纯上颌骨骨折，选择非解剖式架上，直接转移𬌗关系；上、下颌联合骨折，特别是髁突有骨折移位时，应选择解剖式架，并借助面弓转移模型。在模型上做水平和垂直标志参考线，根据 X 线摄片提示的骨折线切割模型，恢复骨折前𬌗关系。注意有些长时间的陈旧性骨折，牙齿会产生不正常磨耗，有些在骨折发生时伴有牙齿移位并错位固着，它们都会影响𬌗关系拼对，需要在模型上调𬌗并标记调点。模型拼对完成后，在模型上制作唇弓和定位板，一般用单板即可。如果牙齿缺失较多，不能牢固地拴结唇弓，在取牙模型前应先做单尖牙和第一磨牙带环。

根据术前模型外科，按正颌 Le Fort Ⅰ 型截骨术式进行截骨。需要注意的是，截骨线尽可能与原骨折线吻合。中、低位骨折的翼板多数在骨折时已有断裂，凿开翼上颌连接时会感到缺少支撑，不易完全断开，用力劈凿又容易造成翼板碎裂、血管损伤，引起出血。上颌骨骨折时常伴有鼻中隔断裂、扭曲和错位，继发不同程度的鼻塞，手术同期应尽可能从鼻底矫治鼻中隔。另外，鼻底黏膜多有损伤性瘢痕，剥离鼻底黏膜显露硬腭鼻腔面时，很容易造成黏膜撕裂，继发术后鼻出血。对于矢状骨折一侧骨块垂直移位，上颌水平截骨折断降下后，必须沿矢状骨折线分块。矢状骨折线腭侧黏膜常有裂痕，分块复位时很容易造成穿孔，形成创伤性腭裂，要严密缝合。

由于颅底平面与颌平面成45°角，上颌高位骨折通常沿颅底斜面向后下滑行移位。错位愈合后，面中1/3变长，后牙平面下降。对此，采用Le Fort I 型截骨矫治，必须通过磨短后部骨块，抬高后牙平面矫正错𬌗。

Le Fort II 型截骨采用头皮冠状切口或者双侧内眦旁弧形切口暴露鼻根区和眶内下缘。游离保护泪器和内眦韧带，用微型骨锯横行断开鼻额缝，绕过泪沟后方截开眶内侧壁，转而向外下截断眶下缘，再从口内截断颧上颌缝，上颌骨下份和翼上颌连接的截骨类似于Le Fort I 型截骨，最后用弯凿经鼻额缝向下、向后凿断鼻中隔骨部（筛骨垂直板和犁骨）与颅底连接。借助上颌持骨钳松解骨块，使 Le Fort II 型截骨块整体向前移位，直到校准关系和面形。眶下、眶底局部凹陷和缺损用自体髂骨填充修补。

六、颧骨骨折切开复位内固定术

（一）适应证

颧骨骨折移位造成面部畸形、张口受限、眼功能障碍，应尽早切开复位，并行内固定。

（二）手术步骤

采用口内上颌移行沟上黏膜切口，根据需要可附加眉弓切口和下睑缘下切口。如果颧骨体粉碎性骨折或颧骨骨折伴发颧弓骨折移位，需做头皮冠状切口。在做眉弓切口时要注意在眶外缘内侧距颧额缝约10 mm处有眶外侧结节，其内面附着睑外侧韧带、外直肌固定韧带、提睑肌腱膜和眼球悬韧带，暴露骨折时沿骨膜下分离，切勿撕脱。下睑缘下切口距睑缘下2~3 mm，沿眶隔膜外向下至眶下缘途中，注意勿损伤眶隔膜，以免眶脂体脱出丢失。

颧骨骨折内陷移位，复位比较容易。用单齿钩经口内插入颧骨颞面，上提颧骨，使之复位。如果颧颞缝分离，骨折间隙内常有软组织嵌顿，需经眉弓外切口暴露骨折，解除嵌顿，进行复位。颧骨骨折旋转移位，必须经口内、眉弓外、下睑缘下三处入路，多点协同复位，同时对位颧牙槽嵴、颧额缝、眶下缘。颧骨外移位复位比较困难，尽可能广泛暴露骨折，找出骨折分离和嵌顿部位，撬动骨折块使之完全松解，然后复位。颧骨体粉碎性骨折或颧骨骨折伴发颧弓骨折移位，最好直接做头皮冠状切口充分显露骨折区，将骨折块逐个对接复位。

颧骨上颌突和颧弓前2/3有强大的咬肌起点附着，有向下、向后牵拉颧骨的力量，加上骨重力下垂作用，可以使复位后的骨折块发生再移位。颧骨位于面侧最突点，术后如保护不当，稍受外力也可发生再移位，所以颧骨骨折要求稳定固定。

如果骨折移位仅仅在下端内陷或外翘，复位后只固定颧牙槽嵴处即可，如果骨折内陷并有下垂，还必须固定颧额缝。对于有旋转移位的骨折，一定要做三点固定，包括颧牙槽嵴、颧额缝和眶下缘。

颧骨骨折错位愈合后，骨折线消失，很难沿原骨折线重新截开复位。可以选择颧骨截骨矫治术。

首先在颧弓段，参照骨折错位愈合线截开颧弓，截骨线斜行由前外向后内，尽可能形成较大的骨接触面。然后分离眶外侧壁骨膜，同时经下睑缘下入路分离眶底骨膜，用脑压板保护眼球，沿眶外缘和眶下缘内侧 5 mm，用微型摆动锯截开眶壁。上端于颧额缝处，参照骨折错位愈合线由前上向后下斜行截骨，与眶外侧壁截骨线相连，前端同样参照骨折线纵行截开眶下缘，与眶下壁截骨线相连。最后经口内入路截开颧上颌连接，并沿颧牙槽嵴绕向颧骨颞面，用骨膜剥离器保护周围软组织，沿颞面弧形拐角用复锯向上截出一骨切口，插入骨凿，截开颧骨体，与上部眶壁截骨线相连。根据术前设计，并参照对侧颧骨外形，移动截骨块，摆正位置。截骨间隙的骨缺损区做游离植骨。

如果颧骨粉碎并错位愈合，颧骨体颞面塌陷或颧骨体下移内陷，外形隆凸消失，则应通过局部植骨矫治畸形；而颧骨颞面局部隆起，双侧外形不对称，可通过局部磨削去骨矫治畸形。

七、全面部骨折整复术

全面部骨折是指同时累及面上、面中及面下 1/3 的骨折。

（一）适应证

全面部骨折造成面部畸形、张口困难、咬合紊乱；全身情况稳定，无急性感染或高耐药致病菌感染；面部软组织无明显缺损。

（二）手术步骤

手术入路主要采用头皮冠状切口、经皮切口下睑下切口、上下颌前庭沟切口及颌后切口联合应用，以达到充分暴露骨折断端的目的。头皮冠状入路可以很好地暴露鼻眶筛区上份、眶上缘、眶外缘以及颧弓的骨折线，并且经耳屏前延长切口可以暴露髁突。经皮切口的下睑下入路可以暴露眶下缘、眶底、眶外壁及眶内壁的下份。此类切口有很多种做法，彼此间的主要区别在于切口的高低位置和切口路径，临床最常用的睑缘下切口，做在睑缘下（睫毛下）2 mm，并贯穿整个下睑长度，其优点是瘢痕小且易于向外延长而暴露整个眶外缘。上下颌前庭沟入路切口瘢痕较隐蔽，手术入路相对简单、安全，是完成上、下颌骨骨折手术的主要入路。当合并低位的髁颈或髁颈下骨折时，可考虑采用颌后入路。

全面部骨折涉及面部多骨，任何一块骨折块的微小复位失误都有可能导致其他骨折块的错误复位。因此，全面部骨折的手术整复必须遵循一定的复位顺序。在全面部骨折病例中，下颌骨骨折的严重程度大都较面中份骨折要低，对于大多数病例，应首先考虑"先下后上"的复位顺序，即首先复位下颌骨，完成面下 1/3 的高度、宽度以及突度的重建，并以此作为面中份骨折的复位参考。而髁突作为下颌骨的特殊部位，其骨折移位或脱位不仅可造成下颌骨高度及宽度的改变，还可造成咬合平面移位，在实现全面部骨折功能与外形重建的复位顺序中，髁突应该放在首位。面中份骨折复位应遵循"由外向内"的顺序，即首先完成颧骨复合体的复位，重建面中份的外部框架，这样，面中部的宽度及突度得到重建，上颌骨骨折复位在骨折连接区也就有了参考标准，通过颌间固定与下颌骨建立咬合关系则可确定上颌骨复位的位置，最后，完成鼻眶筛区骨折的整复和眼眶重建。以上复位顺序我们可以总结为"先下、后上、再中间，由外向内、再局部"。

通常情况下，全面部骨折固定过程中，面上份及面中份的线性骨折选用微型钛板固定，而伴有骨缺损或粉碎性的骨折则采用小型钛板固定，以使骨折复位获得良好的稳定性；而对于下颌骨骨折，通常选用四孔或多孔的2.0小型钛板固定，对于伴有骨缺损或粉碎的下颌骨骨折可考虑采用2.4重建板固定。

全面部陈旧性骨折通常会发生严重的骨折偏离，特别是骨折断端改建和丢失，使骨折块难以如同新鲜骨折一样在手术中能够准确地进行复位。因此必须借助术前CT数据了解骨折的详细情况。在有条件的情况下，术前可利用数字外科设计技术及模型外科技术模拟手术过程，确定骨折块复位标准，并且术中配合导航技术实现全面部骨折的精确整复和重建，同时可以明显提高手术的安全性。

（宋承鑫）

第三节 唾液腺外科手术

一、黏液囊肿切除术

（一）适应证

发生于下唇、舌尖腹侧、口底或颊黏膜的黏液囊肿。部分囊肿在局部有瘢痕存在，与表面黏膜有粘连。

（二）麻醉

局部浸润麻醉。为了避免注射麻醉药后，囊肿的界限变得不清楚，影响切口的设计，可以在注射麻醉药前，先用亚甲蓝标出切口。

（三）手术步骤

（1）以左手指牵开并固定下唇，沿囊肿四周做纵向的梭形切口。口底的黏液囊肿切口应注意与下颌下腺导管走行方向平行，避免损伤导管。

（2）切开囊肿两侧黏膜，直达黏膜下层，显露囊肿。

（3）用小剪刀或手术刀在囊肿周围做锐剥离，完整切除黏液囊肿及其表面的部分黏膜，周围腺组织应尽量减少损伤。

（4）修整创口内暴露的小黏液腺。

（5）囊肿切除后，间断缝合黏膜创口。对齐即可，勿过紧。缝合完毕，应注意唇外形，保持两侧对称。

（四）术后处理

（1）保持口腔清洁，含漱剂漱口。

（2）术后5~7 d拆线。

二、舌下腺切除术

（一）局部解剖

舌下腺位于口底黏膜下及下颌舌骨肌间，前与对侧腺体接近，后接下颌下腺深份延长部。舌下腺导管部分直接开口于口底黏膜舌下皱襞处，因而和黏膜紧密相连；部分开口于下颌下腺导管。下颌下腺导管和舌神经在腺内关系密切；下颌下腺导管自后下向前上开口于舌系带旁，舌神经自后上外向前下行，在下颌下腺导管下面（相当于第一、二磨牙处）绕向前上入舌。舌深静脉位于腺内侧后下行入面深静脉。

（二）适应证

（1）舌下腺囊肿。

（2）舌下腺良性肿瘤。

（三）麻醉与体位

全身麻醉或舌神经传导阻滞加局部浸润麻醉下进行。取仰卧位。如果在坐位下进行，则以背后倾 30°~45°为佳。

（四）手术步骤

1. 切口

用开口器维持开口状态，用口镜或压舌板压舌向对侧，显露患侧口底，确认下颌下腺导管开口及舌下皱襞位置，在舌下皱襞做弧形切口，长为 4~5 cm。切口与牙龈缘平行，后方达第二磨牙近中。

2. 切除腺体

如系舌下腺囊肿，切开黏膜前可在黏膜与囊壁或舌下腺之间浸润麻醉，有利于分离。切开口底黏膜，显露舌下腺及囊肿。

舌下腺前份有分泌管通向黏膜表面及下颌下腺导管，用眼科组织剪剪断。自舌下腺表面分离周围组织，提起舌下腺前端，继续分离舌下腺的深面及内侧面，同时分离靠近腺体的舌下腺囊肿的囊壁，分离切断后继续分离舌下腺后份，在其与下颌下腺前内相接处将其全部游离，如连接紧密不易分离，则可先钳夹后再剪离，遗留的残端予以缝扎。

3. 保护下颌下腺导管和舌神经

分离至第一磨牙水平时，注意保护下颌下腺导管和舌神经，并注意慎勿伤及舌深静脉。如不慎将下颌下腺导管剪断，应将导管两断端游离并做好标记，手术结束时做导管端—端吻合，或将导管近腺端侧壁缝于黏膜一侧的切缘，形成新的开口，以免导管阻塞，切忌将导管结扎。

4. 创面处理

冲洗创面，仔细检查创口有无出血点，特别是舌下腺后部须彻底止血。黏膜复位后缝合3~5针即可，不宜过紧过密，切勿将下颌下腺导管缝扎。创口内置橡皮引流条，应将其缝合固定，以免进入创口内。

（五）术后处理

（1）术后 1~2 d，去除创口内引流条。

（2）保持口腔清洁，用含漱剂漱口，每天3次。

（3）术后 7 d，口底黏膜拆线。

（六）并发症的预防与处理

1. 急性下颌下腺肿胀

这是因为下颌下腺导管被结扎所致，常在术后数小时内即发生。应将可疑缝线拆除，松解被结扎的导管。

2. 出血和血肿

舌下腺后内方深面有舌下动、静脉分布到舌下腺的分支，分离不当可引起活泼性出血。严重者可紧急填塞纱布止血，然后助手将口底托起，调整好灯光，准备好吸引器，边撤纱布边吸血，显露出血点，钳夹结扎出血的血管。术后如出现严重的继发性出血，必要时需做颈外动脉结扎。出现血肿时，应将其引流并严密注意患者呼吸，出现严重呼吸困难时需考虑气管切开。术中止血，口底切口关闭时不宜过紧，以利引流，这些措施有利于预防出血和血肿形成。

3. 舌神经损伤

由于手术分离解剖舌神经，术后可能出现短时期的麻木感，一般可逐渐恢复。可辅助给予维生素 B_1 及维生素 B_{12} 治疗。

三、下颌下腺切除术

（一）局部解剖

下颌下腺位于下颌骨下缘和二腹肌前、后腹形成的下颌下三角内。腺体深面紧邻舌骨舌肌、舌下神经、舌神经及下颌舌骨肌后份。浅面位于颈阔肌深面。腺体深面有一延长部绕下颌舌骨肌后缘向上，并由此发出下颌下腺导管与舌下腺后端紧邻。下颌下腺为颈深筋膜浅层完整包绕，与周围界限清楚。面动脉在二腹肌和茎突舌骨肌前缘伸出，绕行于腺体后上部的压沟，在咬肌附着前下方复出，前上行分布于面部。

（二）麻醉与体位

仰卧、头偏一侧并稍后仰，肩稍垫高。全身麻醉或局部浸润麻醉下进行手术。

（三）适应证

（1）腺体内或腺体与导管交界处有唾液腺结石存在，引起临床症状者。

（2）长期反复发作的下颌下腺炎保守治疗无效，或腺体已发生严重纤维变性者。

（3）下颌下腺肿瘤。

（四）手术步骤

下颌下腺切除术中要注意保护好 3 条神经以及处理好两处血管。3 条神经是面神经的下颌缘支、舌下神经和舌神经，两处血管是面动脉的近、远心端和面静脉。

1. 切口

离下颌下缘 1.5～2.0 cm 并与之平行，做长约 6 cm 的切口，切开皮肤、皮下组织及颈阔肌。切开颈阔肌时应注意与皮肤垂直。

2. 结扎

处理面动脉及面静脉，保护面神经下颌缘支。处理好这 2 条血管是保护好下颌缘支的关键。下颌缘支在下颌下缘处、面动脉的浅面（或深面）越过下颌下缘上行至下唇。寻找血管的方法是在颈阔肌切开后，在咬肌附着的下方找出下颌下淋巴结，面动脉及面静脉正走行于其前、后缘之间，顺动脉走行方向做钝分离，即可发现面神经下颌缘支。然后在淋巴结下缘水平分别结扎面动脉及面静脉。分离过程中若不慎伤及血管造成出血，切勿盲目钳夹，以免损伤下颌缘支。结扎血管后即可在此水平向前、后切开组织，将皮瓣向上牵引，面神经下颌缘支随组织上移，不必做进一步分离解剖。

3. 游离腺体、结扎

处理面动脉起始部，保护舌下神经。切开颈深筋膜，显露下颌下腺浅面，将腺体向上提起，钝、锐分离相结合，逐步游离腺体。显露二腹肌腱，顺二腹肌前腹游离腺体前缘。游离腺体后缘时，以钝分离方法贴腺体剥离，此时可找到面动脉近心端，确认后予以双重结扎。舌下神经在面动脉下方，几乎和面动脉平行在二腹肌后腹及茎突舌骨肌前缘出现，在舌骨舌肌浅面向前上行入舌，与下颌下腺虽紧邻，但无直接关系。如不切断二腹肌腱，不打开舌骨舌肌，一般不致损伤。

4. 切断下颌下腺导管，保护舌神经

将腺体上内侧自下颌骨周围组织分开，充分显露下颌舌骨肌后缘并向前牵拉，将腺体尽量向外下方向牵拉，钝分离显露舌神经。在手术野舌神经呈 V 形弯曲向上，V 形的尖端下方可见下颌下神经节，有小分支进入腺体。将小分支剪断，舌神经即与腺体分离，V 形消失呈浅弧形。进一步显露下颌下腺导管，将其游离至口底平面即可钳夹、剪断、结扎。如系下颌下腺导管后部结石，断离结扎时应尽量顺导管追踪向前，以免存留结石。如系局部麻醉，分离下颌下神经节时，患者痛感较重并有明显的舌被牵拉感，特别是下颌下腺有慢性炎症时，组织粘连较紧，在断离下颌下腺导管时慎勿切断舌神经。

5. 引流包扎

经过以上处置，下颌下腺即可完整切除。冲洗创面，结扎活动性出血点。创口内置橡皮引流条，分层缝合颈阔肌、皮下组织及皮肤，然后加压包扎，以消除空腔。也可放置负压引流球，采用负压引流。

（五）术后处理

（1）术后 24~48 h 撤除创口内引流条，加压包扎至拆线。如系负压引流，48 h 撤除引流，可以不再加压包扎。

（2）5~7 d 后拆线。

（3）如为慢性下颌下腺炎，应用抗生素预防感染。

（六）并发症的预防与处理

1. 血肿

止血不完善或血管结扎不牢固所致，电刀切割组织时可因血凝块脱落而致继发性出血。严重的血肿可影响呼吸，应打开创口仔细止血。先清除血凝块，探查活动性出血点，看清出血点后钳夹止血。面动脉近心端结扎线松脱可造成致命性出血，必要时可紧压出血点，延长下颌下切口，做颈外动脉结扎。

2. 呼吸困难及吞咽痛

双侧下颌下腺切除，特别是双侧舌骨上淋巴清除术者，由于手术涉及下颌舌骨肌、二腹肌及舌骨舌肌等邻近组织，术后反应性肿胀严重时，不但出现吞咽疼痛，而且可引起呼吸困难。应用激素可减轻肿胀反应。一般性的吞咽痛是术后常见现象，系下颌舌骨肌和舌骨舌肌等咀嚼肌术后肿胀反应所致，一般术后 2~3 d 即好转。

3. 神经损伤

主要是面神经下颌缘支和舌神经损伤，舌下神经损伤极罕见。神经若未切断，一般在 3

个月以内能恢复正常功能，少数损伤严重者恢复时间延长。为促进神经功能恢复，可给予维生素 B_1 及维生素 B_{12}，辅以红外线理疗或面肌功能训练等。

四、腮腺切除术

（一）局部解剖

腮腺是一个不规则、有多个突起的单叶腺体。面神经出茎乳孔后斜向或水平向前进入腮腺，在腺内首先分成颞面及颈面两大主干，由此再分出各个分支，相互吻合，在腺体交织成网状。面神经末梢分支按其分布支配范围不同，分为颞支、颧支、颊支、下颌缘支及颈支。腮腺也以面神经为界分为深、浅两部（通常称之为深叶、浅叶），浅部腺体较大，深部腺体较小。面神经在腺体内并不是在同一平面上，上份位置较深，往下则位置较浅。颈外动脉自下向上走行于腺体深面，相当于下颌骨髁颈处分出上颌动脉及颞浅动脉。下颌后静脉在下颌支后缘后，并几乎与之平行下行，面神经位于其浅面。腮腺内淋巴结95%以上位于腮腺浅部，并分布于下颌后静脉周围及腺体后下部。

（二）麻醉与体位

手术在全身麻醉下进行。仰卧位，头部可垫枕，面部偏向健侧。

（三）适应证

腮腺切除术根据切除范围可以分为3种术式：腮腺浅叶切除术、全腮腺切除术及部分腮腺切除术。不同术式有其相应的适应证。

1. 腮腺浅叶切除术

是传统的手术治疗腮腺疾病最常用的术式，包括病变（如肿瘤）及腮腺浅叶切除、解剖面神经术，其适应证如下。

（1）腮腺浅叶良性肿瘤。

（2）腮腺慢性炎症经保守治疗无效。

（3）腮腺瘤样病变。

2. 全腮腺切除术

包括病变（如肿瘤）及全腮腺切除、解剖面神经术，其适应证如下。

（1）腮腺深叶良性肿瘤。

（2）腮腺低度恶性肿瘤。

（3）体积较小、面神经未受侵犯的腮腺高度恶性肿瘤。

3. 部分腮腺切除术

是指肿瘤及其周围 0.5 cm 以上正常腮腺组织切除，对于适应证选择合适的患者，具有减轻面神经损伤及面部凹陷畸形、降低味觉出汗综合征的发生率、保留部分腮腺功能等优点。其适应证如下。

（1）位于腮腺后下极的 Warthin 瘤。

（2）体积较小（直径 1.5 cm 以内）的腮腺浅叶多形性腺瘤或其他良性肿瘤。

（四）手术方法与步骤

1. 保存面神经、腮腺浅叶及肿瘤切除术

（1）切口及翻瓣：自耳屏前颧弓根部顺皮纹（将耳屏向前轻推即可清楚显示）切开向

下，绕过耳垂，距下颌支后缘 1.5~2.0 cm 并与之平行向前下达下颌角下。切开皮肤、皮下组织及前下处的颈阔肌。翻瓣的方式有 2 种。一种方式是在腮腺咬肌筋膜浅面翻瓣，皮瓣自筋膜浅层掀起，达腮腺前缘前约 1 cm。另一种方式是在腮腺咬肌筋膜的深面翻瓣，直接显露腺体结构，将腮腺咬肌筋膜包含在皮瓣中，使其在皮瓣与腮腺床之间形成一道屏障，隔离支配汗腺分泌的交感神经末梢和支配腮腺分泌的副交感神经末梢的错位再生，从而预防味觉出汗综合征的发生。翻瓣到达腮腺前缘后，应采用钝剥离，以免损伤面神经末梢支。

（2）显露面神经及腺体切除：显露面神经的方法有二，一是从末梢追踪至主干，二是从主干向末梢支分离。从末梢追踪至主干最常采用的解剖标志是腮腺导管，因其位置恒定并较粗大，易于寻找。显露腮腺导管的方法是用甲状腺拉钩牵拉皮瓣向前，腮腺前缘最突出处，约在颧弓下缘下 1.5 cm，顺腮腺导管走行方向钝分离，在其上或下方可以发现呈银灰色的面神经颊支。从主干分离解剖面神经常用的解剖标志是外耳道软骨三角突。显露的方法是拉耳垂向上，顺外耳道软骨下面及乳突间处分离腮腺上后缘。为扩大视野，可充分游离腮腺后缘，将腺组织向前牵拉。顺外耳道软骨向深部分离，显露外耳道软骨三角突，其尖端指向前下 1 cm 处，即可找出面神经主干。

腮腺腺体组织和面神经之间常有一薄层纤维结缔组织，易于将其相互分开。解剖分离面神经应在神经浅面循其走行平行推进，切忌在某一点过深，以免深部出血造成在止血过程中误伤面神经。分离腺体时如遇出血显著，宜压迫片刻，看清出血点，切忌盲目钳夹，因为神经周围常有小血管伴行，有时稍加压出血即可自行停止。在加压止血时可在其他部位分离解剖，以缩短手术时间。应当强调的是，除非必需，一般应在面神经表面分离腮腺组织，而不宜将面神经从周围组织全部游离，以减少对神经的创伤。如分离解剖技术合适，常可见到一层富于毛细血管的筋膜包裹着神经。

解剖分离面神经就是切除腮腺及肿瘤的过程。由于腮腺是不规则、具多个突起的腺体，不可能将腺体全部切净，因此，在断离腺体时，应将一些小分支导管结扎，以防止残留腺体继续分泌而发生唾液潴留或腺瘘。

（3）腺体及肿瘤切除后，冲洗创面，结扎活泼出血点，置橡皮引流条或负压引流球。分层缝合皮下、皮肤，加压包扎。如系橡皮条引流，一般加压包扎 1 周；如系负压引流，加压包扎 2 d 后即可撤除。

2. 保存面神经、全腮腺及肿瘤切除术

腮腺深叶肿瘤的切除是在解剖面神经切除浅叶的基础上，将面神经充分游离保护，在二腹肌后腹及茎突舌骨肌上缘寻出颈外动脉将其结扎切断，并在下颌髁颈附近结扎颈外动脉远心端。在下颌角及下颌支后缘处离断茎突下颌韧带。此时深叶腺体及肿瘤可以充分游离，在保护面神经情况下可将其摘除。

切除腮腺深叶肿瘤时确认二腹肌后腹及茎突是极其重要的，因为在其深面即为颈内动、静脉，应避免损伤。

有些腮腺深叶肿瘤瘤体较大，在摘除时需离断下颌骨，充分显露手术野，以利于肿瘤摘除。离断下颌骨的部位有三，一是在下颌支和下颌体交界处锯断，二是从"乙"状切迹斜向后下纵行截开下颌支，三是在下颌骨体颏孔前方截骨。第一种截骨部位的缺点是锯断下牙槽神经可致永久性下唇麻木，第三种截骨部位既可充分显露肿瘤，又可避免下牙槽神经损伤。肿物摘除后应将下颌骨复位固定。

3. 保存面神经、部分腮腺及肿瘤切除术

部分腮腺及肿瘤切除术不同于单纯肿瘤摘除的剜除术，是一种根治性手术，但是适应证的选择应该恰当。手术切口可较腮腺浅叶切除术短，如肿瘤位于耳前区，下方切口到下颌角下即可，不必向下颌下区延长。如位于腮腺后下极，上方切口绕过耳垂即可。翻瓣同腮腺浅叶切除，但较小，显示耳前区或腮腺下部腺体即可。

显露面神经，切除肿瘤及其周围部分正常腮腺是手术的主要过程。肿瘤位于腮腺后下极者，在咬肌表面、面神经下颌缘支离开腮腺处觅及下颌缘支，然后循其走行分离解剖至颈面干，将肿瘤及后下部腺体组织一并切除，保留颈面干前、上部腺体及腮腺导管。肿瘤位于耳前区者，可不刻意解剖面神经，而在肿瘤周围 0.5 ~ 1.0 cm 正常腺体组织内分离切除肿瘤及其周围组织。如涉及面神经，则将其相关部分解剖分离。

部分腮腺切除术常用于腮腺 Warthin 瘤的切除，根据 Warthin 瘤的临床特点，手术时应注意以下问题：①Warthin 瘤的发生常和腮腺区淋巴结有关，而腮腺后下部以下颌后静脉为中心淋巴结较多，因此，术中要将腮腺后下部腺体一并切除；②腮腺后缘、胸锁乳突肌前缘常有淋巴结存在，术中应将这一部分淋巴结清除，以免出现新的肿瘤。

该术式保留的腮腺组织较多，断离腺体组织时应细心分离并结扎分支导管，以免发生腺瘘。冲洗创口，分层缝合，置负压引流或橡皮条引流，加压包扎。

（五）并发症的预防与处理

1. 唾液潴留或涎瘘

残留的腺组织继续分泌可致唾液潴留，自发破溃（大多从切口处）则形成涎瘘。术中分离和结扎分支导管以及缝扎残余腺体是最好的预防方法。一旦发生唾液潴留，可抽吸后加压包扎，一般 1 ~ 2 周后即有效。在此同时，可口服小剂量阿托品，以抑制唾液腺分泌。如无效而有涎瘘形成，可考虑放射线治疗，一般给予 10 ~ 15 Gy，但对年轻人要慎用。

2. 面神经功能减弱或麻痹

轻柔操作可避免。但有些情况难免神经创伤，如肿瘤紧贴面神经或肿瘤位于腮腺深层组织时。只要面神经未被切断，3 ~ 6 个月均能程度不等地恢复。为促进面神经功能恢复，可肌内注射维生素 B_1 及维生素 B_{12}，并配合理疗和面肌功能训练。

手术中应特别注意对颞面干及其分支的保护，以免发生术后眼裂闭合不全而致角膜损伤。较为严重的面瘫，在睡眠时应戴眼罩。对恢复无望的病例可考虑眼裂缩小术，使眼裂能基本闭合以使角膜免受创伤或作静态修复性手术。

3. 耳垂麻木

常见，是耳大神经支配耳垂的末梢支被切断所致。术中分离保留耳大神经可避免或减轻耳垂麻木。

4. 味觉出汗综合征

又称 Frey 综合征，较常见，其发生率各家报道不一，有报告 100% 发生，大多数报告在 70% 左右。临床表现为在进食时术区某一部分有潮红、出汗现象。其发生的原因是司分泌的节后副交感神经纤维长入到被切断的支配汗腺的节后交感神经纤维中，于是当味觉刺激或咀嚼活动时，副交感神经兴奋，出现了术区皮肤出汗和潮红现象。采用腮腺咬肌筋膜深面翻瓣及部分腮腺切除术可以明显降低味觉出汗综合征的发生率。

（邹卿云）

第四节　颌骨切除术

一、下颌骨切除术

（一）局部解剖

下颌骨是扁骨，分为垂直部分的下颌支和水平部分的下颌体，两侧下颌体在中线融合，构成弓形。下颌骨切除术中主要是离断附着于下颌骨的肌肉。下颌骨的外侧面主要是附着于下颌角的咬肌。内侧面由前向后有：附着于颏棘的颏舌肌和颏舌骨肌、二腹肌凹的二腹肌前腹、内斜线的下颌舌骨肌、下颌角内侧的翼内肌、下颌喙突的颞肌腱及髁突前的翼外肌。下颌骨的血运供给主要来自上颌动脉的下牙槽动脉支。上颌动脉在腮腺内平下颌骨髁突颈起始于颈外动脉，前行经髁突颈深面入颞下凹，在翼外肌浅面入翼腭凹。围绕上颌动脉周围、翼内肌、翼外肌和颞肌间有翼静脉丛。因此，在下颌骨切除术中进行至此区域及断离下颌髁突时最易发生出血。

（二）下颌骨切除术式种类与术前准备

下颌骨切除术一般是指包括下颌支及下颌骨体在内的一侧下颌骨切除。此外，根据病变性质及部位不同，尚有节段性下颌骨切除术、保留下颌骨下缘及下颌支后缘的矩形切除术以及下颌骨边缘性切除术等。为矫正因下颌骨切除术后的面容及功能畸形，尚可在下颌骨切除术后同时进行一次植骨术。

下颌骨切除术如要切除下颌颏棘及其附着肌肉，应酌情考虑做气管切开术，以防止舌后坠而发生机械性窒息。

下颌骨切除术前应予口腔洁治。恶性肿瘤切除下颌骨者，宜在术前做好斜面导板，以预防患侧瘢痕及健侧闭合肌群牵拉致健侧下颌偏移而影响咀嚼功能。拟行同时一次植骨者，宜在健侧制作牙弓夹板，以便正确对位咬合关系以及植骨后辅助固定。全身麻醉要求经鼻腔插管。供骨区应在术前 3 d 备皮，每天 1 次。

（三）麻醉与体位

全身麻醉或局部麻醉。仰卧，头偏向健侧。

（四）手术步骤

1. 一侧下颌骨切除术

（1）切口：起自耳垂下 2～3 cm，距下颌支后缘 2 cm 左右，切开皮肤、皮下组织及颈阔肌，与下颌下缘平行并距其 2 cm 左右向前切开达颏部。下唇切开与否视病情需要，如切开，一般在唇正中做切口。

（2）翻瓣及显露下颌骨外侧面：在颈阔肌深面、颈深筋膜浅层内分离结扎面动脉及面静脉，保护面神经下颌缘支。充分显露下颌骨下缘，切开骨膜，自骨面剥离。如系恶性肿瘤或良性肿瘤穿破骨膜，宜在骨膜外软组织剥离。在下颌角部断离咬肌附着，自骨面剥离。下颌支后缘骨膜切开后，宜从骨面用骨膜分离器将其钝分离，直达髁突颈部，可以避免损伤下颌支后缘组织。充分显露下颌支外侧面，并将附着于下颌喙突的颞肌腱剪断。这一点对下颌喙突有膨胀性病变者尤其重要，必须在断离前剪断喙突周围附着肌，避免在摘除下颌骨时由于喙突骨质变薄、牵拉而裂断，残留部分组织由于颞肌向上牵引，造成肿物切除不彻底而构成以后肿瘤复发的基础。出血腔隙用明胶海绵或纱布填塞。

（3）离断下颌骨：在颊侧牙龈缘切开，使之与口外相通，尽可能多地保存龈颊沟部黏膜。舌侧龈及骨膜是否预先分离，视不同情况而定。如计划一次植骨而舌侧并无显著性破坏，可事先平行于牙龈切开，并用骨膜分离器分离舌侧龈及骨膜达下颌骨下缘，否则宜在断开下颌骨后再断离舌侧组织。断离二腹肌前腹在下颌骨附着时，宜钳夹后切断并缝扎止血。断骨部位宜在单尖牙与侧切牙间，其优点是不致损伤附着于颏棘的肌组织，术后残留的健侧下颌骨患侧偏斜不明显，功能效果较佳。在前磨牙部位断骨如不植骨或采用其他代用品，健侧下颌将严重偏向患侧而无对殆关系。离断下颌骨，断端以骨蜡止血。

（4）切除下颌骨：下颌骨锯开后，用持骨钳或直接用手握持锯开的下颌骨向外牵开。边牵边断开附着于下颌体舌侧的下颌舌骨肌、残留于喙突内侧的颞肌腱。在下颌角内侧逐渐切断翼内肌，在接近下颌孔附近时，钳夹、切断下牙槽动脉并予双重结扎。然后将断离的下颌骨以下颌髁突为轴向外轻旋转，即可显露附着于髁突的翼外肌及颞下颌韧带，将其贴骨面剪断，自关节凹将髁突剥离。至此即可将下颌骨切除。在以下颌髁突为轴向外旋转时切忌用力过猛，以免扭断上颌动脉造成出血，如遇出血，应尽快将标本取下，填塞纱布，压迫片刻后逐层去除，结扎活泼出血点。为能达到有效压迫止血的目的，应在取出下颌骨前，将颞下凹区器械（主要是血管钳）全部撤走，否则难以压迫止血。

（5）创面处理：下颌骨切除后应检查标本的完整性，冲洗创面后结扎活泼出血点。缝合口腔黏膜，以褥式加间断缝合为佳，并在黏膜下层缝合数针。断离肌组织不必缝合，置橡皮引流条后直接缝合颈阔肌、皮下及皮肤，然后加压包扎。

2. 节段性下颌骨切除和一次游离骨移植

节段性下颌骨切除是指截除下颌骨的某一段，如下颌支、部分下颌体、下颌联合部等，同时取髂骨一次修复。髂骨移植修复下颌骨体效果最为理想，涉及下颌支者植骨效果较差，而颏部植骨，无论从功能及美容效果方面均难以达到理想要求。

口腔颌面部恶性肿瘤紧密邻接或累及下颌骨，也常进行节段性下颌骨切除。如口底癌切除部分下颌体、腮腺癌累及下颌支而将其切除等，这些情况同期植骨应慎重考虑。

节段性下颌骨切除步骤基本同前述一侧下颌骨切除术。为保证植骨手术成功，应注意以下几方面。①皮肤切口应离下颌下缘 3 cm，即稍偏下一些，这样可避免切口和植入骨块直接相通的可能性。不要切开下唇，保证软组织有良好血运。②尽量保存原下颌骨膜，有利于骨成活。尽量缩短口腔和手术创口相通时间，口腔黏膜及黏膜下要严密缝合，特别是在断端牙槽骨部位，不能使骨面外露。③以正常咬合关系做好健侧颌间结扎。植入骨块大小要适度，可采用嵌入式或嵌贴式固定。在对好健侧关系的前提下，如植入骨和受体骨间有缝隙存在，可放入松质骨。④最好以残留之骨膜将植入骨包裹并缝合固定好，但缝合线不宜过多过紧。绝对避免植骨块周围有空腔存在，以减少感染机会。⑤如置橡皮引流条，引流条不宜和植入骨块相接。⑥颌间结扎固定可在 2 周后去除。适当的咀嚼活动刺激有利于骨生长。

3. 矩形下颌骨切除

有些下颌骨病变仅限于牙槽突水平部分，或虽达根尖水平以下，但下颌皮质骨完好，可以做根尖水平或稍下的矩形切除。其优点是能维护患者正常面容，经义齿修复后，又能较好地恢复功能。

用电锯较易操作，如无此设备可先用牙科圆钻打孔，然后用裂钻连孔成线。由于牙槽骨下方的下颌骨较厚，不易将其舌侧板打开。因此，在用骨凿或骨刀劈开时要谨慎，避免用力过猛，造成拟保存的骨质折断。

（五）并发症的预防与处理

1. 呼吸困难

半侧下颌骨切除术后由于加压包扎过紧，可致患者呼吸困难，可采取松解包扎和半坐位缓解症状。经以上处理仍不能缓解且有发展趋势者，可能有创内出血，应打开检查。如有窒息情况，须尽快剪开包扎敷料，牵舌向外或插入气管导管，紧急行气管切开术。

2. 感染

下颌骨切除术后在颏下凹部位易形成空腔而继发感染，在此区做良好的加压包扎极其重要。如虑及加压包扎过紧影响呼吸，可做单眼式加压包扎。

同期植骨后感染常常导致植骨失败，而骨感染现象的临床表现较软组织出现为晚，一般在植骨术后 2~3 周。因此，临床上常在植骨术后持续应用抗生素 2 周，3 周以后如无感染现象，才能表明同期植骨成功。此期如有感染现象，并不表明植骨失败，常是局限性的感染。经冲洗换药及简单搔刮术后，植入骨块仍可成活。但植骨术后高热不退，术区肿胀不断发展，白细胞计数居高不降，多形核白细胞比例增加并有中毒颗粒出现，表明植入骨块已成机体内异物，必须取出。

3. 涎瘘

下颌骨切除术后发生涎瘘有两种情况：一是由于腮腺创伤；二是由于切口愈合不良，形成口内、外相通的瘘道。前者通过加压包扎不难解决，后者则需再次手术。

切口愈合不良所致的口内、外瘘，首先要确定口内瘘口所在位置，有时口腔内瘘口甚小，不易找到，此时，可从口外瘘口注入 1% 亚甲蓝，仔细观察口腔内亚甲蓝溢出位置，确认后将其严密缝合。少数情况下可变外瘘为内瘘，此种情况多系口腔内创面大而无法缝合者，可在创面松填碘仿纱条，将皮肤瘘口缝合。

二、上颌骨切除术

（一）局部解剖

上颌骨形态不规则，可分为体部及前、后、上、内四面，但这些面均无明确分界线。体部内为空腔，称为上颌窦。上颌骨无强大肌肉附着，和邻骨有四处骨性连接：①前外上和颧骨的上颌突相接；②内上部按前后顺序依次和鼻骨、额骨、筛骨及腭骨的眶突相接，这些骨质同时构成眼眶内侧壁下半部；③上颌骨下部为牙槽突、腭突，与犁骨、腭骨的水平部相接；④后面为上颌结节或称颞下面，近中线部分与蝶骨翼突前面、腭骨垂直部分相接并共同构成翼腭管。上颌骨的血供供给来自上颌动脉，在翼腭凹内分出眶下动脉和腭降动脉以及上牙槽后动脉和蝶腭动脉。

上颌骨切除术就是要离断上述四处骨连接。保留眶板（上颌骨的上面）的部分上颌骨切除较简单，而做包括翼突在内的全上颌骨切除时，尚需切断附着于翼突的翼内、外肌。

（二）麻醉与体位

全身麻醉，经口腔插管。患者取仰卧位，咽后部宜填以纱布，防止血液及口腔分泌物顺气管插管下流。

（三）手术方法与步骤

1. 上颌骨全切术

（1）切口：自上唇鼻唇沟中线切开上唇，至鼻小柱基底时，转向外平行于鼻孔底切开，绕鼻翼在鼻背外侧向上切开达内眦下约 1 cm，沿眶下缘平行睑裂切开达外眦下约 1 cm 为止。此切口有多处拐弯，在拐弯处切口宜做圆弧形而非角形，以利于美容及伤口愈合。将眶下缘处切口做于近睑缘处，以期伤口愈合后获得较好的外观效果，如切口选择过于偏向睑缘及眼轮匝肌膜受损，经长期随诊观察，下睑活动常受影响并有轻度睑外翻。

（2）分离皮瓣：在哪个层次翻瓣以及分离皮瓣的范围，视病变情况而定。在不影响彻底切除的前提下，可以在骨膜下掀开皮瓣。如骨膜不能保留，则争取保留面肌组织，以获得术后较好的功能效果。当分离面肌组织时，若出血较多，宜用电切。在鼻唇沟附近的肌组织内，注意分离结扎面动脉，以及在内眦部注意结扎内眦动、静脉，以利于减少出血。皮下组织分离皮瓣术后面容将受到严重影响，但有些病例为能根治，不得不这样做，有时甚至需将皮肤全层切除而应用皮瓣修复。

（3）断离骨连接：截除上颌骨，将易于出血的骨连接部位放在最后断离。从眶面及颧后确认眶下裂，导入丝锯将其锯开，并将鼻骨、额骨等连接部位离断，填入纱布止血。在断离上颌骨和翼突连接时，应通过 X 线摄片或 CT 仔细分析上颌窦后壁情况，如其完整，则可保留部分窦后壁而避免腭降动脉损伤，或在凿开窦后壁与翼突后将骨凿留置该处，迅速断开上颌骨腭突及腭骨水平部，取下标本。此时往往出血最迅猛，一方面，要在断离标本前与麻醉医师取得联系，观察患者是否处于最佳血压状态以及是否做好输血准备；另一方面，要求术者以"稳、准、捷"的技术，尽快取下截除的上颌骨，并填塞止血。检查切除标本的完整性并将术区活泼出血点结扎。

（4）创面处理：冲洗创面，审视有无可疑残留瘤组织，彻底清创。从大腿或腹部取薄断层皮片修复创面，填塞碘仿纱布，戴上预制的上颌牙托，缝合切口。眼裂内置消炎眼药膏，做单眼颊面包扎，以加强皮片和皮瓣组织贴合，促进生长愈合。

2. 保留眶板的部分上颌骨切除术

做上颌梨状孔水平的低位上颌骨切除，面部可以不做切口，如做切开，眶下的横切口是不必要的。水平断骨时尽量保留鼻腔底黏膜，上颌窦可开放，酌情刮除窦腔黏膜。如颊侧牙龈基本保留，也不必植皮护创。

如在眶下缘水平保留眶板，其手术操作同全上颌骨切除术。

3. 包括翼突在内的全上颌骨切除术

（1）切口及分离皮瓣同全上颌骨切除术。

（2）横断咬肌、显露下颌喙突：以钳式开口器撑开口腔，顺颧弓下缘离断全部附着于该部位咬肌，再紧贴下颌喙突离断附着于该部位的颞肌腱，即可清晰显露喙突。自乙状切迹中点斜向前下锯断下颌喙突并将其摘除。

（3）结扎上颌动脉，凿断翼突：下颌喙突去除后，即可在翼内、外肌浅面扪及从后向前走行的上颌动脉的搏动。顺其走行在翼内、外肌浅层筋膜内仔细分离，将其觅出并结扎、切断之。顺此断面可扪及翼内、外板后缘。先将翼外肌切断，然后用手指钝分离呈圆柱状的翼内肌，并紧邻翼内、外板间将其离断。此时，可扪及翼外板及颅骨，两者在术区通过触诊呈直角关系，确认后将翼突距颅底约 1 cm 处从根部用骨刀凿开或用骨剪剪断，置明胶海绵及纱布填塞止血。

（4）断离上颌骨其他部位骨连接，其操作及创面处理同一般上颌骨切除术。

（四）并发症的预防与处理

上颌骨切除术的主要问题是断离骨体标本时出血显著，要求术者尽快而稳妥地将标本取出。结扎颈外动脉对减少术中出血无太大帮助，而结扎上颌动脉则明显有利于减少出血。

上颌骨的内上角部分由于骨质较薄，极易折裂而残存，眶板有破坏的病例应仔细审视，应将其全部切除。

分离上颌骨眶面时，应注意保护骨膜，如有破损，应待上颌骨切除术后对位缝合好，勿使眶内容之脂肪组织外露，否则将致术后下睑水肿，损伤严重者长时间不易消退。

手术后应督促患者练习开口活动，否则瘢痕挛缩可致开口困难，不能顺利完成义颌修复，带来诸多生活及社会活动障碍。

手术后需做放射治疗者，应待创面所植皮片基本成活后开始，一般是在手术后 3~4 周。如在术后 10 d 左右拆除口腔内碘仿纱条时皮片已基本成活，也可早日开始。

（尹善学）

第四章

甲状腺手术

第一节 甲状腺常规手术步骤

一、甲状腺手术术前常规检查

凡施行甲状腺手术，除一般手术的常规术前检查项目外，甲状腺手术术前还应常规进行以下检查。

1. 血、尿、粪便常规检查

血常规检查应注意血小板计数是否正常。

2. 电解质检查

检查中应特别注意血清钙、磷是否正常。

3. 甲状腺功能检查及抗体检查

检查应特别注意血清游离三碘甲状腺原氨酸（FT₃）、血清游离甲状腺素（FT₄）、促甲状腺素（TSH）、甲状腺过氧化物酶抗体（TPOAb）、甲状腺球蛋白抗体（TgAb）是否正常。

4. 甲状腺 B 超（彩超）检查

甲状腺 B 超（彩超）检查应了解甲状腺肿块（结节）的性状（实性或囊性、混合性）、数量、大小、位置及同侧颈鞘内淋巴结情况，疑为恶性病变者，应做进一步的检查。

5. 胸部 X 线摄片＋颈部正、侧位片

了解气管是否移位、狭窄以及有无胸骨后甲状腺肿，并可了解甲状腺肿块的钙化情况。

6. 常规声带检查（纤维喉镜检查）

该检查对有甲状腺手术史者特别必要，尤应了解原手术侧声带活动情况。

7. 测基础代谢率（BMR）

合并有甲状腺功能亢进者，入院后清晨应测基础代谢率连续 3 d。

8. 常规心电图检查并了解血压、血糖情况

年龄大者除行心电图检查及了解血压、血糖外，还应行心脏 B 超检查及肺功能检查，以了解心脏功能及肺功能。

二、甲状腺手术常规体位

（1）施行甲状腺手术时，一般采取"甲状腺手术常规体位"，即患者取仰卧位，肩下垫枕，头部固定在头圈内，头板放下20°，以保证颈部充分后伸，手术床上身抬高15°～20°，双膝下垫枕或足底垫以足托板，以防患者身体下滑（图4-1）。

（2）如施行甲状腺癌颈淋巴结清扫术，则在完成甲状腺手术后，将患者面颈部转向对侧（图4-2）。

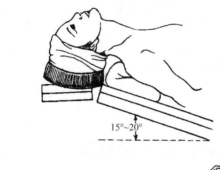

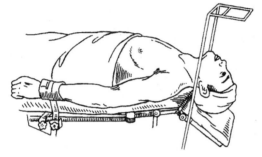

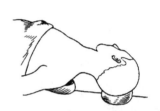

图4-1　甲状腺手术常规体位　　　　图4-2　甲状腺癌手术体位

三、甲状腺手术常规步骤

（一）甲状腺手术的切口选择

施行甲状腺手术一般做低衣领皮肤切口。

于胸骨柄上2 cm处，按颈部皮纹做皮肤弧形切口，预先用7号丝线做一皮肤压迹，并用手术刀背做几条与切口线相垂直的标志，以供缝合切口时对位参照（图4-3～图4-5）。

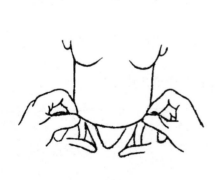

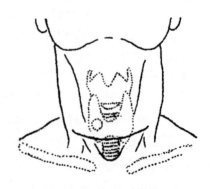

图4-3　切口压迹　　　　　　　图4-4　皮肤划痕

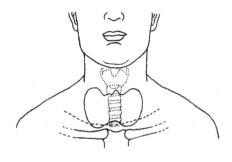

图 4-5　皮肤切口

（二）消毒、铺单

皮肤消毒的范围为下达双乳头水平，上达下颌部，两侧抵颈后线，包括双肩。皮肤消毒后，颈部两侧垫以无菌纱布团，小器械台置于患者头上，相当于口唇平面，用无菌巾将术野与非手术区完全分隔。

（三）切口长度

在不影响操作的前提下，切口应尽量短，以满足患者的美观要求，一般至胸锁乳突肌内侧缘止。切开皮肤、皮下组织后，可使用电刀切开颈阔肌。

（四）游离皮瓣

用鼠齿钳轻提起皮下组织及颈阔肌，向上、下游离皮瓣（图 4-6、图 4-7），可使用电刀或手指包纱布做锐性或钝性分离。游离皮瓣的范围上至甲状软骨水平，下抵胸骨凹。瘤体小者，游离皮瓣的范围可不必如此规范，但颈中线处必须游离足够。在游离皮瓣过程中，勿损伤颈前静脉。遇有出血点时，应一一结扎。

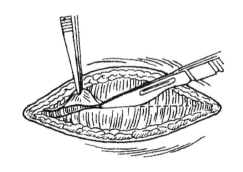

图 4-6　切开颈阔肌

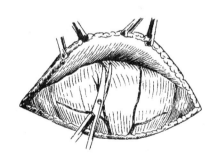

图 4-7　游离皮瓣

（五）缝扎颈前静脉

颈前静脉缝扎与否，视具体情况而定。大多数患者可不必缝扎；瘤体大、颈前静脉怒张者应予以缝扎。如须横断颈前肌群，则颈前静脉须缝扎。颈前静脉缝扎的位置要尽量低和尽量高，先缝扎近心端（胸骨端），缝扎位置要尽量低；后缝扎远心端（甲状软骨端），其缝扎部位要尽量高（图 4-8）。

（六）切开颈白线

颈白线位于甲状软骨角与胸骨凹中点的连线上，系两侧颈前肌群的汇合相连处，但瘤体大者可发生颈白线移位。切开颈白线时，应同时切开甲状腺峡部的外科被膜（图4-9）。

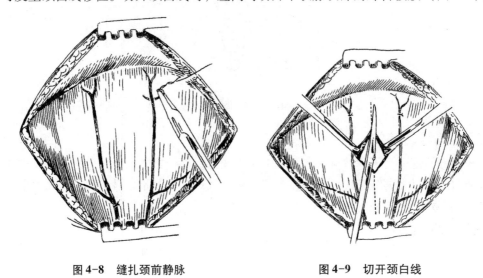

图4-8　缝扎颈前静脉　　　　　　　　　图4-9　切开颈白线

（七）横断颈前肌群

颈前肌群由胸骨甲状肌和胸骨舌骨肌组成。大多数患者可以不横断颈前肌群。个别瘤体大者，可能要横断颈前肌群方可获得良好的甲状腺显露。横断颈前肌群的方法是将同侧的胸锁乳突肌内侧缘（前缘）切开少许，从外侧伸入两把直柯克钳，于两钳间切断。注意两把柯克钳应紧挨，其横断平面不应与皮肤切口位于同一平面上，以免日后形成的瘢痕较粗。

（八）显露甲状腺

在甲状腺固有膜和外科被膜间钝性剥离甲状腺的前面，显露出双叶甲状腺。注意在分离时，一定要找准甲状腺固有膜和外科被膜之间的间隙（即外科囊），动作应轻柔，勿损伤甲状腺表面的血管（图4-10）。

（九）甲状腺手术切口的缝合

在完成甲状腺腺体手术操作后，其切口的缝合方法如下。

1. 颈前肌群缝合

如已施行颈前肌群横断，则在甲状腺手术操作完成后，将横断的颈前肌群缝合，方法是用4号缝线做2针"U"形交锁断端内翻缝合，颈前肌群的切口前端和邻近肌肉各做一"8"字形缝合。

2. 缝合颈白线

用4号丝线间断缝合颈白线。在缝合甲状软骨段颈白线时，可以将颈白线下方的肌肉缝入少许，以达到止血的目的。缝合胸骨凹段颈白线时，可将颈白线下方的颈前肌群缝入少许，以消灭胸骨凹处的空隙，以防积血。中段仅将颈白线缝合，不宜将两侧的颈前肌群缝入，以免术后形成较粗的瘢痕（图4-11）。

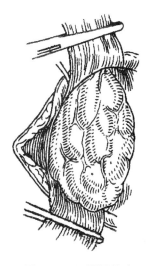

图 4-10 显露甲状腺

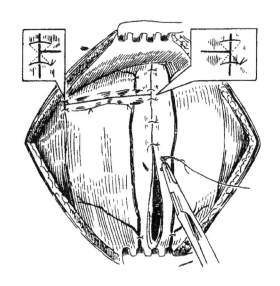

图 4-11 缝合颈白线

3. 颈阔肌及皮下组织缝合

可以将颈阔肌及皮下组织作为一层，用 0 号（或 1 号）丝线做间断缝合。缝合此层时，应注意将颈阔肌缝入，否则术后颈阔肌回缩，影响切口的愈合。在缝合此层时，组织不宜缝入过多，否则术后瘢痕较粗。

4. 缝合皮肤

根据术前定好的对合标志，用 4-0 医用尼龙线做皮内缝合，或使用医用胶纸粘贴皮肤切口（图 4-12）。

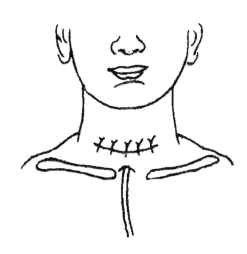

图 4-12 皮肤缝合及引流管

5. 包扎

切口缝合后盖以无菌纱布，做围巾式包扎切口（图 4-13、图 4-14）。

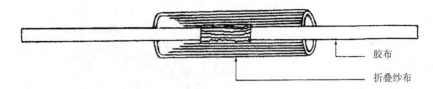

图 4-13 围巾式纱布制作示意图

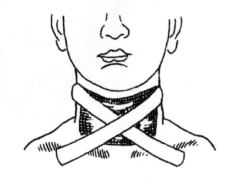

图 4-14 围巾式包扎切口

（张博健）

第二节 甲状腺功能亢进症手术

一、适应证

（1）中度以上原发性甲状腺功能亢进症。

（2）腺体较大，伴有压迫症状的甲状腺功能亢进症。

（3）继发性甲状腺功能亢进症或高功能腺瘤。

（4）抗甲状腺药或^{131}I治疗后的复发性甲状腺功能亢进症。

（5）坚持长期服药有困难的甲状腺功能亢进症。

二、禁忌证

（1）青少年甲状腺功能亢进症患者。

（2）症状较轻的甲状腺功能亢进症患者。

（3）甲状腺炎甲状腺功能亢进阶段的患者。

（4）老年患者。

（5）有心、肝、肺、肾等脏器严重器质性疾病，不能耐受手术的甲状腺功能亢进症患者。

三、术前准备

甲状腺功能亢进症患者，特别是原发性甲状腺功能亢进症患者均需在门诊服用抗甲状腺药治疗，待一般症状明显改善，且 FT_3、FT_4、TSH 测定正常后开始服用碘剂，做术前准备。服碘方法：卢戈碘液每次 5 滴，每天 3 次，每天每次增加 1 滴，至 16 滴维持。抗甲状腺药在开始服卢戈碘液后继续服用 1 周即停。停服抗甲状腺药后再次测定 FT_3、FT_4、TSH 仍正常，则收入院做进一步术前准备。入院后继续服用卢戈碘液至手术当天止。

术前检查如下。

（1）原发性甲状腺功能亢进症患者，在入院后再次复查 FT_3、FT_4、TSH 应属正常。并应同时检查 TPOAb、TgAb 以了解是否有慢性淋巴细胞性甲状腺炎并存。

（2）测基础代谢率（BMR）：3 次正常（±10%）。

（3）测脉率：每 6 h 1 次，每次均 <90 次/分钟，且波动幅度 <10 次/分钟。

四、麻醉

气管内插管全身麻醉或颈神经丛阻滞麻醉。

五、手术步骤

（1）切口：如腺体较大、上极较高者，切口两端可适当顺胸锁乳突肌前缘向上延长。

（2）皮瓣游离要充分。

（3）常规缝扎颈前静脉。

（4）横断双侧颈前肌群，显露双侧甲状腺及峡部。

（5）锥体叶切除：在施行甲状腺手术时，凡遇有锥体叶者，应将锥体叶切除，原发性甲状腺功能亢进症患者尤应如此。切除方法：先于甲状软骨下方横断锥体叶，其断端以钳夹做牵引，沿锥体叶两侧及后方进行游离，直达锥体叶末端，以直角钳钳夹，完整切除锥体叶。注意在游离时应于钳夹间切断，以免出血。

（6）处理右叶上极：沿锥体叶横断处创面游离松解右叶悬韧带，直达上极，结扎、切断上极。

（7）依次处理右叶中静脉、下极血管。

（8）横断峡部。

（9）次全切除右叶甲状腺腺体，残留腺体创面缝合：切除时应尽量保留腺体后被膜。在切除腺体时，要注意保护脂肪颗粒样组织，勿使其被切下；缝合创面时不要过深，以避免并发症的发生。

（10）按上述方法次全切除左叶腺体，残留腺体创面缝合。

（11）完成双叶次全切除，残留甲状腺创面缝合后，反复用 0.9% 氯化钠注射液（生理盐水）冲洗创面，止血，放置引流管，缝合切口。

六、术后处理

（1）术后取高坡卧位（全身麻醉患者待其完全清醒后再改高坡卧位）。

（2）术后当天禁食、禁饮、勿咳、勿下床，吸氧，输液，可适当使用抗生素，注意监测体温、脉搏、呼吸及血压。

（3）床旁放置气管切开包和吸引器，供抢救窒息时急用。

（4）术后继续服用卢戈碘液，每次 16 滴，每天 3 次，每天每次递减 1 滴，术后共服用

3~5 d，也可以含服普萘洛尔（心得安），每次 10 mg，每 6 h 1 次。

（5）术后第 1 天可进少量流质饮食，术后第 2 天拔除引流管，改半流质饮食。

（6）术后第 5 天拆除切口缝线，第 6 天可出院休息。嘱至少全休 3 个月。术后 1 个月门诊复查，测定 FT_3、FT_4、TSH。终身随访。

（7）对未孕妇女应嘱在妊娠前、妊娠期、产后哺乳期进行 FT_3、FT_4、TSH 监测。其分娩时，应抽取胎儿脐带血检查甲状腺功能，以早期发现新生儿甲状腺功能减退。

七、术后并发症及处理

（1）术后患者如出现呼吸困难，应首先检查是否有切口内出血，必要时拆除切口缝线进行检查。如切口内出血，则在床旁初步清除血块后即送手术室行手术止血；如止血后仍有呼吸困难者，则应做气管切开。

（2）手术当晚或第 1 天以后出现面部、唇部或手足针刺样麻木感或强直感，甚至手足搐搦时，应立即静脉注射 10% 葡萄糖酸钙注射液 20 mL，同时抽血进行血钙、血磷检查。

（李　东）

第三节　甲状腺肿切除术

一、结节性甲状腺肿

（一）适应证

（1）临床可扪及明确结节（肿块）的结节性甲状腺肿，其中有结节 >2 cm 者。
（2）合并甲状腺功能亢进症的结节性甲状腺肿。
（3）疑有恶变的结节性甲状腺肿。
（4）位于胸骨后的结节性甲状腺肿。

（二）术前准备

（1）按甲状腺手术术前常规检查项目进行术前检查。对肿块巨大者，尤应注意气管狭窄及移位情况。
（2）合并有甲状腺功能亢进症者应按原发性甲状腺功能亢进症术前准备的要求进行术前准备。

（三）麻醉

一般选用气管内插管全身麻醉。结节较大且有明显气管移位或气管狭窄者，尤宜选用气管内插管全身麻醉。

（四）基本术式

根据术中探查情况决定具体术式。可供选择的具体术式如下。

1. 双侧甲状腺次全切除术

适用于双叶均有结节，而且双叶均可保留部分正常腺体者。

2. 一侧甲状腺次全切除术 + 对侧腺体内结节剜出术

适用于结节集中于一个腺叶内，对侧腺叶内仅有 1~2 个小囊性结节者。

3. 一侧甲状腺近全切除术 + 对侧腺叶部分切除术

适用于一叶大结节或一叶内多个结节，几乎无正常腺体，而对侧叶也有多个小结节者。

（五）手术步骤

1. 切口

较大的结节性甲状腺肿切口可适当向两侧及向上延长。

2. 横断颈前肌群

遇有较大肿块者，可以横断一侧或两侧颈前肌群。横断前应缝扎颈前静脉。

3. 根据术中探查结果决定具体术式

（1）双侧甲状腺次全切除术：一般先完成右侧次全切除，后行左侧次全切除，操作起来较为方便。①先松解右叶甲状腺悬韧带，处理右叶上极；处理右叶中静脉及右叶下极血管分支，切断峡部，切除右叶大部分，注意保留腺体的背面部，缝合右叶残余腺体创面。②同法切除左叶大部分及缝合左叶创面。将标本送快速切片病理学检查。③缝合切口，放置引流管。

（2）一侧甲状腺次全切除 + 对侧结节剜除术：其结节剜除术的手术操作如下。

1）先完成一侧的甲状腺次全切除术 + 峡部切除，其残留腺体创面缝合。

2）甲状腺结节剜除术：用血管钳夹住甲状腺近峡部的创面切缘，用扁桃体钳从腺体创面内剜出结节，然后缝合该叶创面。如有困难，可切开结节表面的腺体直达结节处，从此切口内用弯血管钳或小纱布球做钝性分离，将结节完整取出。结节取出后，用纱布压迫片刻止血，如遇出血点，予以结扎或缝扎止血，彻底止血后，将腺体创口用 1 号或 2 号丝线间断内翻缝合，封闭剜出结节所遗留的甲状腺空隙。最后缝合切口，放置引流管。

二、巨大甲状腺肿

甲状腺腺叶或甲状腺肿块长径 >10 cm 者，称为"巨大甲状腺肿"，其手术切除操作有其特点。

（一）术前准备

除一般甲状腺手术术前常规准备外，要特别注意从胸部 X 线摄片 + 颈部正、侧位片中了解气管移位及狭窄的详细情况，以供麻醉插管和手术操作者参考。

（二）麻醉

应选用气管内插管全身麻醉，麻醉插管应选用管内有支撑架的气管导管。

（三）手术步骤

（1）切口要够长，肿块侧的低衣领皮肤切口应沿患侧胸锁乳突肌内侧缘向上延长。

（2）要充分游离皮瓣。患侧皮瓣的游离，上界要达到或接近肿块的边缘，并应将患侧胸锁乳突肌的内侧缘筋膜切开，分离，以减轻胸锁乳突肌张力。

（3）常规横断患侧颈前肌群，以便充分显露患侧甲状腺腺叶（对侧胸锁乳突肌则可不横断）（图 4-15）。

（4）在分离甲状腺前方时，一定要找准间隙，即从甲状腺固有膜与外科被膜之间的疏松间隙进入。分离时勿损伤肿块表面曲张、迂曲的血管，遇有出血点要结扎或缝扎。双叶甲状腺显露后，先探查健侧，后探查患侧。遇有锥体叶者，应先将锥体叶切除。

（5）在处理甲状腺上、下极前，先横断甲状腺峡部。峡部横断后，再依次松解患侧甲状腺悬韧带，处理上极、中静脉、下极血管，然后钝性剜出肿块并将其切除。根据具体情况，健侧叶做出相应处置（图4-16）。

（6）仔细检查气管是否软化，如有软化或可疑软化，则应做气管悬吊术。

（7）常规放置引流管。

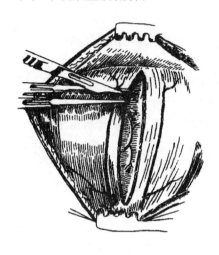

图4-15　常规横断颈前肌群

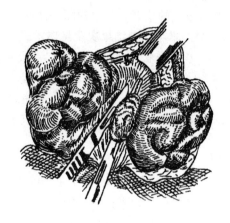

图4-16　先切除峡部及一侧腺体

三、胸骨后甲状腺肿

通过术前检查，如甲状腺腺体（或肿块）全部位于胸骨后者，应由心胸外科处理。仅小部分位于胸骨后，而大部分甲状腺（及肿块）位于颈部者，则可以颈部手术切除。如大部分位于胸骨后，而仅小部分位于颈部者，即整个甲状腺叶或肿块的2/3，或腺叶（肿块）下极深入到胸骨后>5 cm者，则常需做开胸手术。

（一）颈部吸尽囊液切除术

1. 适应证

巨大囊性肿块，但有大部分是位于胸骨后者。

2. 麻醉

一般宜选用气管内插管全身麻醉。

3. 手术步骤

（1）常规颈部切口：常规显露甲状腺及肿块后，探查双叶甲状腺。如术中证实确为巨大囊性肿块，而又按常规颈部手术操作切除有困难时，则采用从颈部穿刺吸尽囊液，使肿块缩小后从颈部切除。

（2）在准备穿刺的部位，用小圆针、4号丝线预先做一荷包缝合备用。

（3）将囊肿前壁显露后用一次性使用的10 mL注射器（无菌）套上5 mL注射器的针头，从荷包处刺入，抽尽囊内液体。然后拔出针头，锁紧荷包，以免残留囊内液体流出。囊性肿块明显缩小，按常规手术操作做患侧叶近全切除术或次全切除术。有时仅为一巨大囊肿而几乎无正常腺体，则肿块切除为腺叶全切除术或腺叶近全切除术（图4-17）。

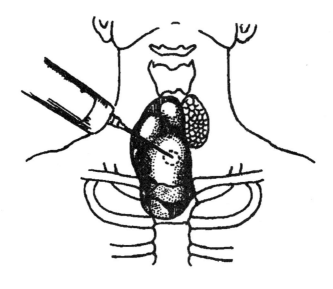

图 4-17　颈部吸尽囊液切除法

（二）"蚂蚁上树"颈部切除法

1. 适应证

巨大甲状腺肿块，而肿块为实质性，且大部分位于颈部，仅小部分（＜1/3）位于胸骨后窝。

2. 麻醉

气管内插管全身麻醉。

3. 手术步骤

（1）常规显露双叶甲状腺，探查双叶甲状腺后，先依次游离好甲状腺上极，结扎，切断中静脉，使位于颈部的甲状腺或肿块游离。

（2）用粗丝线、弯圆针缝住大块腺体作为牵引线，将腺体（或肿块）向上、向外侧提起，同时推开外科被膜，遇有血管分支则予以结扎、切断。如此逐步向下推进，便可将胸骨后部分腺体（肿块）游离至颈部。特别值得注意的是，在提拉过程中，动作应轻柔，切勿用暴力，以免腺体（肿块）撕裂，造成手术困难或撕裂血管，造成大出血。

（3）术毕常规放置引流管。

（三）开胸切除法

1. 适应证

腺体部分位于颈部，而大部分（腺叶或肿块的2/3或下极伸入到胸骨后＞5 cm）位于胸骨后的巨大甲状腺肿（或肿块）。

2. 麻醉

气管内插管全身麻醉。

3. 手术步骤

（1）颈部低衣领皮肤切口，其切口位置要低，同时从颈部低衣领皮肤切口中点向下做一稍偏离中线的纵弧形皮肤切口至第3前肋肋软骨水平。

（2）显露胸骨柄及胸骨体上端，两侧距中线 1~2 cm，分离两侧的胸骨舌肌及胸骨甲状肌的内缘，紧贴胸骨柄深面，以手指伸入前纵隔，分离胸骨的后面，向后钝性推开甲状腺、大血管及胸膜。在进行此步操作时，注意动作要轻柔，勿急躁，以免损伤胸骨柄后方的组织器官或造成大出血。

（3）劈开胸骨：如有必要，可劈开胸骨以拓宽手术野，以便更好地显露胸骨后方的甲状腺或肿块。首先切开胸骨骨膜，并分离骨膜，用胸骨刀沿中线从上而下垂直劈开胸骨柄，至第 2 前肋肋软骨或第 3 前肋肋间平面。

（4）切断胸骨体：横形切断胸骨体，分离，结扎、切断胸廓内动脉。对骨膜剥离面及胸骨断面的出血可用电凝或骨蜡止血。

（5）显露前纵隔：用肋骨牵开器撑开切开的胸骨边缘，前纵隔可获得良好显露。

（6）分离甲状腺（或肿块）：前纵隔显露后，胸骨后的甲状腺（或肿块）便可获得良好显露，可用手指钝性分离出甲状腺下极，对甲状腺下极血管分支应紧贴甲状腺结扎、离断（图 4-18）。将整个甲状腺（或肿块）游离出来后，将其拉至颈部，按需要做甲状腺叶切除。

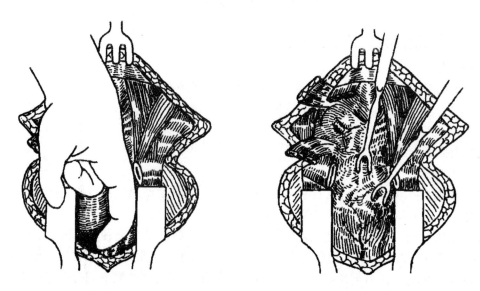

图 4-18　分离甲状腺

在施行以上操作过程中，注意勿损伤左侧的无名静脉，勿撕破胸膜。万一撕破胸膜，应立即进行修补，并于术后抽吸胸膜腔内积气。

（7）冲洗创面，彻底止血。

（8）缝合胸骨，在劈开的胸骨平面上钻孔 2~3 个，用医用钢丝拉紧对合胸骨。注意钢丝结头应埋入胸骨间隙内，然后缝合骨膜、胸大肌腱膜。

（9）放置引流管：应于切除的甲状腺窝内常规放置小号硅胶引流管，引流管从颈部皮肤切口下方一侧另戳小口引出并固定好。

（10）缝合切口：按常规缝合颈部切口及胸骨部位切口。

（11）颈、胸切口缝合后，将引流管接好引流袋，围巾式包扎颈部的切口（图 4-19）。

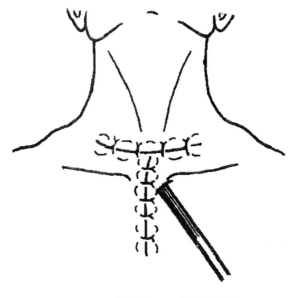

图 4-19 缝合切口，放置引流管

4. 术后处理

（1）术后待全身麻醉清醒后 8 h 改半坐位，手术当天禁食、禁饮，勿起床，勿咳嗽。术后第 1 天可进流质饮食，拔管后改半流质饮食。

（2）注意监测呼吸、心率、血压，常规床边备气管切开包。

（3）注意引流管内引流量及颜色，如引流量很少，且颜色变淡，可于术后第 2 天拔除引流管。

（4）有胸膜腔闭式引流管者，术后经胸部 X 线摄片检查证实无积气后可拔管。

（黄 荷）

第四节 甲状腺腺瘤切除术

一、适应证

经临床诊断为甲状腺良性肿瘤。

二、术前准备

按甲状腺手术术前常规检查项目完成相关检查。

三、麻醉

气管内插管全身麻醉或颈神经丛阻滞麻醉。

四、基本术式

肿瘤侧甲状腺叶部分切除＋峡部切除。

五、手术步骤

1. 切口

做低衣领式皮肤切口。

2. 探查

显露出双叶甲状腺后，对甲状腺先行探查。先探查健侧叶，后探查患侧叶。

3. 松解悬韧带

从甲状软骨下方开始游离、松解患侧悬切带，直达患侧腺叶上极处。

4. 处理上极

充分游离患侧腺体叶外侧，术者右手持直角钳从上极内侧伸向外侧，以左手示指从外侧引导直角钳，从患侧上极后方引入 7 号丝线 1 根，尽量靠近腺体上极，在膜内进行上极结扎 1 次，以此做牵引，将上极轻轻向前下方牵引；同法再在此线上方引入 1 根 7 号丝线结扎，于两根线之间夹上 1 把弯柯克钳，并于钳近侧切断上极，以 4 号丝线紧贴弯柯克钳下贯穿缝合 1 针，做"8"字形打结，然后用直角钳夹住上极远端（保留端），以 4 号丝线再结扎 1 次，保留端之上极可使结扎牢固、可靠。

5. 分离、切断峡部

用弯钳从气管前方、峡部后方逐步钝性分离出峡部。于峡部左、右侧并紧靠左、右叶各用 7 号丝线结扎，然后于两线之间紧靠线结处切断峡部。在切断峡部前，应于切断处下方垫以一钳，以防伤及气管。在分离峡部时，平面要适当，尽量保留气管前筋膜。

6. 处理中静脉及下极血管

上极切断结扎后，峡部亦已离断，患叶腺体已有一定的游离度，紧贴腺体被膜结扎、切断甲状腺中静脉及下极血管。在处理下极血管时，应紧贴下极被膜进行，勿远离下极，以免伤及喉返神经。如血管较粗，则以缝扎或双重结扎为宜。

7. 切除患侧腺体

根据瘤体大小，决定患侧腺叶的切除量，要求切缘距结节（肿块）1 cm 以上。在切除时，可于两钳间进行，即弯柯克钳在下，直柯克钳在上。切下标本立即送快速切片进行病理学检查（图 4-20）。如快速切片报告为恶性病变，则应按甲状腺癌术式完成根治性切除；如为良性病变，则要求再次对保留腺体及健侧腺体进行仔细探查，以防遗漏病变。

8. 缝合甲状腺创面

对保留的患侧叶创面用 4 号丝线做间断内翻缝合，对健侧叶近峡部的创面亦予以缝合。在缝合创面时注意勿过深，以免伤及喉返神经。

9. 放置引流管

将小号医用硅胶管的一端剪去半边管壁，使其形成一槽式引流管，置入患侧腺窝内，从切口下方正中（胸骨凹上）另戳小孔引出，引流管出口处使用 4 号丝线缝扎固定 1 针（图 4-21），如果切除腺体量不多，止血非常彻底，术者认为无后顾之忧，也可以不放置引流管。

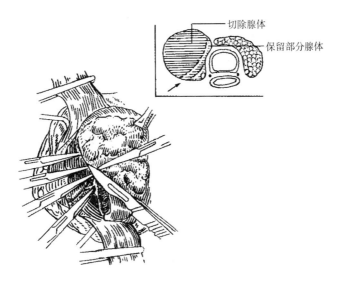

图4-20 切除甲状腺

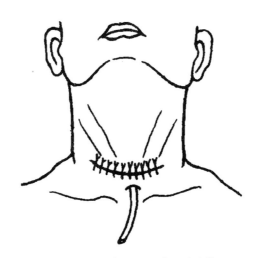

图4-21 缝合切口,放置引流管

六、术后处理

（1）如采用颈神经丛阻滞麻醉,术后患者取高坡卧位。

（2）手术当天禁食、禁饮,勿下床,勿咳嗽。给予输液、吸氧、心电监护,可适当应用抗生素以预防感染。

（3）术后第1天停吸氧,可开始进流质饮食。术后第1、第2天继续输液。术后第3天停止输液,进半流质饮食或普食。

（4）有引流管者,术后第2天拔除。

（5）术后第5天拆除切口医用尼龙线或胶纸。

（6）术后第6天出院休息,嘱术后1个月门诊复查,复查内容包括FT$_3$、FT$_4$、TSH。

（7）术后一般无须服用甲状腺素片，但如腺体切除较多，可服用甲状腺素片，每次40 mg，每天1次，或左甲状腺素片，每次50 μg，每天1次，以清晨空腹服用为佳。用药量应根据复查的 FT_3、FT_4、TSH 结果调整。

（8）终身随访。

（张为宝）

第五节　甲状腺癌根治术

一、适应证

（1）甲状腺肿块疑为甲状腺癌者。

（2）诊断为甲状腺癌而无颈淋巴结广泛转移者。

（3）在施行甲状腺手术中"意外"确诊为甲状腺癌者。

二、术前准备

施行彩超等检查，以了解颈部淋巴结情况。

三、麻醉

以气管内插管全身麻醉为宜，少数患者亦可采取颈神经丛阻滞麻醉。

四、基本方式

患侧腺叶全切除术＋峡部切除术＋对侧叶次全切除术＋患侧颈鞘探查术。

五、手术步骤

（1）甲状腺探查：显露双叶甲状腺后，先仔细探查健侧叶是否有结节，然后探查患侧。如临床高度疑为恶性病变，则按由健侧到患侧程序操作。

（2）游离、松解健侧悬韧带，处理健侧上极，再依次处理健侧中静脉及下极血管。

（3）切断峡部。

（4）做健侧叶次全切除术，创面缝合。

（5）游离和松解患侧悬韧带，处理患侧腺叶上极、中静脉、下极血管。充分游离患侧叶甲状腺，遇有与肿块粘连的颈前肌群，可以连同部分肌肉一并切除，完整切除腺叶，注意保护腺体后方被膜，将切下的健侧甲状腺组织及患侧腺叶全部标本送快速切片检查以确诊。

（6）打开患侧颈鞘，沿患侧颈内（颈总）动脉途径，仔细探查患侧颈鞘，如有肿大的淋巴结或可疑淋巴结样组织（包括脂肪样组织），则一一切除干净。在进行颈鞘探查操作时，勿损伤颈内静脉、迷走神经，左侧者勿损伤胸导管。颈鞘探查中切下的全部组织于术后送病理学检查，以了解颈鞘淋巴结是否转移。

（7）常规于患侧甲状腺窝内放置引流管，从切口下方另戳口引出。常规缝合切口。注意：打开的颈鞘不必缝合，但需注意彻底止血。

六、术后处理

（1）坚持终身服药，终身随访。

（2）对未孕女性，应嘱其在妊娠前、妊娠期、产后坚持监测 FT_3、FT_4、TSH。新生儿应在产时抽取其脐带血检查甲状腺功能，以便早期发现新生儿甲状腺功能减退。

（陈秋云）

第五章

气管支架置入术

第一节　气管支架的发展与种类

支架是一种人工的移植物，目前已经成为介入治疗的重要工具，广泛应用于血管、食管、胆道以及呼吸道等管道系统的狭窄性疾病。气管腔内放置支架对于中央性气道阻塞的部分患者起到了解除症状、延长无症状生存期及改善生活质量的良好效果。有的患者短期内应用气管支架即可缓解症状，有的患者则需要永久性的留置支架才能维持呼吸道通畅。对于气管良性狭窄不适合手术治疗或手术及其他方法治疗又狭窄者，多采用短期内放置支架的方法。而气管或纵隔恶性肿瘤造成外压性狭窄不适合手术治疗，或采用过硬质支气管镜的机械去除、冷冻或激光治疗失败者，气管内置入支架可能是唯一的治疗选择。

一、气管支架的产生与发展

无论是良性疾病还是恶性肿瘤所致气道阻塞发展到严重狭窄时，将出现气短、喘憋，甚至呼吸衰竭等。患者常继发反复发作的阻塞性肺炎。为了抢救生命，早年人们就开始试用支架来维持呼吸道通畅。

20 世纪 20 年代耳鼻喉科专家 Ivanov 应用红色橡胶 T 形管治疗喉和气管的瘢痕狭窄。1952 年 Harkins 在 1 例恶性肿瘤引起气道狭窄的气管内放置 1 个管形金属支架获得成功。1965 年 Montomery 设计出硅酮胶 T 形管状支架，用于治疗声门下气管狭窄，并一度作为气管损伤、气管狭窄治疗的重要手段。1982 年 Westoby 在硬支气管镜直视下将 Y 形硅胶支架置入支气管腔内，Y 形支架可以骑跨于隆突上，用于隆突及主支气管病变优于 T 形管。1989 年 Cooper 对 11 例气管恶性肿瘤患者置入硅酮胶管状支架解除梗阻，对 36 例气管、支气管良性疾病患者于术前、术后放置支架防治气道塌陷，使 T 形、Y 形管支架广泛用于临床。20 世纪 80 年代末期，法国 Dumon 医生对 T 形管的改进做了大量试验，终于在 1990 年公布了他的 Endoxane 支架（后来人们称之为 Dumon 支架）临床应用成果。该支架就是在直筒支架的外壁增加了规则排列的小钉状物，从而促使支架与气道黏膜结合，增加了支架在气管内的稳定性。另外，还发明了一种专用的支架引入系统，便于支架通过硬质支气镜置入。目前临床上应用最多的聚硅酮支架是 Dumon 支架。

气道金属支架是由血管支架衍生而来。20 世纪 80 年代早期，血管自膨胀或球囊扩张支架在冠心病的治疗中取得了巨大成就，而后该型支架应用于食管及胆道的狭窄性疾病，又经逐步改进后应用于气道。但是气管不同于血管、食管、胆道，其管壁主要由 C 形软骨部分和膜部构成，目前使用的管状支架不能模仿出气道的自然结构。然而，气道中心阻塞病变已改变了气道的正常结构，支架置入后仍取得了戏剧性的肺功能改善。

二、气管支架的种类

气管支架主要分为 3 大类，即非金属支架、金属支架及两者兼有的混合性支架。

（一）非金属支架

目前临床所应用的非金属支架几乎都是聚硅酮材料制成。聚硅酮橡胶是一种合成橡胶，出现于 20 世纪 40 年代，该材料具有胶质性、强韧性、高温稳定性及防水性等特征，是重要的工业原料，并且很适用于制造医用置入体，如移植物、支架等。非金属支架中 Dumon 支架在临床应用最为广泛，具有如下优点：①病变治愈后，支架容易取出；②支架可预先制成各种形态和口径；③直视下置入，可堵塞食管、支气管瘘。缺点是：需要在全身麻醉下操作；易发生黏液堵塞。常用的聚硅酮支架有以下几种。

1. Montomery T 形管支架

20 世纪 60 年代引入临床，需要气管切开将支架放置在气管内，用于缓解声门下及气管中部狭窄。T 形管支架有多种型号，外壁直径 10 ~ 16 mm，也备有儿童型支架，外径 6 ~ 9 mm。还有气道腔内支加长的 T 形管支架，如有必要，气道腔内支也可以截断使用。

2. Hood 支架

这是一种较短、直管式、不需要进行气管切开即可置入的支架。近端也有一个增粗部分，用于防止置入支架移位。这种支架型号很多，包括不同长度和外径型号的支架。厂家根据用户需求也生产气管、支气管的 Y 形支架。

3. Dumon 支架

这是一种外壁规律分布着钉状突起物的管状支架。支架外壁的突起可紧紧嵌入气道黏膜，但又不至于引起气道壁出血、坏死、穿孔及感染等。另外，突起与气道间产生的间隙可以通气。支架可用一种专门设计的支架置入系统放置，操作很方便。有多种类型的支架，长度 30 ~ 60 mm，直径 10 ~ 16 mm。厂家根据客户需要可生产各种类型特殊支架，如锥形支架、分叉性支架、有侧孔的支架等。

4. Reynders 支架

这是一种经过热成型合成制作的柱状支架，外壁上的螺旋线样结构可以保持支架置入后不易移位。该支架比其他类型的聚硅酮支架更坚硬，只有外径 17 mm 一种规格，需用硬质支气管镜放置，临床应用经验尚不多。

（二）金属支架

早期金属支架由不锈钢或银等材料制成，目前多采用镍钛记忆合金。这种材料强度高、耐腐蚀、无毒性、组织相容性好，且有记忆效应，能在 0 ~ 10 ℃时变软，可被塑形，在 30 ~ 35 ℃时变形还原。金属支架有如下优点：①放置容易，不需要全身麻醉；②管腔较大，对气流影响小；③支架随气管扩张，很少发生移位。气管黏膜上皮可大部分覆盖支架管腔。但是，支架一旦置入很难再取出。网状支架置入后，肿瘤或肉芽组织可经支架壁的网眼长入，从而发生再狭窄。支撑强度不及聚硅酮支架。

金属支架分为带膜支架和不带膜支架。带膜支架衬有被膜，可防止肿瘤或肉芽组织穿过网眼生长而发生再狭窄，但增加了管腔内分泌物滞留和感染的机会。目前临床应用的金属支架均具有一定的膨胀性。一种是自膨胀性支架以镍钛合金支架的膨胀性能最好，植入体内后自膨胀恢复到原有设计状态。另一种是球囊扩张性支架，支架放置在狭窄的气道部位后，用球囊扩张使其直径达到理想的标准。但由于管壁增厚、肿瘤及周围组织粘连等原因，实际扩张较难达到理想的直径。常用的金属支架有下列几种类型。

1. Gianturco 不锈钢膨胀支架

用不锈钢丝绕成锯齿状网管形支架。直径有 15 mm、20 mm 和 30 mm 3 种。支架的近端和远端有外向型挂钩，使其固定于气管壁上。也有不同型号的带膜支架可放置于气管或食管，用于治疗气管食管瘘。

2. Strecker 支架

由钽丝编织而成的网管状气囊扩张支架。导丝很细，通过纤维支气管镜置入，可把支架置入到很细的狭窄处。膨胀前直径为 6.0 ~ 7.4 mm，膨胀后直径为 8 ~ 20 mm，膨胀前后长度无明显变化，直径有 20 ~ 80 mm 不同型号。该支架配有专用的递送导丝，经硬气管镜和纤维支气管镜放置。新产品有更小型号的支架和带膜支架。

3. Wallstent 支架

由单根镍钛合金丝交叉编织的网管状支架，柔韧性好，对气管的剪切力小，极少引起管壁破裂。膨胀后长度变化较小，置入后允许用球囊扩张支架与管壁。

4. Ultraflex 支架

镍钛合金网管状支架，与 Wallstent 支架编织方法不同，其柔韧性更好，能适应各种管腔，但对管壁支撑力不如 Wallstent 支架。膨胀前直径为 6.0 ~ 7.4 mm，膨胀后直径为 8 ~ 20 mm。该支架配有专用递送导丝。新产品有更小型号的支架，也有带膜的支架。

5. Airway Wallstent 支架

带膜的 Wallstent 支架，带有聚氨脂包膜。膨胀性能良好。有不同型号，展开直径有 12 mm、14 mm、16 mm、18 mm 4 种，长度有 25 mm、30 mm、45 mm、60 mm 等多种。有两种支架置入工具：一种为可屈曲管状传送装置，可把支架压缩变长后安放在传送器上，可在透视下放置；另一种为硬质性传送器，由一种特殊的硬质支气管镜置入，用于封闭瘘口或较细的狭窄。

6. 国产镍钛记忆合金支架

具有多种规格，也有带膜产品。备有支架置入器，可在纤维支气管镜下放置，效果良好，价格便宜，较适合我国的国情。

（三）混合型支架

1. Novastent 支架

这是硅酮支架的改进型，该支架由含有较小的镍钛合金环和硅酮薄片组成。支架两端外壁上有硅酮带，用以防止支架置入后移位。放置后可自行膨胀至所设计的直径。该设计弥补了 Dumon 支架抵御高强度压力不足的缺点。该支架需要在全身麻醉下借助硬支气管镜放置。

2. Rush 支架

这是 Y 形聚硅酮支架的气管前及侧壁有马蹄铁形钢质支撑架，支气管、隆突段为聚硅酮。支架相对柔软，形成类似气管的空气动力学作用，便于气管分泌物的排出。该支架需在特殊设置的硬镜下放置，价格较昂贵。

（冯继东）

第二节　气管支架置入方法

一、气管支架置入的适应证

放置气管支架的目的是维持气管一定的口径，保障通气，保持正常的肺功能。故对于各种原因造成的气管口径缩小，不能维持正常通气功能的气管狭窄，采用其他方法不能治疗或不适合治疗时，均可采用支架治疗。恶性肿瘤不适合手术及其他方法治疗时，置入支架可以维持通气，延长生命。良性气管狭窄的治疗原则是，无论在什么时候，只要手术治疗可行，则予以手术治疗。相当一部分良性狭窄的患者对激光、扩张疗法反应良好。良性气管狭窄置入支架在解决气道通气的同时，更应关注置入后的远期疗效，多主张选用能取出的支架，特别是对于预计生存期较长的年轻患者。

（一）恶性疾病所致的气管狭窄

（1）气管恶性肿瘤、纵隔内转移淋巴结或纵隔肿瘤造成气管外压性狭窄而又不适合手术治疗者。由于气管黏膜正常，受压部分气管置入支架膨胀后，仍能发挥正常作用，疗效较好，而且支架造成的并发症不多。

（2）恶性肿瘤浸润气管壁，向腔内生长，造成狭窄，且不适合手术者。对于肿瘤病变可先采用激光、冷冻、放疗，而后在原阻塞部位放置支架，维持气道的连续和通畅。放入支架后应继续接受气道内、外放疗，以维持疗效。

（3）气管肿瘤或食管肿瘤并发气管食管瘘，不适合手术治疗者，采用带膜支架置入可封堵瘘口。

（二）良性疾病所致的气管狭窄

1. 结核

气管内膜结核造成的狭窄是良性狭窄的常见原因，但发生率远低于支气管部位。患者多有结核病史并经过系统的抗结核药物治疗，在治疗后期或给药后逐渐出现呼吸困难，纤维支气管镜检查发现气管狭窄，狭窄可通过手术或置入支架获得良好的治疗效果。

2. 气管内插管或切开

主要是由于气管导管对气道壁的长时间压迫造成气管壁缺血、溃疡、软骨损伤，或急诊情况下插管造成创伤，愈合过程中肉芽组织增生或瘢痕形成，导致狭窄。

3. 创伤

复杂的气道撕裂伤在愈合过程中形成瘢痕狭窄。气道热烧伤、化学试剂腐蚀、放射性损伤等造成气管狭窄。

4. 气管软骨软化

多见于手术中发现的局部气管软骨软化，如巨大甲状腺长期压迫，这种情况应在术中切开气管放置支架。少见的疾病有气管淀粉沉积症、多发性气管软骨炎、气管囊性纤维性骨炎等。

5. 气管食管瘘

导致气管食管瘘的良性疾病见于食管憩室炎、食管化学烧伤、食管结核等。

6. 其他

少见的气管狭窄原因有气管炎性肉芽肿、韦格纳肉芽肿、纵隔纤维化和肺移植后的气管吻合口狭窄等。亦有报道由于不同原因的肺动脉高压造成气管外压性狭窄。

（三）气管狭窄的预防性治疗

（1）术中出现气管管壁大块缺损者，可采用气管周围组织修补，为防止成形部位塌陷、狭窄，气管腔内可短期内留置支架。

（2）自体组织再造气管手术为适应气管内压差变化，防止再造气管塌陷，常在腔内暂时留置支架。

（3）气管袖状切除术后吻合口部分裂开，因局部张力强，往往不适合再次行手术吻合。放置支架既能够封堵吻合口瘘，又具有防止肉芽组织向腔内生长造成狭窄的作用。

二、气管支架的置入方法

置入支架前首先通过胸部 X 线摄片、CT、MRI 及纤维支气管镜测量患者气管的长度、口径，确定病变的部位、范围，病变下缘到隆突和支气管开口处的距离，病变上缘到声门的距离，以选择合适的支架。在支气管镜检查时要了解狭窄状况，将纤维支气管镜小心地通过狭窄处，或在局部轻轻扩张后进入。

采取的麻醉方法主要是全身麻醉和咽部喷雾麻醉。用硬质支气管镜置入支架时应采取全身麻醉；在纤维支气管镜下操作可采用咽部喷雾麻醉。在支架置入过程中由于会出现气道完全阻塞而失去通气作用，患者表现为通气功能暂停。因此，为防止意外，操作时必须采取适当的措施，保证通气和氧合，同时应由训练有素的护士及技师协助。对声门下重度狭窄者，应备好气管切开包。置入支架开始前应加深麻醉，并吸入高浓度氧气以提高血氧饱和度。

气管支架置入主要采取 3 种放置方法：借助硬质支气管镜、纤维支气管镜和手术放置。

（一）用硬质支气管镜放置支架

1. 聚硅酮支架

适用于多种类型的支架。放置支架前先用纤维支气管镜吸出气道内的分泌物及坏死组织，然后用一种特别设计的支架置入工具放置支架；也可以用气管内插管或引流导管做推进杆来完成；或把支架套在硬质支气管镜的斜面末端，把硬质望远镜置于气管管腔内，达到适宜位置后，再推动望远镜把支架放置在狭窄部位。放置支架的两端应超出狭窄边缘 1 cm 左右，以防止肿瘤或肉芽组织过度增生造成再狭窄。支架放置后注意纠正位置，勿偏斜。如果支架扩展不全，则可用较小口径的硬质支气管镜或气囊导管进行扩张。有时支架处于不全扩张状态，在 24~48 h 后可逐渐展开。最好选择能置入的最大直径支架，这样可减少支架移位，如发现置入支架过小，不能很好地固定在狭窄处，应及时更换。支架置入完成后，再进行一次纤维支气管镜检查，明确气道是否完全通畅、开放，有无出血，检测患者血流动力学稳定后，拔除硬支气管镜，术后近期内给予糖皮质激素及抗生素治疗。

2. 金属支架

球囊扩张支架通常在硬质支气管镜下放置。插入硬质支气管镜后接呼吸机行机械通气，通过硬质镜置入纤维支气管镜至狭窄部位，经纤维支气管镜送入金属导丝。借助导丝导入带球囊的支架至狭窄部位，定位准确后扩张球囊、膨胀支架。支架膨胀的全过程可在纤维支气管镜直视下进行。支架膨胀满意后，球囊减压、去除。再用纤维支气管镜观察，管腔畅通则完成操作，如远端仍有狭窄，可再补加支架使管腔通畅。

（二）用纤维支气管镜放置支架

1. 聚硅酮支架

在不适合采取全身麻醉时可采用此方法，仅适用于直管式支架。放置支架前应先对气管狭窄进行扩张。先把气管内插管或引流管作为支架推进器套在纤维支气管镜上，再套入支架，用1根丝线系在支架远端，用于调整支架位置，该丝线附在支气管镜上。经口腔插入支气管镜，进镜到合适位置时，把支架推至狭窄处。支架位置稳定后，再用支气管镜检查，明确支架位置是否妥当，支架过浅或过深均可用推进器和丝线再调整。支架位置合适后，退出纤维支气管镜、推进器和丝线。

2. 自膨胀金属支架

多经鼻腔插入纤维支气管镜，在X线监视下根据纤维支气管镜进入深度进行气管狭窄部位近端和远端体表定位。自镜内进入导丝越过狭窄部位。将镍钛支架放于0℃冰水中使其变软，在X线监视下沿导丝送至狭窄部位。支架遇热膨胀后，再用纤维支气管镜观察支架是否膨胀良好。该方法简单、费用低，但对患者刺激较大，部分患者咳嗽反射强烈，易导致定位不准确，有一定危险，需引起高度重视。

（三）手术切开气管放置支架

1. 颈部气管切开放置支架

适用于聚硅酮T形或Y形支架。因T形支架的一侧支需要经颈部气管切开处引出。多在局部麻醉下切开气管置入T形支架，可用止血钳先送入较长的一支，再折曲另一支置入。

2. 经颈纵隔或右侧剖胸气管切开放置支架

对于气管下段、隆突部肿瘤向腔内生长造成严重梗阻的患者，放置支架特别是采用不能回缩的聚硅酮支架，有出血和造成窒息的危险，如不能采用硬质支气管镜放置，可进行手术切开气管放置支架。该方法最大优点是，直视下在切除肿瘤的同时放置支架，部位可靠，安全性好。对于手术中证实不能切除的气管肿瘤，可在切除气管腔内肿瘤部分后留置支架，减慢发生再狭窄的进程。

支架置入后注意临床观察，定期进行胸部X线摄片及纤维支气管镜检查，以便及时发现支架移位、肺不张或阻塞性肺炎。对痰液阻塞、肉芽组织过度生长、肿瘤长入等情况早期进行处理。支架置入后，嘱患者每天用生理盐水雾化吸入湿化气道，采用超声雾化方法更好，可减少气道分泌物阻塞，并能够增强呼吸道黏膜清除痰液的能力。

三、气管支架的并发症及处理

气管支架置入的并发症文献报道在10%～20%，少有死亡的报道。

（一）术后近期并发症

1. 咯血

置入支架后，患者会因支架处气管黏膜撕裂出现咳痰带血或小量咯血。咯血多在1周内消失，如发生反复性多量咯血，应进行纤维支气管镜检查，并采取止血措施。

2. 气胸或纵隔气肿

置入支架后，患者喘憋症状很快好转，如果患者出现呼吸困难再加重，应考虑到发生气胸的可能。进行胸部X线摄片检查可发现胸腔内积气，一般积气量较少。积气量较多或患者呼吸困难明显时应进行胸腔穿刺或闭式引流。纵隔气肿的发生率要高于气胸，因气管撕裂处的纵隔胸膜多保留完整，表现为胸骨上窝、锁骨上区皮下气肿，气体可在几天后自行吸收。严重的纵隔气肿，患者呼吸困难，颈、颜面部甚至胸、腹部皮下多量积气，急救的方法是在胸骨上窝、锁骨上区皮下切开减压，同时吸氧，应用抗生素。预防的方法是对于较严重的浸润气管壁的肿瘤，宜选择直径较小的支架。

3. 支架移位

与选择支架过小、长度不足、未超出狭窄部位两端等因素有关。病情允许的情况下，应在纤维支气管镜下观察，进行支架位置调整或补加支架。

4. 心力衰竭

与长期气道狭窄、置入支架时引起缺氧时间过长、全身麻醉后心脏负荷增加有关。术后维持机械通气、抗心力衰竭治疗多数能够治愈。

5. 支架置入后再狭窄

多见于肿瘤患者，支架置入48 h内，因支架膨胀后压迫肿瘤组织，造成坏死，局部分泌物滞留堵塞支架。纤维支气管镜下检查发现支架表面覆盖一层厚的白膜状坏死组织堵塞管腔，应紧急疏通支架内腔，改善通气。

（二）术后远期并发症

一般指置入支架2周以上发生的并发症，发生率高于近期并发症。

1. 支架移位

使用聚硅酮支架其移位发生率明显高于金属自膨胀支架。原因有：气管肿瘤病变的发展造成支架近端或远端形成再狭窄，挤压支架造成移位；部分恶性肿瘤化疗或放疗后体积缩小，支架也可以发生移位。无论良性病变或恶性肿瘤患者，剧烈、持续咳嗽均可以引起支架移位。另外，支架型号选择不对也是支架移位的常见原因之一。一般良性非肿瘤性气道狭窄比肿瘤性气道狭窄更易发生支架移位，这可能与肿瘤生长的挤压固定作用有关。支架移位一般不会立即危及生命。向远端移位时，可造成狭窄、复发或阻塞一侧支气管而影响通气；支架向近端移位时可出现咳嗽、声音嘶哑及失音等。有时支架被咳出或卡在声带之间，此时应立即用硬质支气管镜或纤维支气管镜进行处理。发现支架移位，可进行复位，复位不成功时取出支架，需要时再置入，或更换其他类型支架。对于部分声门下狭窄，需要放置聚硅酮支架的患者，因为支架不易固定，采用缝线外固定，是一种防止支架移位的理想方法。

2. 支架腔内肉芽或肿瘤组织生长

主要发生于金属网状支架。增生的肉芽、肿瘤组织可通过支架壁上的网眼向管腔内生长，形成新的狭窄，尤其在继发感染情况下更易形成肉芽组织。使用金属带膜支架或聚硅酮支架亦可在支架两端形成肉芽肿，而且易发生分泌物潴溜。肉芽组织形成后，应用激光、电灼等消融技术可有效地去除这些多余组织。对于肿瘤过度生长者，镜下去除肿瘤，再配合管腔内放疗，效果较好。部分患者可采取再置入一个更大型号的支架来解除梗阻。

3. 支架远端分泌物阻塞

气管腔内置入的支架影响局部气管黏膜纤毛上皮运动和气道的舒缩功能，不利于分泌物的排出，可出现支架管腔被黏液性或脓性分泌物阻塞，同时可伴有支架远端气道、肺内炎症。其中以聚硅酮和带膜金属支架为多见。如果患者年龄大、肺内病变严重、肺功能差，则分泌物更难排出。因此，对于排痰无力者，尽早用纤维支气管镜吸痰，同时应用抗生素治疗。为了预防分泌物引起气道阻塞，应鼓励患者咳嗽，经常给予雾化吸入以湿化气道。

4. 出血

支架的两端与气管黏膜摩擦可引起咯血，一般量较小。而支架压迫周围大血管造成侵蚀、糜烂时可发生大出血，十分凶险。其中以金属支架发生率高，与选择的支架型号过大有关。该并发症病死率极高，临床上只能预防，放置金属支架时宜选用型号相对小的金属支架，以减少支架过度膨胀造成对气管壁的损害。

5. 瘘管形成

与支架本身压力、感染、病变发展等有关，多见于金属网状支架。对瘘管多采用局部搔刮、瘘管切除等治疗措施，但有些患者因支架作为一个感染源存在，长时间不能治愈。

四、总结

用支架治疗中心性气道狭窄已经是一个比较成熟的技术，是较为安全、简便、有效的治疗手段。但是术后并发症发生率仍较高，有些并发症很难预防和处理。作为一种介入治疗技术，操作技术娴熟，适应证及支架选择合适，将会减少并发症的发生。支架对于造成气道狭窄的良性与恶性疾病的治疗目标有所不同，疗效差异较大。气管良性疾病所致气管狭窄不适宜手术治疗，或采用支架置入治疗能够达到满意效果者，放置支架不仅要改变气道狭窄，而且应考虑到远期疗效和并发症等。需要短期内放置者，应使用易取出的聚硅酮支架或带膜金属支架。恶性疾病所致的气管狭窄，放置支架的目的是挽救生命，提高生存质量。放置支架后配合腔内照射治疗，可获得较满意的效果。另外，对于恶性肿瘤所致的气管狭窄，也有成功使用具有放射功能金属支架的报道。今后随着临床应用气管支架病例的增多，不断积累经验，以及新材料和新工艺的不断问世，相信将会有更多类型、适合于不同气道疾病的支架出现，以满足临床的需要。

（张　楠）

第六章

肺部手术

第一节 肺切除术

肺切除术是临床上常用的治疗手段，其中最多采用的是肺叶切除术。掌握肺的解剖和生理功能是完成手术的关键（图6-1）。

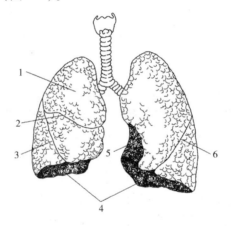

1. 右肺上叶；2. 水平裂；3. 斜裂；4. 肺下叶；5. 左肺上叶；6. 左肺叶间裂

图6-1 肺的外观及肺裂

肺切除术是治疗肺部疾患的一个重要手段。肺切除术成败的关键在于肺血管的处理。肺血管壁较体循环血管壁脆弱，容易撕破，尤以肺动脉为著；近心脏的大的肺静脉损伤时，由于负压的吸引，可产生严重的空气栓塞；肺血管与心脏直接相通，一旦大出血，心排血量迅速降低，易导致心脏停搏。因此，要求肺切除术的操作一定要轻柔、谨慎、细致和准确。

肺切除的范围要根据肺部病变的性质、部位和累及肺组织的范围而定，一般可分为全肺切除、肺叶切除、肺段切除、楔形或局部切除。在特殊情况下可做扩大性切除，如胸壁、胸膜、心包、膈肌、左心房及上腔静脉的一部分或全部一并切除。肺切除术的总原则是病变要彻底切除，同时要尽可能保留更多的健康肺组织，这不但有利于患者术后的呼吸功能，也为再次行肺切除手术留下余地。

一、适应证

（1）肺先天性畸形，如肺隔离症、肺动静脉瘘。

（2）肺细菌感染性疾病，如支气管扩张症、肺脓肿。

（3）肺结核，如空洞型肺结核、结核性支气管扩张、结核球、损毁肺。

（4）肺真菌病，如肺隐球菌病。

（5）肺寄生虫病，如肺包虫囊肿。

（6）巨大或多发性肺大疱压迫正常肺，严重影响肺功能。

（7）肺良性肿瘤，如错构瘤、炎性假瘤。

（8）肺恶性肿瘤，特别是支气管肺癌。

二、禁忌证

（1）重要脏器功能不全，特别是心功能不全难以耐受开胸行肺切除者。

（2）恶性肿瘤晚期，难以切除或切除后效果不理想者。

（3）伴发其他不适应外科大手术疾病，如出血性疾病者。

三、术前心肺功能评价

（一）肺呼吸量测定

较重要的是第 1 秒用力呼气容积（FEV_1）。它的下降提示患者有阻塞性通气功能障碍，术后更易发生肺部感染等并发症。不同切除范围的肺功能要求：全肺切除者 $FEV_1 > 2.0$ L。肺叶切除者 $FEV_1 > 1.0$ L。楔形或肺段切除者 $FEV_1 > 0.6$ L。此外，最大通气量（MVV）也是常用指标，若 MVV 实测值/预计值百分比分别 $> 55\%$、40% 和 35%，则可分别行全肺切除、肺叶切除和楔形或肺段切除。如果 MVV 实测值/预计值百分比 $< 50\%$，手术危险性较大，应尽量保守或避免手术，30% 以下者禁忌手术。

（二）弥散能力

一氧化碳弥散量（DLco）反映了患者可利用的肺泡膜面积、厚度（距离）、完整性及肺毛细血管容积。若 DLco 实测值/预计值百分比 $< 60\%$，无论其他指标如何，都不应行肺切除手术。虽然弥散能力差的患者手术危险性较大，但它对术后远期生存率并无影响。DLco 作为术前评价的独立指标尚需进一步研究。

（三）动脉血气分析

与动脉血氧分压（PaO_2）相比，动脉血二氧化碳分压（$PaCO_2$）更重要。若 $PaCO_2 > 45$ mmHg，手术危险性很大。动脉血气分析对评价手术耐受力有一定参考价值，但不能据此决定患者能否手术，应综合考虑，权衡利弊。

（四）放射性核素定量肺扫描

最常用的是 ^{99m}Tc 大颗粒聚合人血白蛋白肺灌注扫描，能估计被切除肺占全肺血流灌注的比例，从而较准确地预计术后保留的肺功能。此外，还可做 $^{99m}TcDTPA$ 气溶胶肺通气显像定量分析，以了解分侧肺通气百分比。一般使用的公式是：FEV_1（术后）＝ FEV_1（术前）×（1-所切除肺组织的功能比例），并认为 FEV_1（术后）为 0.8 L 是手术患者可接受的最低值，此水平以下二氧化碳潴留较易发生，且运动耐受力也大大降低。

（五）运动试验

登楼试验及定时行走距离试验是较早用于临床的运动试验。登楼试验若 >44 级且 6 min 步行超过 1 000 m，手术较安全。这两种试验的优点在于简便易行且无须特殊设备。不足之处是标准难以统一，受主观因素影响，准确性欠佳。

（六）心肺运动试验（CPX）

心肺运动试验是评价运动耐受力机制及其限制因素的一种独特方法。它使受试者通气量、摄氧量、二氧化碳排出量及血流量都增加，在某种程度上与肺切除手术对患者施加的负荷相似，因此，能反映生理负荷下人体呼吸、循环、代谢等方面的反应和功能储备，比登楼及行走试验更客观准确，近年来日益受到人们的重视。CPX 包括极量和次极量运动两种。次极量运动试验能更好地为心肺功能不佳的老年患者所耐受。

（七）术前心肺功能的综合评价方案

患者应首先进行常规肺功能检查，包括肺呼吸量测定、弥散能力、动脉血气分析等。上述试验表明肺功能较差的患者应行进一步检查，如分侧肺功能试验和心肺运动试验。术前综合评价方案可以避免将一些心肺功能尚可的患者排除在手术之外，又能确保手术安全性。

四、肺切除术的基本操作

（一）体位及切口

侧卧位及仰卧位是肺切除术最常应用的体位。肺切除术常用的切口介绍如下。

1. 后外侧切口

后外侧切口对术野显露最好，对肺下叶或全肺切除，以及估计胸内粘连较多的患者最为适宜。此切口的缺点为切断胸壁肌层较多、创伤较大、出血较多、费时。另外，由于侧卧位，健侧肺在下方受压挤，对呼吸功能差的老年患者不利。

2. 前外侧切口

此切口虽然术野显露较后外侧切口差，但可顺利完成肺上叶或中叶的切除，并有损伤胸部肌肉少、失血少、进胸快的优点。由于仰卧位对健肺干扰小，更适用于年老、呼吸功能不全的患者。

3. 腋下切口

这一切口的优点是美观、创伤小，基本不切断任何肌肉。适用于周围小病变的局部切除及异物摘除术。

4. 胸骨正中切口

主要适用于双侧肺转移瘤的切除。

（二）胸膜粘连的处理

切口达壁胸膜时先用刀将其切开一小口，如果肺与胸膜无广泛粘连，则可见肺略萎陷，即可用电刀向前后方扩大胸膜切口，安置开胸器。如果有粘连，应将切口上下的粘连分离 4 cm，再放入开胸器，撑开肋骨显露术野后，继续分离其余的粘连。粘连一般可分为 3 种类型。

1. 膜片状粘连

一般较疏松，不含血管，以手指或纱布团钝性分离即可。对较厚的膜片粘连，应钳夹后切断、缝扎，以防止出血。最好的处理方法是应用电刀，边切边电凝处理。

2. 条索状粘连

细小的条索常不含血管，可直接剪断或电灼断。较粗大条索多含有血管，应在钳夹后剪断并结扎或缝扎。

3. 胼胝瘢痕性粘连

长期粘连后，粘连组织增厚，呈骨样坚硬，按以上方法无法分离，并容易穿破，进入病灶。因此，对接近病灶的瘢痕性粘连，应采取胸膜外进路的剥离方法。在紧密粘连附近将壁胸膜切开，提起胸膜边缘，在胸膜外疏松的胸内筋膜层进行钝性分离，直至全部紧密粘连均脱离胸壁。胸膜外剥离方法有时容易，有时却极费力。剥离后创面的出血点可用热盐水纱布垫压迫止血或电凝止血。肺癌患者当肿瘤累及壁胸膜时，也可采取胸膜外进路的剥离方法。

粘连剥离完毕，必须反复观察止血是否彻底。一部分术后出现血胸的原因是由于粘连处止血不够彻底所致。

分离粘连时应做到完全游离肺叶周围，术者手指可以绕过肺门而控制肺根部大血管。

（三）开胸探查

在充分游离胸内粘连后，才能对胸内脏器和组织做仔细的探查，确定肺部病变部位和范围，初步估计其性质，并判断能否切除以及手术的种类。除非病变在肺门部呈冻结状，无法解剖血管，一般均应尽量争取切除。有时要打开心包，证明仍无法切除时，才放弃手术。

（四）肺裂的处理

发育完全的肺裂比较少见。由于炎性粘连或先天发育不全，肺裂常不全，一个肺叶的部分肺组织与邻近肺叶粘连或融合在一起。在切除肺叶时，应先将粘连或融合的肺组织分开。肺裂间的疏松粘连钝性分开即可。如果为融合的肺组织，则须钳夹剪开、断面缝合，或用切割缝合器处理。

有时肺裂处融合太厚实，为了减少手术时间及避免意外出血，可先处理肺血管及支气管，然后提起支气管的远侧残端，令麻醉师膨肺，即可清楚地看到萎陷切除肺与健康肺的界限，此即肺裂所在，用钳夹切断，再用缝扎法处理或用切割缝合器处理就很容易了。

（五）肺血管的处理

全肺或肺上叶切除应先在肺门处打开纵隔胸膜，下叶或中叶切除则先打开肺裂间的胸膜，解剖肺血管。一般先处理肺动脉，再处理肺静脉。有人主张肺癌切除时先处理肺静脉，再处理肺动脉，以防止瘤细胞在操作过程中被挤压进入血液循环。

肺血管暴露后，提起血管鞘，用电刀或剪刀纵行剪开，然后钝性分离血管，用力的方向与提起血管鞘的方向相反。血管的后壁先用手指游离，然后再通过直角钳，这样比较安全、有效。血管完全游离的长度尽可能在 1 cm 以上（图 6-2）。肺血管切断可采用以下 3 种方法。

（1）用直角钳带过丝线，在近端及远端各做一次结扎，再在近端加一缝扎，然后在缝扎线的远端切断血管。为防止远端结扎线脱落、出血，可在切断肺血管前将远端肺血管钳夹，切断肺血管后将其贯穿缝扎。这种方法适合于血管有足够长度的患者。

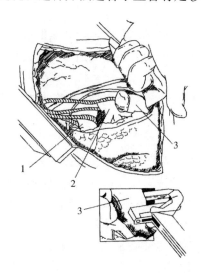

1. 下肺静脉；2. 上肺静脉；3. 肺动脉

图 6-2　处理肺静脉和肺动脉

（2）如果肺血管游离不出足够的长度，可用无创伤血管钳夹住血管，中间切断，两端均予连续缝合。

（3）器械缝合切断法：肺血管近心端用血管缝合器关闭，远心端以血管钳钳夹，中间切断。优点是缝合牢固，不会发生结扎法所遇到的缝线滑脱及大出血，特别适用于肺血管暴露较短的情况。另外，如果用于肺动脉的处理，则肺动脉残端没有血液涡流，不会形成血栓，有利于减少术后肺动脉栓塞这一致命性并发症发生的机会。

（六）支气管的处理

肺血管结扎切断后即应解剖相应的支气管。支气管游离不宜太光滑、太长，以免影响支气管残端的血运。支气管动脉有两支，位于支气管壁前后，可先将其结扎、切断，也可在支气管切断后再钳夹止血。支气管切断平面应选择在距分叉 0.5 cm 处，避免残端过长，形成盲袋而导致感染。闭合支气管残端有以下各种方法，根据术者习惯及手术条件选用。

1. 间断缝合法

最为常用的方法。在预计切断的支气管远端用气管钳夹住，麻醉师加压证实为应切除的肺后，在预计切断线两侧各缝 1 根牵引线，用纱垫保护周围组织，然后用刀切断支气管，此时可采取一次切断、开放缝合方式或边切边缝的方式。进针处距切缘 0.4 cm，针距约 0.2 cm。开放式缝合一般先在残端中点缝合 1 针，再向两侧加针。缝合以达到严密闭合支气管残端为原则。打结用力要适当，防止过紧使缝线切入支气管组织中，造成过早脱落，不利愈合。在缝合过程中，应不断用吸引器吸走由支气管腔内溢出的分泌物，避免污染胸腔。

2. 支气管缝合器缝合法

这是利用订书机原理的双排金属钉的缝合机器。在预计切断支气管的平面处，夹住支气管，猛力合住把柄，即可将钉针穿透支气管组织及闭合支气管腔。机械缝合简便、牢靠、省时省力，且不易污染术野，特别适用于全肺切除术。金属钉（钽钉）的组织反应小，术后不易发生支气管残端瘘。肺癌手术时应先清除支气管旁淋巴结，再行支气管缝合器缝合。

3. 支气管结扎法

在预计切断支气管平面的近端用直角钳夹住，远端用支气管钳夹住，于两钳之间切断支气管，移去病肺。用 7 号丝线在直角钳近端贯穿结扎。有时须补加间断缝合数针。这种方法节省时间，也减少了对术野的污染。

支气管残端闭合后，请麻醉师加压呼吸，以检查残端闭合是否严密。若有漏气，应补缝一针或数针，或喷涂纤维蛋白胶。有学者主张，无论漏气与否，都应常规应用纤维蛋白胶，以预防支气管残端瘘。最后，支气管残端用附近的组织，如胸膜、奇静脉、带蒂的肌瓣或心包脂肪、心包及肺组织包埋。这对接受了术前放疗的肺癌患者、支气管内膜结核或痰结核菌阳性的患者更为重要。

（七）关胸

全肺切除后，原肺占据的胸内空间，可由于膈肌上升、纵隔移位、胸壁下陷以及胸腔积液机化而逐渐消失。肺叶切除后，余肺还可代偿性膨胀。因此，肺切除术后的残腔一般不成问题。但在肺上叶切除后，应常规将下肺韧带松解、切断，以利于下肺叶上移，填补胸顶残腔。

五、手术步骤

（一）全肺切除术

全肺切除术的手术死亡率明显高于肺叶切除术，因此，应在病灶能完全、彻底切除的前提下，尽一切努力通过支气管成形和（或）血管成形的办法行肺叶切除术。全肺切除术是在其他类型的手术都无法进行的情况下的最后一个选择。

1. 左全肺切除术（图 6-3）

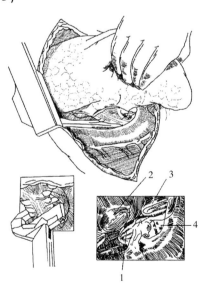

1. 左主支气管；2. 肺静脉；3. 肺动脉；4. 胸膜

图 6-3　左全肺切除术

右侧卧位，左后外侧切口，经第 5 肋间或第 5 肋床进胸，先探查以初步确定病变的性质、范围和可切除性。若为肺癌，且包绕肺门，还应在膈神经后方纵行切开心包进一步检查，注意尽量避免损伤膈神经。肺癌患者，探查发现以下情况时，有可能要施行左全肺切除术：左肺动脉近端受累，解剖和游离比较困难；斜裂内肺动脉被肿瘤和肿大淋巴结侵犯，使肺叶切除术非常困难；上、下肺静脉汇合处受累，须切除一小部分左房壁；左上、下叶支气管分嵴处广泛受侵，难以进行支气管成形术；一旦确定施行左全肺切除术，就可以开始解剖和游离肺门结构。主动脉弓为左侧肺门的上界标记。将肺向下、向后牵拉，在主动脉弓下缘下方切开纵隔胸膜，并向肺门的前后方延伸。切断并结扎通向肺门的迷走神经分支，再钝性解剖肺门的疏松组织，即可显露左肺动脉主干及左上肺静脉，按前述的肺血管处理方法解剖和游离出这两支血管。如果心包已经切开，则在心包内解剖和游离，并分别绕上一根牵引线。心包内和心包外联合起来解剖和游离，可增加肺血管完全游离的长度，使肺血管的处理更加方便和安全；将左肺向前牵拉，显露肺门后方，切断下肺韧带，解剖和游离左下肺静脉。如果心包已经切开，左下肺静脉同样也可在心包内解剖和游离，并绕上一根牵引线；肺门结构中，只要肺动脉和肺静脉能安全而顺利地解剖和游离出来，支气管的解剖和游离就不会有太大困难。可将肺向前牵拉，从肺门后方进行。注意尽量游离左主支气管至隆嵴水平；肺血管及支气管解剖和游离完毕，逐一对其进行处理。处理的顺序一般是先肺动脉，再肺静脉，最后切断支气管。但这不是一成不变的，应根据实际情况确定。原则上，应将最难处理的结构放在最后一步。肺血管和支气管处理的方法如前所述，医师可按照实际情况进行选择；左肺移出胸腔后，支气管残端用附近的纵隔胸膜包埋，切开的心包予以缝合，以防止术后支气管胸膜瘘和心脏疝的发生。

2. 右全肺切除术（图 6-4）

右侧卧位，右后外侧切口，经第 5 肋间或第 5 肋床进胸；先探查以确定右全肺切除的必要性和可能性。右全肺切除术的风险大于左全肺切除术，因此，做决定时更应慎重考虑。对于肺癌患者来说，出现以下情况时才施行右全肺切除术：右肺动脉近端受侵；巨大的中心型肺癌，累及 3 个肺叶；肿瘤及转移淋巴结能全部切除；心肺功能良好；年龄一般不超过 65 岁；决定做右全肺切除术后，就可以开始解剖和游离肺门结构。奇静脉为右侧肺门的上界标志。将右上、中肺向后、向下牵引，即可显露奇静脉。剪开奇静脉下方及肺门前方的纵隔胸膜，用血管钳夹持花生米大小的小纱布球（简称"花生米"）钝性分离胸膜下的疏松组织，即可找到右肺动脉主干和右上肺静脉。向肺动脉的近端解剖和游离，直至上腔静脉后方。按前述的肺血管处理法，用手指游离出肺动脉主干，并绕一根牵引线；解剖和游离上肺静脉，注意勿伤及深处走行的肺动脉；将肺向上牵引，切断下肺韧带，解剖和游离下肺静脉，并绕一根牵引线；肺癌患者当肿瘤侵及肺门时，有时须在膈神经后方切开心包，进行肺动脉和肺静脉的解剖和游离；肺动脉和肺静脉完全解剖和游离出来后，将肺向前牵引，暴露肺门后方。切开隆嵴下方的纵隔胸膜，用手指或钝直角钳解剖和游离右肺主支气管。有时须切断奇静脉，以利于主支气管的解剖和游离；依次处理肺血管和右主支气管。其顺序是肺动脉、肺静脉、支气管。但也可以先支气管，后肺血管，应依实际情况而定；支气管残端用纵隔胸膜（或奇静脉）覆盖，安装 1 根胸腔引流管，关胸。若心包已经切开，则应重新缝合。

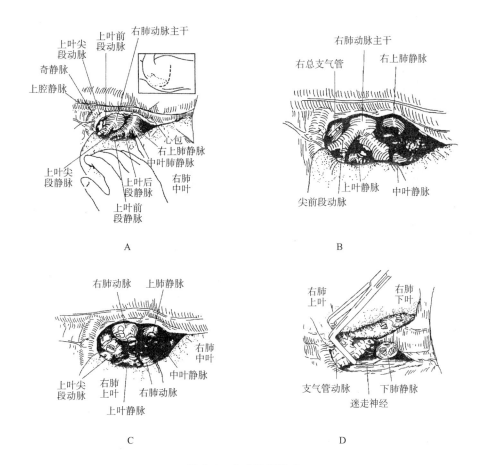

图6-4　右全肺切除术

A. 切开纵隔胸膜，切断结扎迷走神经分支；B. 分别结扎、切断右上肺静脉各支；C. 分别结扎、切断右肺动脉上叶尖前段各分支及主干；D. 切断右下肺静脉，夹支气管钳

（二）肺叶切除术

1. 右肺上叶切除术（图6-5）

右肺上叶的肺门结构比其他肺叶都复杂，其肺动脉分支变异较多。约80%的人右肺上叶前段与右肺中叶部分或全部融合。因此，施行右肺上叶切除颇费时，并须多加小心。

开胸后，在奇静脉下方、腔静脉外侧切开纵隔胸膜。然后在肺门前方、膈神经后方扩大此切口至上肺静脉水平。接着，在肺门后方、迷走神经前方延长纵隔胸膜切口至右中间干支气管水平。用"花生米"向上推移奇静脉，显露右主支气管和右上叶支气管。接着向下解剖，在奇静脉和腔静脉交界处常可发现一组淋巴结，这组淋巴结的下缘恰恰就与右肺动脉的上缘相邻。推开肺动脉表面的疏松组织，即可显露右肺动脉上叶尖、前段分支。将该动脉分支解剖和游离出来，在尖、前段动脉共干上行近心端结扎，远心端则分别结扎在尖段和前段分支上。若血管太短，处理有困难，可用电刀切开尖段和前段动脉表面的肺组织，延长其长度。右肺上叶尖、前段静脉常盖在右肺上叶前段动脉之上，若先将该静脉结扎、切断，则处理尖、前段动脉就更为安全和方便。90%的人从叶间肺动脉干上发出后段回升支动脉，如果斜裂完整，可经斜裂解剖和游离该支动脉。如果斜裂不完整，可先解剖、游离、结扎、切断上肺静脉,然后解剖叶间肺动脉干,并寻找回升支动脉。比较安全的途径是从解剖肺门后方开始,即切断迷走神经至右肺上叶的分支,结扎和切断上叶支气管动脉,然后解剖右肺上叶支气管的下缘。上叶支气管与中间干支气管交界处常有一淋巴结,将其推向远侧,上叶支气管的下缘即可清楚显露。上叶支气管下缘显露后,不要试图用直角钳从下缘游离上叶支气管,因为这样很容易损伤回升支动脉。应从上缘锐性解剖上叶支气管内侧面,接着用手指钝性分离,直至其下缘。上叶支气管完全游离出来后,用缝合器或用间断缝合法进行处理。钳夹上叶支气管远端,并将右上肺向前、向上牵引,就很容易解剖出叶间动脉干及后段回升支动脉,将回升支动脉游离、结扎、切断。偶尔在此附近还可遇到一支发自叶间肺动脉干的前段动脉,亦应将其游离、结扎、切断;分开上叶后段与下叶背段的斜裂,右肺上叶与中叶之间的水平裂也予以分开,向上、向前牵引右肺上叶,即可显露右上肺静脉及其分支。右上肺静脉与动脉的关系此时看得清清楚楚。注意保护中叶静脉,将上叶静脉游离、结扎、切断,完成右肺上叶切除术;切断下肺韧带,以利于中下叶向上膨胀,填充右上胸腔。为了防止中叶扭转,将中叶固定在下叶上(图6-6)。右上肺支气管残端用附近的纵隔胸膜或奇静脉覆盖。

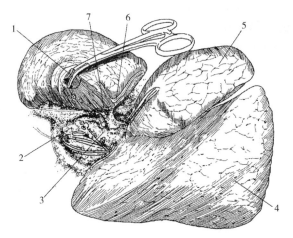

1. 右肺上叶支气管残端;2. 右主支气管;3. 叶间动脉;4. 右肺下叶;
5. 右肺中叶;6. 上肺静脉;7. 上肺静脉分支

图6-5　右肺上叶切除术

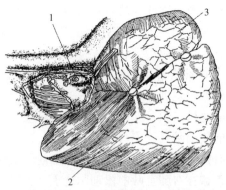

1. 中叶静脉;2. 右肺下叶;3. 右肺中叶

图6-6　右肺上叶切除后固定中叶与下叶

2. 右肺中叶切除术

过去，中叶切除术主要是为了治疗"中叶综合征"。由于钙化和肿大淋巴结常累及中叶动脉和支气管，再加上水平裂多不完全，故中叶切除术并不都很容易，个别情况下要事先控制右肺动脉近端主干。

在治疗肺癌时，右肺中叶切除术常与上叶或下叶切除术同时完成，而在治疗支气管扩张症时，则常与右肺下叶切除术一并进行。中叶与上叶切除同时施行时，中叶支气管和上叶支气管应分别处理，而与下叶切除同时施行时，则在上叶支气管的远端——中间干支气管一次处理。

开胸后，将右肺下叶向后牵拉，显露斜裂。在右肺中叶后缘与斜裂交界处向深处解剖，寻找叶间肺动脉干，此时常可遇到淋巴结。中叶动脉为 1 支或 2 支，偶尔为 3 支，恰在下叶背段动脉对侧，从叶间肺动脉干内侧面发出，将其游离、结扎、切断；将手术台略向后方旋转，显露肺门前方，解剖和游离中叶静脉，该静脉是上肺静脉的最下一个分支；结扎和切断中叶静脉后，就能较容易地解剖和游离中叶支气管。切断中叶支气管，近端间断缝合关闭，远端则用支气管钳夹住。牵拉支气管钳，在看清中叶与上叶的分界线后，钝性和锐性分离，或用切割缝合器将中叶与上叶分开，完成中叶切除术；缝合几针，将右肺上叶的糙面与下叶对合，以缩短术后漏气的时间。

3. 右肺下叶切除术（图 6-7）

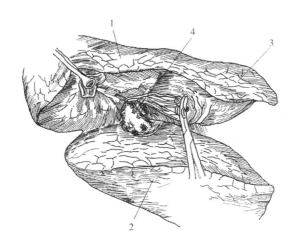

1. 右肺上叶；2. 右肺下叶；3. 右肺中叶；4. 中叶支气管

图 6-7　右肺下叶切除术

开胸后，将右肺上叶和中叶向前、下叶向后牵拉，显露斜裂，在斜裂和水平裂交界处切开胸膜，解剖和游离叶间肺动脉干。中叶动脉从叶间动脉干前内侧面发出，应妥善保护。与中叶动脉相对，下叶背段动脉从叶间动脉干后外侧面发出，有时为 2 支。最好先处理中叶和下叶背段动脉远侧的基底段动脉，该动脉总干较短，宜在其远端解剖和游离出它的 2 ~ 4 个分支，分别结扎和切断。之后结扎、切断背段动脉，注意勿损伤回升支动脉；将右肺下叶向前、向上牵引，切断下肺韧带直至下肺静脉下缘，该处常有 1 枚淋巴结。切开下肺静脉前后的纵隔胸膜，用"花生米"推开下肺静脉表面的疏松结缔组织，即可清楚地看到下肺静脉的走行。在下肺静脉与下叶支气管之间解剖，将两者分开，然后以手指分离，就可把下肺静脉完全暴露出来。扩大下肺静脉与下叶支气管之间的空隙，处理下肺静脉。下肺静脉心包外部分甚短，若用结扎法处理下肺静脉，最好解剖和游离它的背段和基底段2个静脉分支，在分支上结扎、切断，以保证下肺静脉的近心端有足够的长度，使结扎线不至于滑脱；最后解剖下叶支气管至中叶开口水平。钳夹下叶支气管。让麻醉师加压通气，观察中叶膨缩情况，在确认中叶支气管通气良好后，处理下叶支气管，完成右肺下叶切除术。

4. 左肺上叶切除术

左肺上叶切除术中最常遇到的解剖变异是肺动脉，其分支3～8个。为了手术的安全，可先处理舌叶动脉，然后处理肺动脉近端的尖、前段动脉，因为尖、前段动脉走行较短，解剖和游离时容易损伤，而且损伤后易累及肺动脉近端主干，引起致命的大出血。困难和复杂的左肺上叶切除术应先解剖和游离左肺动脉近端主干，并绕上一根阻断带，再开始处理各个分支，以防意外。细节如下。

开胸后，向前牵拉左肺上叶，在斜裂内解剖左肺动脉。若上叶后段与下叶背段之间的斜裂不完整，则应以缝合器或钳夹剪断法将其分开。沿着肺动脉向远端解剖，越过左肺上叶支气管后即可找到上叶后段动脉，该动脉恰在下叶背段动脉的对侧。上叶后段动脉的远侧是1支或2支舌叶动脉。将舌叶动脉和后段动脉分别结扎、切断。顺时针旋转和向下牵拉左肺上叶，解剖和游离出较短的尖段和前段动脉，分别结扎和切断；向后牵拉左肺上叶，用"花生米"推开左上肺静脉表面的疏松组织，解剖和游离左上肺静脉。左上肺静脉的后方为左上肺支气管，支气管周围有结缔组织，在结缔组织内解剖，很容易将肺静脉和支气管分开。左上肺静脉有3～4个分支，分别解剖、游离、结扎。左上肺静脉近端、心包外部分甚短，为安全起见，用缝合器处理比较理想。若没有缝合器，则用无创伤血管钳夹住，切断后残端予以缝合；向后剥离肺动脉，显露左上肺支气管，将支气管切断，移出左肺的上叶；切断下肺韧带，以利于肺向上膨胀，填充胸腔。

5. 左肺下叶切除术（图6-8）

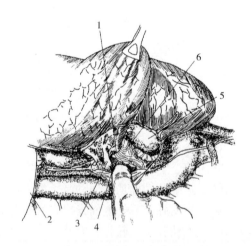

1. 左肺下叶支气管；2. 膈肌；3. 下肺静脉；4. 食管；
5. 上肺静脉；6. 上叶支气管

图6-8 左肺下叶切除术

开胸后，左肺上叶和左肺下叶分别向前和向后牵引，在斜裂内切开胸膜，解剖出左肺动脉。左下肺背段动脉从左肺动脉后外侧发出，一般在上叶后段动脉稍下方，有时为2支，将其解剖、游离、结扎、切断。然后沿斜裂向前解剖，在舌叶动脉的下方，可找到基底段动脉2~3支，分别结扎、切断。注意保护舌叶动脉。切断下肺韧带，将左肺下叶向前上方牵引，切开肺门后方的纵隔胸膜，解剖、游离和处理下肺静脉；最后解剖、游离和处理左肺下叶支气管，移除左肺下叶。

（三）肺段切除术

局限于一个肺段的病变，特别是良性病变，可行肺段切除术。其优点是最大限度地保留了健康肺组织，肺功能损失少，手术创伤小；缺点是操作复杂，技术上要求较高，若不熟练，术后并发症多，结果反不如肺叶切除术。因此，年轻的胸外科医师应慎重选择。

目前常做的是下叶背段、左上叶舌段切除术。

1. 背段切除术

右、左下叶背段切除术类似，故以右下叶背段切除为例叙述。

在斜裂和水平裂交界处剪开叶间胸膜及肺动脉鞘膜，解剖出右下叶背段动脉，结扎、切断；将肺下叶拉向前方，剪开下叶肺门后面的纵隔胸膜，显露下肺静脉，其最上一支为背段静脉，将其结扎、切断；在已切断的背段动脉的后下方，解剖出背段支气管，先以直角钳夹住，请麻醉师轻轻膨肺，钳夹正确时，则见背段肺组织不张，其余肺段膨胀良好。若加压时间长、用力大，背段肺组织可因侧支呼吸而膨胀，但停止膨肺后，其他肺段即见萎陷，而背段肺组织因支气管已钳夹，气体不能排出，故仍呈膨胀状态。证明无误后，将背段支气管切断、缝合；提起下叶背段，钳夹背段支气管远端，将背段肺组织向上牵扯，有助于背段与基底段界面的辨认。用切割缝合器沿背段与基底段的界面将肺组织分离，移除下叶背段。

2. 舌段切除术（图6-9）

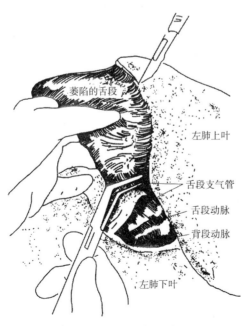

图6-9 舌段切除术

在斜裂内剪开叶间胸膜及肺动脉鞘，显露舌段动脉，分别游离、切断；在肺门前方解剖出上肺静脉，其最下支为舌段静脉，予以游离、切断。舌段支气管位于舌段动脉的后下方，将其游离、钳夹、膨肺证明无误后切断、缝合。牵拉舌段支气管的远端，辨认舌段与尖后、前段之间的界面，用切割缝合器将两者分离，移除左肺上叶的舌段。

（四）肺楔形及局部切除术

单肺通气技术的进步及各种各样缝合器的研制，使肺楔形切除术有代替肺段切除术的趋势。肺楔形切除术方法简单，不需要解剖血管和支气管。肺局部切除主要用于肺良性肿瘤或转移瘤的治疗。

1. 肺楔形切除术（图6-10）

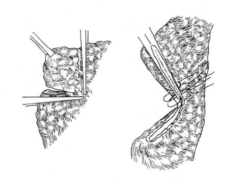

图6-10 肺楔形切除术

肺楔形切除即切除包括病变组织在内的三角形肺组织。一种方法是探查确定病变部位后，在病变组织的两侧1~2 cm处，从周边向肺中心斜行，夹上两把长血管钳，两钳尖部相遇，切除两钳之间的楔形肺组织，在两血管钳的近侧，贯穿全层肺组织做褥式间断缝合；另一种方法是采用缝合器行U形或V形切除，U形切除可保证病变组织的近侧缘被彻底切除。新型的缝合器缝合与切割同时完成，效果极好。

2. 肺局部切除术

用钳子牵引起病变组织，以其为中心，剪断周围肺组织，予以切除。出血处钳夹结扎止血。也可用电刀或激光切除，肺断面一般不出血、不漏气。

（五）支气管袖式肺叶切除术（图6-11）

支气管袖式切除术，又称为支气管成形术，是将有病变的支气管袖式切除一小段，然后重新吻合，不切除肺组织。

支气管袖式肺叶切除术是除进行支气管袖状切除外，同时还将连接该段支气管的肺叶一并切除，又称为支气管成形肺叶切除术。任何一叶肺组织均可行支气管袖式肺叶切除术，但由于解剖上的原因，临床上最容易和最常做的是右上肺袖式肺叶切除术（图6-12）。在为肺癌患者行支气管袖式肺叶切除术时，如肿瘤侵及肺动脉干，则可能要同时行血管成形术。也同样由于解剖上的原因，临床上最常做的是左上肺袖式肺叶切除及血管成形术。少数患者，特别是行右肺上、中叶及右肺动脉双袖式切除者，为避免支气管及肺动脉吻合口的张力，可将右下肺静脉切断，吻合到上肺静脉处，即移位肺叶切除术。

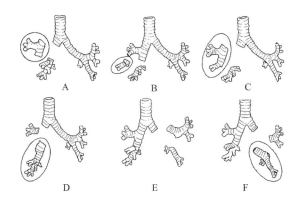

图 6-11　支气管袖式肺叶切除术

A. 右肺上叶袖式切除；B. 右肺中叶袖式切除；C. 右肺中上叶袖式切除；D. 右肺下叶袖式切除；E. 左肺上叶袖式切除；F. 左肺下叶袖式切除

1. 右肺上叶袖式切除术（图 6-12）

左侧卧位，右后外切口，切断下肺韧带，向上游离达下肺静脉水平；按常规处理右肺上叶动脉和静脉，完全分开水平裂及上叶与下叶背段之间的斜裂。在奇静脉下方及右上支气管远端分别解剖出右主支气管和右中间干支气管，用橡皮条围绕并牵引。将肺动脉钝性向前剥离，使其远离右中间干支气管，在两软骨环之间分别切断右主支气管和右中间干支气管，移出右上叶；肺癌患者支气管切缘的近端（主支气管）和远端（中间干支气管）均送病理科行冷冻切片检查。若报告为阳性，则要扩大切除，近端可能到达隆嵴，远端可能要切除右中叶。若冷冻切片检查为阴性，则着手行右主支气管与中间干支气管的端—端吻合；用 3-0 无创可吸收缝线行间断缝合。先缝合显露较差的一侧，始于软骨环和膜部交界处，腔外进针，由后向前行腔内缝合，缝至前壁时缝针从腔内出来，从腔外缝合软骨部。注意主支气管端针距（3~4 mm）比中间干端针距（2 mm）大一些，以克服两残端直径上的差异。吻合毕，恢复通气，向胸腔内灌注生理盐水，加压呼吸，观察有无漏气。若无漏气，吻合口用附近的胸膜或奇静脉包埋。

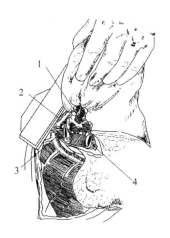

1. 右肺上叶支气管内肿瘤；2. 奇静脉；3. 右主支气管；4. 中间干支气管

图 6-12　右肺上叶袖式切除术

2. 左肺上叶支气管、血管成形术（图6-13）

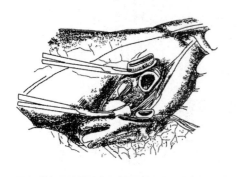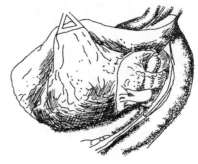

图6-13 左肺上叶支气管、血管成形术

右侧卧位，左后外切口。切断左下肺韧带，向上游离至下肺静脉水平；分开斜裂，找出左上肺动脉各分支。将未被肺癌或转移淋巴结侵及的各动脉分支按常规方法游离、结扎、切断；然后游离受侵肺动脉干的近心端和远心端。用无创伤动脉钳先阻断近心端，向远心端肺动脉内注入肝素溶液（100 mg/200 mL）20~40 mL后，阻断下肺静脉，以免血液倒流。肺动脉干行袖式切除，肺动脉干远端不用阻断；常规处理左上肺静脉后，着手行支气管成形术。解剖左主支气管及左上肺远端的支气管（中间干支气管），根据支气管受侵的范围，在适当部位分别切断左主支气管和中间干支气管。由于左中间干支气管很短，因此，切断时一定注意不要伤及下叶背段支气管；左上肺移除后送冷冻切片检查，若支气管的两切缘均无癌组织，则进行左支气管吻合。在左侧，主动脉弓挡住了左主支气管，有时要切断2~3对肋间动脉及动脉韧带，游离主动脉弓并向前牵引，才能很好地显露左主支气管并顺利地进行支气管吻合。但极少数患者切断肋间动脉可引起脊髓缺血、瘫痪，要警惕！最后行肺动脉端—端吻合。

（宁尚波）

第二节 肺结核手术

中华人民共和国成立之后，我国结核病的发病率明显下降。但自20世纪80年代后期以来，全球结核病疫情逐渐上升，形成卷土重来之势，结核病再次成为严重的公共卫生问题。因此，要控制结核病的流行，还需要做许多工作。

肺结核的外科治疗已有近百年历史。20世纪40年代之前，曾广泛应用萎陷疗法。在有效的抗结核药物链霉素、对氨基水杨酸钠、异烟肼、利福平及乙胺丁醇被发现后，选择性切除结核病灶才能安全进行。近年耐药菌株逐渐增多，肺结核的内科治愈率有所下降。结核内科医师对空洞型肺结核和结核球患者采用经皮肺结核空洞穿刺和经支气管镜注药等介入治疗，近期疗效明显提高，但是不足之处在于治疗过程长或需反复治疗，病灶吸收慢且不彻底，甚至在肺穿刺过程中，易合并大咯血和气胸，仍需外科处理。外科手术作为肺结核治疗的一部分，目前仍是我国消灭传染源和解决部分肺结核患者复治失败以及严重后遗症的一种有效治疗手段。目前，最常用的手术疗法是肺切除术，只是少数患者仍以胸廓成形术为宜，至于其他萎陷疗法，在 20 世纪 60 年代以后已极少应用。

一、肺切除术

（一）适应证

肺切除术主要用于对药物无效或毁损的结核病灶。

1. 空洞性肺结核

空洞性肺结核的手术适应证包括：①初治或复治者经抗结核药物规则治疗（约 18 个月）空洞无明显变化或增大，痰菌阳性者；②痰菌阴性，但有明显临床症状，如反复咯血、继发感染（包括真菌感染）等，药物治疗无效者；③不能排除癌性空洞者。

经长期或不规则化疗失败的病例，结核菌耐药，手术并发症高，故肺结核患者经过一定疗程药物治疗仍无痊愈可能且病情适合手术治疗的，应说服患者不失时机地转外科手术治疗，以免失去有利时机。有些结核空洞往往继发真菌感染，形成肺曲菌球，出现反复咯血，此类病变继续抗结核治疗已无价值，应以手术治疗为主。空洞性肺结核与癌性空洞难以鉴别时，可行剖胸探查术，术中冰冻病理检查，以确定是否做纵隔淋巴结清扫。有关手术方式，如病变仅累及一个肺叶而其他肺叶无病变，则以肺叶切除为主要术式，术后疗效很好。全肺切除的并发症和病死率均高于肺叶切除。肺叶切除后附加胸廓成形术的合理指征是术中胸腔污染、术后胸腔感染或可疑感染的支气管胸膜瘘。

2. 肺结核并发支气管扩张或狭窄

慢性肺结核病患者中，与病灶相通的支气管可并发结核，也可由于肺门淋巴结结核压迫、穿破支气管壁形成溃疡，此后瘢痕增生，造成支气管完全梗阻，引起肺不张。如部分梗阻，可形成张力性空洞。严重者引起支气管扩张，常呈现咳痰、咯血等症状，应做肺切除术。

3. 结核球

结核球是一圆形或椭圆形的干酪样坏死组织或结核肉芽组织，周围绕以纤维组织，一般与支气管不通，治疗意见尚不一致。有学者认为，只要痰菌持续阴性，不一定做手术治疗。小的结核球一般经长期药物治疗可逐渐吸收或纤维化、钙化，终至愈合。较大的结核球（直径2 cm以上）有时会溶解液化，形成空洞。如将切下的病灶行显微镜检查，即使术前某阶段痰菌阴性，也有89%的标本含有抗酸杆菌。所以，对较大的结核球，周围有纤维包膜，坏死组织内又无血管，药物难以渗入病灶，如并发咯血、痰菌阳转，说明病灶已活动或溃破，应施行肺切除术。

4. 肺结核病灶与肺癌并存

肺结核是肺癌发病的一个危险因素，其原因为：钙化的淋巴结直接刺激毗邻的支气管导致癌变；瘢痕体内和陈旧性病变中含胆固醇肉芽，胆固醇是主要的致癌物质；空洞壁的柱状上皮增殖性变化导致鳞状上皮化生致癌，等等。尤其是 20 年以上病史的肺结核患者发生肺癌的危险性是一般人群2.5 倍以上，且多为老年患者。当肺结核患者出现下列情况时应警惕并存肺癌：持续咳嗽，顽固血痰，肺内病变难以解释的气短且逐渐加重者；胸腔积液患者出现剧烈胸痛且积液增长迅速者；炎性改变于同一部位反复出现者。行纤维支气管镜检查很有必要。对于拟行手术治疗的老年肺结核合并肺癌的患者应积极、谨慎，在全身情况允许的条件下，对行肺叶切除可根治的患者应尽力争取手术。

5. 毁损肺

有广泛的干酪病变和空洞及纤维化的陈旧性肺结核病，病肺功能已大部分丧失，成为感染源，还可以引起咯血，并发支气管扩张及继发感染，应根据病情做肺叶或全肺切除。

6. 反复大咯血

咯血多由于空洞溃破，使支气管动脉破裂出血，大量咯血可危及生命。大量咯血指 24 h 出血量超过 600 mL，而严重咯血为 24 h 超过 200 mL。窒息是咯血致死的常见原因，而并非血容量减少。出血部位几乎均为空洞病灶，而出血来源于灌注肺空洞区的丰富的支气管循环动脉。为挽救患者，要及早行 X 线摄片检查或支气管镜检查以判定出血部位，急诊做肺切除术。在施行肺切除术之前，可采用双腔气管插管或在支气管镜检查时放入气囊导管选择性阻断一侧主支气管，也可急诊行支气管动脉造影注入吸收性明胶海绵，使栓塞破裂的支气管动脉止血，再做肺切除术。

7. 胸廓成形术后无效的病例

这些病例术后经长期休养及药物治疗，空洞仍不闭合，持续排菌或有咯血等，应建议肺切除术。

8. 其他

并发有结核性慢性脓胸者，应考虑肺切除或胸膜纤维板剥脱术。

（二）禁忌证

（1）结核病活动期，对侧肺或同侧其他肺叶有浸润性病变，大量排菌。体温、红细胞沉降率不正常，则不宜手术，应先行药物治疗，以免术后发生血行播散。所有计划做肺切除的患者术前均应行支气管镜检查以排除活动性近端支气管内膜结核，因为活动性支气管内膜结核会影响支气管残端的愈合，通常内膜结核可在术前经过化学治疗痊愈。

（2）术前需行肺功能测定，全肺切除者应做分侧肺功能测定。要根据平地行走的速度、上楼梯等临床指征，结合仪器测定的结果，全面评估肺功能。肺功能的可靠指标是最大通气量，术前最大通气量高于正常预计值的 70%，则手术较安全。术前最大通气量低于 60% 时，应慎重考虑肺切除术。

（3）有严重心脏病，如冠心病、哮喘及重度肺气肿；广泛的肺外结核病，药物难以控制者，某些重症使患者全身情况难以改善及不能延长寿命者均不应做肺切除术。

（三）手术操作

术前准备要充分，尽一切努力使患者痰菌阴转，但不宜拖延，以免出现耐药菌株。围手术期应使用抗结核药物。合适的手术时机是药物治疗后 6~8 个月，在此段时间内，大部分可逆性病变已愈合或消退。

手术的原则是尽可能切除病灶及保留最大量的健肺组织。具体手术操作见本章第一节"肺切除术"。

（四）术后并发症

除开胸术后一般并发症外，肺结核病肺切除术后可能出现支气管胸膜瘘及结核病播散。

1. 支气管胸膜瘘

其发生率较非结核性肺切除术高，占 5%~10%，多因支气管残端内膜结核，缝合不周所造成。肺切除术后，如发现胸腔引流管持续漏气超过 10 d，应怀疑并发支气管胸膜瘘；于胸膜腔内注入亚甲蓝液 1 ~ 2 mL，如患者咳出带有蓝色的痰液，即可确诊。术后早期发生支气管胸膜瘘时，患者可突感呼吸困难、呛咳、痰量增多并有少量咯血。如吸入胸腔积液，可引起窒息，应置患者于侧卧位，术侧在下，直至安置胸腔闭式引流。应用广谱抗生素，加强全身支持疗法，约 20% 的病例瘘管可能闭合。如瘘管不愈，应改为开放引流。后期治疗包括胸廓成形术，通常分二期完成。

2. 结核播散

麻醉操作、患者体位、术后不能有效排痰及发生支气管胸膜瘘，这些都可引起结核播散。通常可采用药物控制，围手术期合理应用抗结核药物可减少此并发症。

二、萎陷疗法和胸廓成形术

萎陷疗法即通过各种手段松弛及压缩病肺组织，使其得以静息，有利于组织愈合。同时，可减缓该部位血液和淋巴回流，减少毒素吸收，并产生局部缺氧，不利于结核菌繁殖；压缩肺可使空洞壁靠合，促使组织愈合。原来的萎陷疗法包括人工气胸、人工气腹、膈神经麻痹术等，因其疗效较差，近 20 ~ 30 年已不再使用。胸廓成形术也是一种萎陷疗法，即切除多根肋骨，使胸壁向病肺塌陷。胸廓成形术的适应证为上叶空洞，对侧无明显病变或已稳定。双侧上叶空洞也可考虑分期做双侧胸廓成形术。厚壁空洞、张力空洞、下叶空洞、结核球及合并支气管内膜结核的病例，均不宜做胸廓成形术。其原因是难以达到压缩的目的或是因压缩病肺，使支气管移位、扭曲，造成更严重的梗阻。目前胸廓成形术已极少像过去那样作为肺结核的首选治疗，但椎旁胸廓成形术对一些结核性支气管胸膜瘘和脓胸仍然是一种理想术式，尤其对于免疫功能受损患者（如 AIDS 患者），这类患者有很多出现了支气管胸膜瘘和脓胸，而他们对化疗反应差，又因太虚弱以致不能承受肺切除手术。

典型的胸廓成形术要求切除足够的骨质胸壁，使空洞周围的肺组织萎陷。对上肺空洞，要切除第 1 ~ 7 根肋骨。上 3 根肋骨的前切端要包括部分肋软骨，以下逐渐缩短，后端要切除胸椎横突及肋骨颈部，以达到充分的塌陷。为预防反常呼吸运动，应分两期进行，每期切除肋骨不超过 4 根，自上而下进行，相隔 10 ~ 14 d 完成。为避免分期手术，曾有某些改进手术，但远期疗效不如典型手术好。

三、病灶清除术

肺结核外科治疗从过去采取萎陷疗法到现在的肺切除术，其手术模式也在逐渐改变。外科治疗现已逐渐引入微创观念，因此，现阶段的肺结核外科治疗方法也包括在确保肺断面内或支气管残端内无活动病灶的情况下，小范围的清除病灶或切除肺叶，这样能极大地保留患者的肺功能，尤其是对那些肺功能差的患者。

肺叶切除术是经典的外科治疗肺结核方法，而腋下切口病灶清除术治疗空洞型肺结核和结核球，一直是大家讨论的焦点，关键问题是术后是否容易形成支气管胸膜瘘、复发及再手术。

（一）病灶清除术的理论依据

肺结核形成纤维厚壁空洞是体内免疫力与结核分枝杆菌的毒力、数量达到相对制衡的状态，而这时大多数患者已经经历相当长时间的抗结核治疗，结核分枝杆菌耐药性的产生在所难免，而且坚厚的空洞壁也阻挡着药物对空洞内结核杆菌的杀灭。同时细菌学和病理学也证实，纤维空洞内的坏死组织中和坏死层内有结核分枝杆菌，而纤维层和肺不张层无结核分枝杆菌存在，在这种病变相对"静止"状态下，对病变给予局部病灶清除，创伤小且效果显著。肺内空洞清除后，可防止结核病继续恶化，消除咯血、排菌、发热的病因，解除因消耗造成的营养不良，以及避免继发免疫功能缺陷等不良后果。肺结核球的发病机制和纤维空洞型肺结核有相似之处，病理早已证实，病灶外有一较厚的纤维组织包膜，阻挡了病灶对药物的吸收。在这种状态下，对其进行病灶清除，不过多地切除其余肺组织，效果应是满意的。

（二）术中应注意的几个问题

（1）由于该术式像脊柱结核病灶清除术一样，为开放性手术，易于传染。因此，术中应采取严格的隔离措施，防止病灶内容物进入其他区域，关胸前要彻底冲洗胸腔，注入抗结核药物。

（2）病例选择：①位于上叶或下叶背段靠近周边的纤维厚壁空洞，而周围肺组织无病灶者；②不适合行肺切除及萎陷手术者；③结核球直径＜3 cm，靠近肺周边，周围肺组织无卫星灶。虽然选择的病例病变多在外周，距肺门较远，但处理此支气管残端应十分慎重。在清除完病灶后，分别用过氧化氢和5%碳酸氢钠及生理盐水冲洗，然后再用碘酊、乙醇消毒。找到支气管残端后提起，先单纯结扎，然后用周围组织缝扎包埋残端；术中如发现小的肺动脉分支，分别结扎缝合；肺结核球中很少见到小支气管。同时应尽量选择单纯空洞型肺结核、空洞周围多无结核病变、与周围胸壁粘连不紧密的病例。对于合并肺膨胀不良、与胸壁粘连紧密、靠近肺门、肺内病变广泛者，还是行肺叶切除比较稳妥。对于因严重心肺功能不全或其他基础疾病不能承受肺切除或萎陷疗法等手术的患者，也不适合做空洞病灶清除术，因为这种患者可能免疫力低下，而手术可使免疫力进一步下降，不利于全身结核病的治疗。术后应鼓励患者加强呼吸功能锻炼，同时术后应加强抗结核和抗感染治疗，加速余肺病灶的吸收愈合。

（三）手术步骤

腋下斜形切口，长8～15 cm。沿胸大肌后缘与背阔肌前缘之间切开筋膜，暴露前锯肌。视病灶位置于相应部位顺肌纤维方向分开而不切断前锯肌，沿相应肋间入胸。两把肺叶钳于最靠近病灶处将肺提起，用电刀沿空洞长径切开脏层胸膜及空洞外周肺组织，打开空洞，即见大量干酪样结核肉芽组织或脓液，用刮匙彻底刮除病灶并完整切除包裹病灶的纤维组织包膜，用碘酊、乙醇消毒，5%碳酸氢钠冲洗。分离引流支气管，缝扎后再间断重叠缝合，关闭残腔，最后一层用带有脏层胸膜的肺组织缝合。伴咯血者需先结扎相应肺段动脉支，再行空洞清除。

四、预后

外科手术作为肺结核治疗的一部分，目前仍是我国消灭传染源和解决部分肺结核患者复治失败以及避免严重后遗症的有效治疗手段。如果掌握好手术时机，并根据手术适应证选择适当的手术方式，可收到很好的治疗效果，预后较好。

（韩志阳）

第三节　肺气肿肺减容术

　　阻塞性肺气肿是一种严重威胁人类健康的慢性阻塞性肺疾病（COPD）。我国对 6 000 万人口的普查中，阻塞性肺气肿的发病率为 0.6% ~4.3%。

　　肺气肿是各种原因引起的呼吸性细支气管、肺泡管、肺泡囊和肺泡过度充气膨胀而引起肺组织弹性减弱、容积增大的疾病。根据发病原因可将肺气肿分为老年性、代偿性、间质性和阻塞性 4 种，老年性肺气肿是由于肺泡组织弹性减退引起的；代偿性肺气肿是由于部分肺组织损坏或手术切除，余下部分肺膨胀所致；间质性肺气肿则是因肺泡破裂后气体逸入肺间质所致。阻塞性肺气肿最常见，也是本节讨论的重点，肺减容手术（LVRS）作为终末期阻塞性肺气肿的一种新的外科治疗方法，正在引起全球医学界的重视，此手术目的是通过切除病变最严重的部分，恢复剩余组织的弹性回缩力和减小胸廓体积，改善呼吸功能。

一、术前检查

　　对于拟施行肺减容术的患者，检查和筛选有以下几个方面。

（一）详细询问病史和体格检查

　　可根据以下两项指标对患者呼吸困难程度进行量化。

1. 呼吸困难评分

依据修订的医学研究委员会标准评分（表 6-1）。

表 6-1　修订的医学研究委员会标准评分

分数	表现
0	剧烈运动时呼吸困难
1	平地快步走或步行上斜坡时感气促
2	因气促或正常行走时需停下喘气，较同龄人平地行走慢

2. 6 min 步行试验

　　在室外平地上测量出一段 30 m 的距离，嘱患者在这段距离内往返行走 6 min，尽其最大可能的速度。如果不能耐受，可以停下休息，可以吸氧，但不予鼓励。到 6 min 末，记录患者行走的总距离。

（二）实验室检查

　　包括血、尿常规，肝、肾功能，电解质，乙肝表面抗原等，有助于评价患者各主要脏器功能。

（三）影像学检查

　　影像学对指导 LVRS 有重要意义，其对明确病变严重程度、筛选病例、评估预后都帮助很大，随着 LVRS 的发展，影像学检查趋于精确、量化，使临床医师用更为明晰的指标来衡量病变。

1. 胸部 X 线摄片

　　是最基本的影像学检查，首先可了解肺气肿病变的程度，即肺过度充气的程度和肺组织破坏的程度。通过拍摄最大吸气位和最大呼气位的正、侧位片，可了解胸廓和膈肌的运动能力，以及根据肺纹理的变化，了解病变的大致分布。同时可除外其他的心肺疾患，如肿瘤和肺动脉高压。胸部 X 线摄片是较为粗略的检查，但有学者以量化评分标准来分析胸部 X 线摄片所提供的信息，使胸部 X 线摄片对指导手术的意义增大。Baldwin 等提出可根据术前胸部 X 线摄片体现出病变的异质性来预测术后肺功能的改善。方法：后前位胸部 X 线平片，上起胸腔顶水平，下至左膈面水平，沿纵轴做一垂直线，过其中点再做一水平线，将肺野分成 4 个肺区。肺气肿征定义为血管纹理减少和肺纹理稀疏，若某一肺区内不出现肺气肿征，则该肺区记 0 分，若肺气肿征占 1/4 记 1 分，2/4 记 2 分，依此类推，最高 4 分。以两个最高分之和减去两个最低分之和，所得差值作为肺气肿异质性指数（HI），取值范围 0～8，值越大，肺气肿病变的异质性越显著。HI > 3 者行 LVRS 手术效果较理想，术后第 1 秒用力呼气容积（FEV_1）可望较术前有显著增加。

2. CT 检查

CT 较其他检查更直观，特别是胸部高清晰度 CT（HRCT），是目前运用最多的肺气肿诊断手段，其扫描层厚 1 mm，可获得高质量的肺组织影像，是判断病变程度、范围、均质性及除外其他病变的最重要手段。CT 检查最主要内容是确定靶区以及明确肺气肿病变是否均一，即异质性的大小。

（1）肺实质改变：病变区肺实质密度减低是肺气肿最基本的 CT 表现。肺末梢气腔过度膨胀，局部肺组织的破坏、减少，在 CT 图像上都表现为密度减低。肺气肿时，肺内密度呈不均匀性分布，比较不同部位的密度变化多能确定气肿区。

肺外围小血管的变化是诊断肺气肿的重要依据。早期主要表现为气肿区血管变细，走行迂曲。正常肺区血液灌流代偿性增加使小血管增粗，与气肿区形成明显对比。中、晚期肺气肿肺组织（包括毛细血管床）破坏逐渐加重，破坏区显示为极低密度区，小血管除变细、扭曲外，数量显著减少。有的部位表现为完全无血管及肺组织的含气结构（大疱区）。近肺门侧残留中等大小的血管，管径增粗，分支稀少，呈枯枝状改变。在其他肺区可见到由于间质内胶原纤维或网状纤维增生引起的不规则密度增高，常呈"乱麻团"状、不规则索条状或粗网状改变。

肺大疱、肺气囊及肺小疱，在肺气肿也比较常见，肺大疱表现为圆形或椭圆形含气结构。CT 值与空气密度相同，其内无肺组织或小血管结构，周边由压缩肺泡壁构成的薄层边缘，厚度不足 1 mm。有些肺大疱具有一定张力，其周围的血管呈伸直状或因受压移位呈聚拢状。在 CT 图像上不能区别肺大疱与肺气囊，两者都表现为含气空腔，只是形成机制和空腔壁的成分不同。肺大疱是由肺泡破裂后相互融合而成，代表呈膨胀状态的一个或一组肺小叶，其壁由压缩的肺泡构成，多见于全小叶型肺气肿。肺气囊虽然也是含气空腔，但其壁内衬以细支气管上皮或纤维组织。肺小疱是位于脏胸膜与肺实质之间的肺泡外气腔，为气体在脏层胸膜下间质内聚集，容积较小，一般没有张力，不伴有肺组织的破坏。由于胸膜侧仅为一层极薄的脏层胸膜，破裂后易引起气胸。有时肺大疱继发感染腔内可见液体潴留，形成液—气平面或液—液平面，空腔壁增厚或厚薄不均，有的呈不规则增厚，周围尚有肺泡浸润性改变。

（2）心脏和大血管改变：肺气肿患者左心室与右心室改变恰好相反。左心室由于室壁萎缩、变薄而变小，右心室由于心肌肥厚而增大。在代偿期，心脏体积的净效应不论绝对值还是相对值（与胸腔大小相比）都小于正常。在失代偿期，右心室扩大，使心脏的总体积大于正常。以上表现只见于中、重度肺气肿。轻度肺气肿心脏一般无异常改变。

肺动脉主干，左、右肺动脉及其中心较大分支扩张增粗。这是由于肺周围小血管破坏、减少，肺动脉压力升高所致。中心肺动脉显著扩张。外周分支明显减少，管径变细，形成"残根"状改变。这一表现也可见于其他原因的肺动脉高压。但原发性肺动脉高压或由心血管疾病引起的肺动脉高压，周围小血管往往以管径变细为主，数量减少常不明显，而肺气肿引起的肺动脉高压，周围肺小血管数量显著减少，并多伴有肺组织破坏区。

（3）胸腔和膈肌改变：肺气肿时，肺组织过度充气膨胀，胸腔容积增大，主要表现为膈肌降低，胸腔前后径增大，纵隔前联合线和后联合线均明显变薄、拉长。这一 CT 表现与普通胸部 X 线摄片所见到的胸骨后透亮间隙和心脏后透亮间隙增大意义相同。

（4）其他改变：肺气肿常伴发肺部慢性炎症，在 CT 图像上呈现为局灶性粗网状阴影或蜂窝样改变。局限性肺气肿或病变程度不同的弥漫性肺气肿，由于不同部位的肺组织损害程度不一致，肺组织破坏区由于血管床减少，血液将转移到肺实质相对正常或损害较轻的部位，因而在 CT 上可见局部小血管增多、增粗，肺组织密度升高。

不同类型肺气肿的 CT 表现如下。①小叶中心型：早期病变主要累及两肺上叶。在 CT 上表现为许多大小不等的泡性透亮区或密度减低区。肺外围组织内小血管数量减少，走行迂曲，管径变细。高分辨率 CT 扫描可见小叶中心直径 0.5 ~ 1.0 cm 的圆形透亮区，没有壁，与含气囊肿不同。肺大疱极少见。由于血流灌注在肺内重新分布，肺下叶小血管增粗，肺实质密度增高。晚期病变扩展可累及全肺，但病处分布不均，仍表现为许多大小不等、互相独立的小灶状低密度区。②全小叶型：主要累及肺下叶，或病变从下叶开始均匀性向全肺扩展。气肿区呈大片状或按肺段分布。α_1 抗胰蛋白酶缺乏引起的肺气肿常为两肺下叶对称性分布，肺组织破坏区和肺大疱较常见，肺小血管的破坏较显著，小血管数量明显减少，过度膨胀的肺组织呈粗网状改变。由于血流重新分布，肺上叶小血管增粗，肺组织 CT 值增高。

CT 显示病变区为肺内无壁的异常低密度区，有学者将 CT 扫描数据（选择层厚 3 mm）转移到工作站，使用密度阈值经软件技术计算重建肺的三维图像，可以获得对拟行手术靶区更为立体的影像，对指导手术意义很大。

此法可增加对比分辨率，更准确地识别中心气道，确定异常低或高的肺 CT 值，并以此识别局灶性肺气肿、囊肿和气体潴留，能更为直观地区别均质型与非均质型病变，为术前确定手术靶区提供了立体图像。有学者对拟接受肺减容术患者术前均行 CT 检查并进行三维重建，图像所显示的病变区域和术中所见非常吻合。肺 CT 三维重建显示的病变区域和患者的肺灌注成像是相匹配的，术中所见也证实了三维重建对靶区选择的准确性，而且三维重建的图像质量优于肺灌注成像。三维重建的另一个优点是可以再利用量化软件，从立体图形上模拟并计算减容量，从而在术前对靶区有更精确的预计。三维技术重建的图像对扫描、重建技术要求较高，重建图像的质量主要取决于原始扫描数据，受扫描层厚、螺距、间隔及重建间隔的制约，若参数选择不当，易产生假象。为此，就要在床速一定的情况下选择薄层（层厚 3 mm）。层厚及扫描间隔越小，重建图像越细腻，伪影越少。作为术前检查，CT 扫描并三维重建有着其他检查不可比拟的优势，有着广阔的应用前景。

也有学者对 CT 图像进行量化评分，取吸气末 6 个平面（头臂干平面、主动脉平面、主肺动脉干平面、中叶支气管平面、心室腔平面、膈上 1 cm 平面）扫描。依据每个扫描平面中肺气肿病变所占比例进行肺气肿严重程度（ES）评分：当肺气肿病变面积占每个 HRCT 平面面积0%～25%时记1分，26%～50%时记2分，51%～75%时记3分，>75%时记4分。用一侧肺中3个最大 ES 评分的平均数减去同侧肺中3个最小 ES 评分的平均数，所得差值即代表该侧肺的异质性程度（DHT），取值范围为0～3，DHT 值越大，异质性越强，LVRS 术后效果越好。

根据此评分还可为选择是单侧肺减容还是双侧肺减容提供参考指标。分别将每侧肺6个 ES 评分相加，将较大的和除以较小的和，所得比值代表肺气肿在双侧肺中分布的不对称率（ARE），取值范围1～6，ARE 值越大，说明肺气肿在双侧肺中的分布越不对称。ARE≥1.3 时，单侧肺减容术后 FEV_1 增加更显著。

评价的方法还可以 HRCT 为依据，将各层面中低于某一值（如900 HU）的像素占全部肺组织的像素的比例进行对比，把各层面病变程度的差别量化，虽精确，但对设备要求高，不易实现。

3. 核医学检查

核医学检查提供了评价各部分肺组织生理功能的直观手段，包括同位素通气显像和灌注显像，以后者更为重要。肺核素灌注成像（LPS）多使用[99m]Tc 标记的大颗粒聚合白蛋白，简称[99m]Tc-MAA。静脉注射一定量的[99m]Tc-MAA 后，以 γ 相机于后位、前位、左右侧位和左右后斜位拍摄其于肺内的分布，反映各部分肺组织血流的情况。肺气肿 LPS 的表现有双肺增大，放射性分布呈非节段性、斑片状减低或缺损区，减低区或缺损区即肺血流受损区域，也是肺气肿病变严重的部位。

LPS 能较敏感地反映肺血流灌注的细微变化，依据影像特点可分为3种类型：显著异质型，左肺或右肺中2个或2个以上相邻肺段的灌注成像强度与其余肺组织差别显著；中等异质型，左肺或右肺中1个或1个以上不相邻肺段的灌注成像强度与其余肺组织差别显著；均质型，全部肺野中灌注成像强度无差别或差别很小。其中显著异质型的手术效果最好，中等异质型次之，均质型最差。

由于 HRCT 主要反映肺组织的形态学结构，而 LPS 体现的则是肺组织生理功能，因此，两者的评价结论并不完全一致，两种方法可相互补充，如 LPS 能发现 CT 表现"均质型"肺中血流灌注不良的"靶区"。

肺灌注单光子发射型计算机断层（SPECT）也已被广泛使用，可在冠状、矢状和横断面进行三维显示，也可通过电影或静态方式显示。SPECT 对肺右下叶侧基底段和左上叶前段的显示优于 LPS。

（四）生理功能检查

包括以下4个方面。

1. 肺功能检查

包括肺量计检查，主要内容是 FEV_1、肺总量（TLC）、第1秒用力呼气容积占总呼气容积的比例（FEV_1/FVC）和吸入 β 受体激动药前后 FEV_1 的变化；体积描记仪检查，内容是残气容积（RV）、TLC 和 RV/TLC。

2. 动脉血气分析

主要检查动脉血氧分压（PaO_2）、动脉血二氧化碳分压（$PaCO_2$）和动脉血 pH 值。

3. 运动测试

运动测试既是术前患者体力和心肺功能的检查，又是疗效的评价指标。多用 6 min 步行试验或踏车试验，测试时应监测血氧，维持血氧饱和度＞90％，必要时吸氧。

4. 心功能测试

最基本项目是心电图，若因呼吸功能严重受损而无法进行普通的运动实验，可查多巴酚丁胺负荷下的超声心动图，必要时行冠脉造影检查。对于胸部 X 线摄片、心电图或超声心动检查提示肺动脉高压的患者，应行右心导管检查。

二、手术原理

目前认为 LVRS 的原理可能是多方面的，主要有以下几点。

（一）恢复胸膜腔负压，增加肺对细支气管壁的弹性回缩力

在正常情况下，具有弹性回缩能力的肺组织对相对柔韧的细小支气管有放射牵引力，可保持支气管的扩张和通畅。肺气肿患者的肺组织弹性回缩力减弱，细小支气管的气流阻力增加。LVRS 后，余肺扩张使牵引支气管壁的肺弹性回缩力增强，恢复了小气道的通畅，从而减少细小支气管的阻力，增加通气量，改善肺通气功能，这是肺减容术的最基本原理。

（二）增强呼吸肌作用

COPD 患者的周围肺泡膨胀，肺容积明显增大，使得胸廓明显扩张，膈肌低平。膈肌和肋间肌等主要呼吸肌群处于一种伸张状态，肌肉回缩明显受限，因而出现呼吸困难。LVRS 通过切除部分膨胀的肺泡组织，肺容积减少，使得胸廓直径缩小，膈肌也恢复或部分恢复原有的穹顶形状，呼吸肌恢复正常的收缩状态，伸张余地增加，从而改善驱动呼吸的功能。

（三）通气血流比例改善

COPD 时周围肺泡的过度膨胀使残气量增加，血流灌注明显减少，引起高碳酸血症，同时邻近较正常肺组织受压，气体交换减少，形成功能性分流，导致低氧血症。选择性地切除无灌注或少灌注的大疱区域（靶区），使相对健康的肺组织复张，能改善通气血流比例，促进氧合。这也是非均质型肺气肿的肺减容手术效果普遍强于均质型肺气肿的原因。

（四）改善心功能

严重肺气肿患者常合并右心形态或功能异常，发生率高达 40.1％，而合并严重肺动脉高压（＞35 mmHg）者较少，仅为 5.4％。肺减容手术在改善肺功能的同时，并不增加休息和运动时的肺动脉压；而是通过 LVRS 切除过度膨胀的肺组织后，余肺组织扩张可使肺毛细血管床得到充分利用，受压的相对正常肺组织的血管阻力下降，肺组织供血增加，同时胸廓内负压增大，使体循环回流增加，这样使右心室的前后负荷均能达到较为理想的水平；随着呼吸功能的改善，心肌细胞摄氧更充分，有望改善心功能。

三、适应证

理想的 LVRS 患者应符合以下情况：一系列病理生理变化仅由肺气肿所致；病变分布不均一，存在可供切除的"靶区"；胸廓过度膨胀。完全符合的患者极少，而由于 LVRS 大规模用于临床时间尚短，缺乏长期随访资料，目前的手术适应证是相对的，只是作为临床工作中患者选择的参考指标。目前相对认可的标准如下。

（一）一般情况

（1）年龄 <75 岁。

（2）营养状况为 70%～130% 标准体重。

（3）戒烟 >6 个月。

（4）有能力参加康复训练，康复训练后能以 1.6×10^3 m/h 的速度在踏板上行走 30 min。

（二）中到重度肺气肿

1. 临床标准

明确诊断非肺大疱性肺气肿，严格内科治疗后仍有严重呼吸困难；临床稳定 >1 个月。

2. 影像学标准

肺气肿表现；肺过度充气表现；CT 和同位素显像示病变分布高度异质。

（三）生理功能检查

1. 肺量计

FEV_1 <35% 预计值，以 20%～40% 为佳；吸入 β 受体激动药前后 FEV_1 的变化 ≤20%；FEV_1/FVC ≤60%。

2. 体积描计仪

RV >250% 预计值；TLC >120% 预计值；RV/TLC >60%；滞留气量增加：TLC（体积描计仪测）>TLC（气体法测）。

3. 心功能检查

左、右心功能正常。

四、禁忌证

严格的手术禁忌证尚未确立，但严重的脊柱后凸畸形，平均肺动脉压 >35 mmHg 或收缩压 >45 mmHg，严重的冠心病，既往胸腔手术史或胸膜固定，长期哮喘，支气管扩张或慢性支气管炎伴大量脓痰已被公认为是 LVRS 的绝对禁忌证。

肺气肿合并肺癌一般被认为是手术禁忌证，但也有学者认为，LVRS 能改善患者的主观症状和肺功能，为重度肺气肿合并肺癌患者的外科治疗创造条件，但需按以下标准严格筛选。①可行手术。重度呼吸困难、肺过度膨胀伴气道阻塞、异质性肺气肿、肺部包块，患者能承担术前康复训练及戒烟数周。②不可手术。胸膜腔受限、难以纠正的二氧化碳潴留、无法切除的局部病变或转移、肺门部包块。如肿瘤直径 ≤2 cm 且位于靶区内，行 LVRS 即可同时切除肿瘤；位于靶区之外，则附加楔形切除术；如肿瘤较大，且所在肺叶肺气肿病变严重，可切除该肺叶。

五、手术辅助材料

为解决 LVRS 术后切缘漏气的问题，学者们做过大量研究，使用生物胶和加固材料来加固切缘以改善漏气。加固材料以垫片的形式钉合或缝合在切缘上。Cooper 认为，理想的垫片材料除满足无菌和良好的组织相容性外，还应满足原料充足、无孔、易于切割，质地结实、肺复张后可防止切缘漏气、较薄、重叠后不影响切缘的牢固钉合等条件。经多种方法比较，最后认为牛心包片是理想的垫片材料，并在 20 世纪 90 年代中期将特制的牛心包片应用于

LVRS，使手术安全性大为提高。现在，国外 LVRS 用垫片制造技术已成熟并实现了商品化，但价格昂贵。

我国自行研制开发的牛心包垫片也已用于临床，并取得较好效果，术后漏气时间和带管时间已与国外使用牛心包垫片的数据很接近，且价格低。

有学者将止血纱布用作垫片，用 TLC 75 型切缝器钉合于切缘，收到较好效果。此止血纱布由强生公司生产，质地为氧化纤维素，是一种可吸收性止血剂，是由纤维素经氧化处理成为纤维素酸后所制成的薄纱。其作用机制是通过纤维素的作用，激活凝血因子Ⅷ，加速凝血反应，并促进血小板黏附。产品遇血（含组织液）能够迅速吸收、膨胀，促进凝血因子活化，生成血凝块堵塞毛细血管创端，患者使用这种止血纱布作为切缘加固材料，是利用它的促凝功能，使生成的血凝块堵塞肺组织切缘小裂口。

六、肺减容手术

（一）胸骨正中切口肺减容术

此切口不损伤胸壁肌肉组织，双肺暴露良好，尤其是肺的前部和尖部，通常根据术前影像学检查应用切开缝合器切除 20%～30% 病变最严重的肺组织。每一次操作形成的切缘应相互重叠，避免切缘间的脏层胸膜因张力过高而破裂。术中应间断复张术侧肺，以检查剩余的肺组织量和切缘形状。手术后将术侧肺通气，仔细检查有无漏气，残余肺是否充填了空腔。若顶部存在气腔，Cooper 等建议钝性分离顶部壁层胸膜以形成胸膜帐篷，实际上是利用剥离形成的血清肿（影像学形似帐篷）来填充胸膜残腔，覆盖减容切缘。

（二）后外侧切口肺减容术

手术野暴露好，主要应用于单侧肺气肿，也可用于双侧肺气肿分次进行手术时。主要优点是易于接近下肺叶，但会损伤胸壁肌肉，对重症患者并非理想，且不可作为双侧同时手术的方法。

（三）电视胸腔镜肺减容术（VATS）

VATS 双侧肺减容术是目前欧美最常采用的术式。通过 VATS 进行双侧减容并发症较少，尤其在有广泛粘连的患者，VATS 能更容易地控制和封闭切缘漏气。对于高危患者或一侧胸腔粘连严重、肺气肿在双肺分布不对称者，则宜采用单侧减容。

七、术后并发症

1. 漏气

持续漏气（漏气时间 > 7 d）是 LVRS 术后最严重的并发症之一，也是最常见的。部位多在切缘的外侧、松解粘连处和置胸腔镜套管部位的肺表面。激光代替切割缝合器效果并不理想，而用天然或人工合成材料制成的垫片加固切缘是解决切缘漏气的有效途径。另外，尽早拔除气管插管，避免使用呼气末正压通气也是必要手段。

2. 呼吸功能不全

由于终末期肺气肿患者术前肺功能很差，多有二氧化碳潴留、营养状况差、呼吸肌疲劳、有慢性支气管炎等因素，术后容易出现呼吸功能不全甚至呼吸衰竭。防治措施包括控制输液量、加强呼吸道护理、适当应用抗生素等。

3. 其他

可能出现肺部感染、心律失常、心肌梗死、脑血管意外、上消化道出血等情况，可分别给予相应处理。

（林　汉）

第七章

胃癌手术

第一节　概述

胃癌的外科治疗已进入个体化治疗时期，其基本原则是在保证安全的前提下，使手术尽可能地力求根治，低侵害和保存脏器功能，具体实施方法是按胃癌的分期进展情况选择手术、腹腔镜治疗和（或）化学药物治疗。

胃癌主要分为早期和进展期两类，判断标准是侵犯的深度，早期胃癌仅局限于黏膜和黏膜下层；进展期胃癌侵及肌层以上。有无淋巴结转移不能作为判断早、晚期的标准。

胃癌手术应以整块切除癌灶和可能受浸润胃壁在内的部分胃或全胃，并按临床分期标准清除胃周围的淋巴结，重建消化道。淋巴结清除的范围分为 D_1 根治术（D_1）、D_2 根治术（D_2）和 D_3 根治术（D_3）3 种，即清除第 1、第 2、第 3 站淋巴结。这须按照胃癌的原发灶位置（胃窦、胃体和胃底部）的不同而清除相应的淋巴结（表 7 - 1）。

表 7 - 1　胃癌的淋巴结分组

分组	范围
第 1 组	贲门右淋巴结
第 2 组	贲门左淋巴结
第 3 组	小弯侧淋巴结
第 4 组	大弯淋巴结
第 5 组	幽门上淋巴结
第 6 组	幽门下淋巴结
第 7 组	胃左动脉干淋巴结
第 8 组	肝总动脉干淋巴结，可以分为 2 部分，位于肝总动脉干前面者称为 8a，位于其后方者称为 8p
第 9 组	腹腔动脉周围淋巴结
第 10 组	脾门淋巴结
第 11 组	脾动脉干淋巴结
第 12 组	肝十二指肠韧带内的淋巴结
第 13 组	胰腺后方淋巴结
第 14 组	肠系膜根部淋巴结，分为肠系膜上静脉淋巴结（14v）和肠系膜上动脉淋巴结（14a）

分组	范围
第 15 组	结肠中动脉周围淋巴结
第 16 组	腹主动脉周围淋巴结
第 17 组	胰前淋巴结
第 18 组	胰下淋巴结
第 19 组	膈下淋巴结
第 20 组	膈肌食管裂孔淋巴结
第 110 组	下胸部食管旁淋巴结
第 111 组	膈上淋巴结
第 112 组	后纵隔淋巴结

对手术具体范围不同的第 1、第 2、第 3 站淋巴结的区分，则根据胃癌病灶的部位和大小，将其分为远端、近端胃次全切除术，全胃切除术，扩大胃癌根治切除术等。癌灶位于胃窦和胃底部不超过 1 个胃区者，可行远端和近端胃次全切除术；如超过 1 个胃区或位于胃体较大者，应行全胃切除术。

目前对 II、III 期进展性胃癌采取 D_2 淋巴结廓清的胃癌根治术，其中胃引流区域淋巴结廓清对提高胃癌治疗效果非常重要，施行时应注意按淋巴流向途径和胃癌淋巴转移规律，由中央向周围整块切除 D_3。对进展性胃癌的预防性 D_3 淋巴结廓清这种扩大的手术，持保留或否定态度。

为了做好胃癌手术，必须按照程序进行，主要有胃的大部分切除、区域淋巴结的廓清和消化道的重建吻合。当然还要熟知胃的解剖学、生理学和病理学基础知识，熟练掌握手术操作技术，包括切开、缝合、结扎、止血等，将这些操作紧密结合起来，以保证手术的安全性、低侵害性和根治性。

第二节　早期胃癌手术

早期胃癌（EGC）的概念于 1962 年由日本内镜学会提出，定义为癌肿的浸润局限于黏膜或黏膜下层，不论其有无淋巴结转移。根据浸润的深度，EGC 可分为黏膜内癌（MC）及黏膜下癌（SMC）。日本内镜学会根据 EGC 的肉眼所见形态，将其分为 3 型：隆起型（I型）、表浅型（II 型）和凹陷型（III 型）。EGC 的概念主要是针对外科手术可能治愈的胃癌作出的限定，并非代表癌发生时间的早晚。无论有无淋巴结转移，EGC 的预后明显优于进展期胃癌。

目前，EGC 的治疗仍以开放性手术治疗为主。胃癌根治术的开展，对 EGC 浸润与转移的规律有了深入认识。20 世纪 80 年代日本学者提倡采取合理的手术切除范围，在完成手术治愈胃癌的前提下尽量减少手术创伤，即 EGC 的缩小手术。与标准胃癌根治术相比，缩小手术包括胃切除范围的缩小、淋巴结廓清范围的缩小以及相关脏器功能的保留等。近年来，内镜技术与微创技术在外科各个领域得到广泛开展，已应用于 EGC 的缩小手术，发挥了进一步降低手术创伤的作用。

一、内镜下黏膜切除术和内镜黏膜下剥离术

内镜下黏膜切除术（EMR）是由内镜息肉切除技术和内镜黏膜注射术发展而来的一项内镜技术。1984 年，多田正弘等首次将该术用于治疗早期胃癌，并将该术命名为剥脱活检术。因该术使病变黏膜有足够范围及深度的完整切除，故又称为 EMR。随着内镜技术的进步与内镜器械的改进和发明，EMR 不断得到改进和创新，透明帽法、套扎法、分片切除法等方法和手段在临床上获得广泛应用。

内镜黏膜下剥离术（ESD）是在 EMR 基础上发展而来的一种技术，在侵犯黏膜层和部分侵犯黏膜下层的 EGC 中应用逐渐增多。由于 EMR 存在一些不可避免的技术缺陷以及 EGC 术前准确分期较困难，术后不完全切除率和肿瘤残留复发率均较高，ESD 的开发和临床应用，极大地拓宽了 EGC 内镜下治疗的应用范围，但目前 ESD 尚不能称为循证医学证据级别高的治疗方法，未分化型胃癌直径 >2 cm 或黏膜下癌直径 >0.5 cm 时也可以观察到淋巴结转移，术前准确分期和术后精确的病理检查至关重要，因此，现阶段 ESD 仍属于临床研究范畴，推荐在有经验的医疗中心开展探索。

（一）适应证

1. EMR

肿瘤直径 <2 cm，大体类型不计，无合并存在溃疡的分化型黏膜内癌。

2. ESD

EGC 的扩大适应证：①不论病灶大小，无合并存在溃疡的分化型黏膜内癌；②肿瘤直径 <3 cm，合并存在溃疡的分化型黏膜内癌；③肿瘤直径 <2 cm，无合并存在溃疡的未分化型黏膜内癌；④肿瘤直径 <3 cm，无合并存在溃疡的分化型黏膜下层 1（SM_1）癌；⑤年老体弱、有手术禁忌证或怀疑有淋巴结转移的黏膜下癌而拒绝手术者可视为相对适应证。

尽管内镜手术已经成为常用技术，但在实际使用中仍然受限于肿瘤的大小和部位，必须慎重选择病例，严格把握适应证，不能因为选择微创手术而耽误治愈手术的机会。

（二）术前准备

（1）询问病史：了解患者一般情况、全身重要脏器功能，有无心肺功能不全、高血压和糖尿病，有无哮喘和外科手术史，尤其是凝血机制，要了解术前有无使用抗凝血药物史。

（2）完善辅助检查：如血常规，肝、肾功能，出、凝血时间，常规行心电图检查。

（3）向患者和家属说明手术过程及可能出现的并发症，可以采取预防和处理并发症的措施，取得患者的充分理解、同意，并签署知情同意书。

（4）术前禁食 6 h 以上。

（三）手术步骤

1. EMR 操作方法及技巧

传统 EMR 有黏膜剥离活检法、透明帽法（EMR-C）、套扎器法（EMR-L）和分片切除法（EPMR）。EMR 操作的方法虽略有不同，但基本原则和操作技巧大体相同，大致分为 4 步：明确病灶并标记、黏膜下注射、圈套病灶和切除病灶。术中监测血压、血氧饱和度和心电图等重要生命体征。

（1）明确病灶并标记：使用染色（如 0.1% ~0.4% 靛胭脂染色）、放大内镜及超声内镜

（EUS）等先进的内镜诊断技术确定病灶范围、大小、浸润深度，电凝标记病灶。

（2）黏膜下注射：黏膜下注射生理盐水或 1 ：20 000 的肾上腺素生理盐水，使之与黏膜下层分离并明显抬举、隆起。注射液体量根据病变大小而定，以整个病变充分抬举为限，并可在操作中重复注射。当黏膜无隆起时，提示癌浸润已达黏膜下层深部，可能已浸润至肌层，发生转移及穿孔的概率较高，不宜行 EMR 治疗。

（3）圈套病灶：黏膜下注射后，圈套器外销抵住病变周边 0.5 cm 正常黏膜，收紧圈套器，圈套病灶（图 7-1）。

（4）切除病灶：圈套病灶后将整个病灶进行电切除（图 7-2、图 7-3）。切除前可稍放松圈套器，使可能受累及的固有肌层回复原位。如此操作可安全、完整切除包括周围正常黏膜在内的病变。

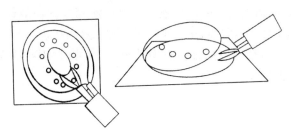

图 7-1　圈套病灶

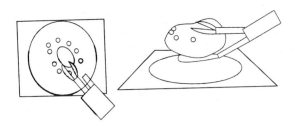

图 7-2　电切除病灶

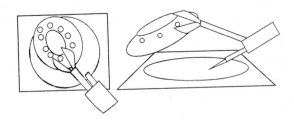

图 7-3　移除病灶

黏膜剥离活检法是黏膜下局部注射后，使用双通道内镜，使用活检钳提起病变，用圈套器将病变切除；透明帽法是将透明帽套在内镜前端，高频圈套器安装在透明帽内，黏膜下注射后通过负压吸引将病变吸入透明帽套内，用圈套器切割；套扎器法是在内镜头端安装套扎器，内镜下将套扎器对准所要切除的病变吸引后，橡皮圈套住病变，再用高频圈套器在橡皮圈下圈套电切包括橡皮圈在内的病变；分片切除法即对病灶较大、不能一次圈套切除者，先将主要病灶切除，然后将周围小病灶分次切除，凹陷性病变黏膜下注射后隆起不明显者，也可通过分次切割清除病灶，但分次切除后存在组织标本再构建困难、难于评估是否完全切除等问题。

EMR 成功的关键在于足量黏膜下注射，使病灶完全抬举。足量黏膜下注射不仅可以使病变充分隆起，以利于完全切除及防止穿孔，还可以排除黏膜下浸润病变。黏膜下注射液一般采用含有肾上腺素的生理盐水或单纯生理盐水。生理盐水扩散较快，也可采用高渗盐水、10% 葡萄糖注射液、10% 甘油、5% 果糖、50% 右旋糖酐及透明质酸钠等。通常在病变远侧端边缘开始注射，以免近侧端注射后隆起，影响远侧端的观察，然后在两侧及近侧端注射。此外，准确地吸入、套扎也是完全切除的关键。切除后，应观察创面数分钟，如无出血，方可退出内镜，有出血者用电凝探头进行止血。

2. ESD 操作要点及步骤

（1）标记：明确病灶后，利用 0.1% ~ 0.4% 靛胭脂染色，清楚地显示肿瘤边界，用一次性高频切开刀（Flex 刀）或针形刀在肿瘤边界外侧约 0.5 cm 做电凝标记。对 EMR 术后复发或残留病变，标记范围应适当扩大，于病灶外缘 0.5 ~ 1.0 cm 处进行标记，以免病变再次复发。

（2）黏膜下注射：EGC 病变区域黏膜下层注射后，将病灶抬起，黏膜层、黏膜下层与固有肌层分离，有利于 ESD 完整切除病灶而不易损伤固有肌层，减少穿孔和出血等并发症的发生。注射过程中注射针位置应在黏膜下层，有时针刺入肌层造成注射困难和病变抬举不良，此时轻轻拔出注射针可发现注射阻力立即减小，黏膜下明显隆起。进行黏膜下注射后，无抬举征的病灶不适合行 ESD 治疗。注射液中加用肾上腺素和靛胭脂，能使局部血管收缩以止血及减少出血，同时易于分辨剥离范围，时刻监测剥离的深度，减少穿孔并发症的发生。

（3）边缘切开：顺利预切开病变周围黏膜是 ESD 治疗成功的关键步骤。黏膜下注射、病变被充分抬举后，利用针形切开刀或一次性黏膜切开刀（Hook 刀）沿标记外侧切开周围部分黏膜，再用末端绝缘手术刀（IT 刀）深入切开处黏膜下层切开周围全部黏膜。首先切开的部位一般为病变的远侧端，如切除困难，可以使用翻转内镜的方法，也可直接采用 Flex 刀、Hook 刀等直接切开病变周围正常黏膜。穿孔的发生多与黏膜下注射不充分和切开刀放置过深有关。

（4）黏膜下剥离：这是 ESD 最主要的过程。当肿瘤四周被充分切开后，如果肿瘤小，有时可使用圈套器剥离切除病灶；但如果肿瘤较大、肿瘤部位伴有溃疡形成、肿瘤形态不规则或胃角等部位难以圈套切除，则必须用切开刀于病灶下方对黏膜下层进行剥离。黏膜下剥离的难易程度主要与病变大小、部位，是否合并溃疡、瘢痕形成等有关。在进行下一步剥离前，要判断病灶的抬举情况，必要时要反复进行黏膜下注射，以维持病灶的充分抬举。术中应按照病灶具体情况选择合适的治疗内镜及附件，如果视野不清，可使用透明帽推开黏膜下层结缔组织，以便更好地显露剥离视野。

（5）创面处理：肿瘤完整切除后，应对 ESD 治疗创面上所有可见血管进行预防性止血处理，小血管或可能发生渗血部位采用止血钳、氩离子血浆凝固等治疗，较大裸露血管应采用止血夹夹闭，最后喷洒黏膜保护溶剂保护胃创面，预防出血。对于局部剥离较深、肌层有裂隙者，金属夹缝合裂隙是必要的。术毕应用金属夹缝合大部分创面，尽可能对缝创面，这样可以大大缩短住院时间，减少术后出血的发生。

（四）术后处理

（1）术后禁饮食 24 h，予以补液、止血、抑酸等治疗，创面大且深者应延长禁食时间；如无并发症，术后第 2 天可进温凉流质饮食，逐渐过渡到半流质饮食、普食。

（2）对切除标本应常规进行病理组织学检查，确定切除是否完全及病变浸润深度。将标本每 2 mm 间隔连续切片，Hamada 等认为标本边缘无癌细胞存在应符合以下标准：①每一切片边缘均未见癌细胞；②各切片的长度应大于相邻切片中癌灶的长度；③癌灶边缘距切除标本的断端在高分化腺癌应 ≥1.4 mm，中分化腺癌应 ≥2 mm。对不完全切除的高分化腺癌可再做内镜切除治疗，而低分化腺癌应行外科手术治疗。EMR 和 ESD 后病理检查提示有黏膜下浸润或有残留，或者淋巴管、血管有癌细胞侵袭，被认为是非治愈性切除，应追加外科手术治疗。

（3）口服质子泵抑制药（PPI）和胃黏膜保护药至溃疡愈合。术后 2 个月随访时，胃镜了解溃疡愈合情况及明确局部是否存在复发。如果 ESD 完整治愈切除肿瘤，术后每年随访胃镜 1 次。如果肿瘤未能被完整切除或切除的病灶界限不清，但符合淋巴结阴性的肿瘤，至少术后 3 年内应每 6 个月随访 1 次胃镜，以及时发现局部复发。

（五）术后并发症及处理

1. 腹痛

腹痛是 EMR 和 ESD 典型的症状，常为轻、中度，治疗主要为口服常规剂量质子泵抑制药（PPI）和胃黏膜保护药。

2. 出血

出血是 EMR 和 ESD 最常见的并发症，分为术中出血和延迟出血。术中出血病变大多位于胃体中、上 1/3 部位；延迟出血为术后 30 d 内的出血，多发生于胃体中、下部。可通过内镜黏膜下注射无水乙醇、氩离子血浆凝固术、电活检钳及止血夹等有效止血。

3. 穿孔

发生穿孔的高危因素有：病变位于胃体中、上部，合并溃疡形成及肿瘤直径 ≥3 mm。术中穿孔明确后，使用内镜充分吸引胃内气体，用止血夹封闭穿孔，当穿孔较大时，可利用大网膜将其封闭。术后治疗包括以下方面。

（1）术后胃肠减压 6 h。

（2）严重穿孔气腹可能导致腹腔间隔室综合征，从而引起呼吸功能受损或休克等，因此，当腹腔内高压时，应使用 14 G 穿刺针在超声引导下进行腹腔穿刺抽气减压。

（3）穿孔封闭后，静脉预防性应用抗生素 2 d。

二、胃癌缩小手术

胃癌缩小手术是指胃切除范围及淋巴结清扫范围不能满足标准手术要求的术式。EGC 的缩小手术主要针对 T_{1a} – M、T_{1b} – SM 的 EMR、ESD 以外情况实施的手术。EGC 实施缩小手术最大的风险在于术前对癌的浸润或转移范围诊断不足，致使手术范围未能够超过浸润或转移的范围，导致癌残留，使本来极具治愈可能的 EGC 陷入长期治疗的困境。所以，对于 EGC 患者选择缩小手术或者选择其中的任何一种术式，都应该严格遵守其适应证，在不具备进行准确术前分期的情况下，仍应以手术彻底清除癌组织为首要目的。

（一）保留幽门胃切除术（PPG）

由于幽门括约肌功能的保存，PPG 术后能对胃的排空予以调控和防止十二指肠内容物的胃内反流。调查资料显示，PPG 术后倾倒综合征的发生率低，体重减少不明显，可提高患者的生活质量。另外，由于迷走神经肝支、腹腔支的保留，术后发生胆石和腹泻者减少。

1. 腹腔探查

明确是否有肝转移、腹膜种植和腹主动脉周围淋巴结转移，结合术前辅助检查，明确进行 PPG 的可能性。

2. 确定切除范围、处理大网膜

距离胃大弯血管弓 3 cm 以上切断胃结肠韧带，左侧到左、右胃大弯动脉交界处，右侧至十二指肠降部（图 7-4）。

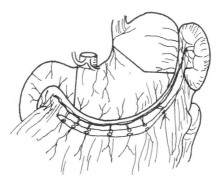

图 7-4　确定胃切除范围、处理大网膜

3. 保留幽门下动、静脉

剥离胃结肠韧带与横结肠系膜间的生理联结，清扫幽门下（第 6 组）淋巴结，根部切断胃网膜右静脉，保留幽门下静脉，暴露胃、十二指肠动脉，切断胃网膜右动脉，保留幽门下动脉。

4. 处理胃小弯侧

切断肝胃韧带，保留迷走神经前干及其肝支，切断迷走神经前干的胃前支，保留胃右动脉及其第 1 分支，在第 1 分支和第 2 分支间切断胃右动脉。

5. 横断远端胃

向贲门侧方向游离胃窦，横断远端胃，保留幽门前庭 3~4 cm 范围内的胃。

6. 清扫胰腺上缘淋巴结

切开胰腺上缘，从右向左清扫肝总动脉干前面（第 8a 组）淋巴结，保留肝十二指肠韧带内（第 12 组）淋巴结，切断胃左静脉，显露脾动脉的近段，清扫脾动脉干淋巴结，保留胃后动脉。

7. 切断胃左动脉

清除腹腔干及胃左动脉周围的组织（胃左动脉干、腹腔动脉周围淋巴结）；游离胃左动脉根部，切断迷走神经后干的胃后支，保留迷走神经后干的腹腔支，在根部切断胃左动脉。

8. 切断近端胃

沿胃小弯向贲门方向切除小网膜组织，清除胃小弯侧和贲门右淋巴结；沿近切缘切断胃，先大弯侧切断，后小弯侧切断、闭合（图7-5）。

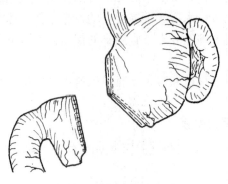

图7-5　胃部分切除术后

9. 消化道重建

为防止吻合口变形和狭窄，残留幽门前庭部与近端胃的大弯侧吻合，采取分层吻合。内层黏膜对黏膜采用3-0可吸收缝线连续缝合（图7-6），外层是浆肌层对浆肌层的间断缝合，（图7-7、图7-8）。

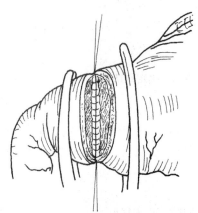

图7-6　黏膜对黏膜连续缝合

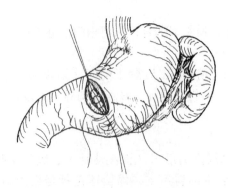

图7-7　浆肌层对浆肌层间断缝合

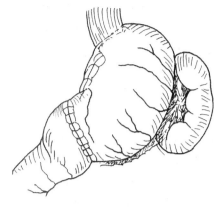

图 7-8　完成消化道重建

10. 注意事项

（1）PPG 的关键是保留幽门和一定范围的胃窦区域，以及发挥幽门功能的支配神经的保存。为了保留幽门的功能胃窦部保留的范围，有研究者主张于胃远端距幽门 1.5 cm 切断，但研究发现，在幽门前庭残胃吻合后，1.5 cm 因距离幽门括约肌太近易造成其功能障碍，以及瘢痕狭窄和括约肌的纤维化，从而导致胃潴留、排空障碍，因此有学者主张，在保证切缘安全的前提下，胃切除后幽门前庭残胃吻合距离幽门 2.5 cm 为宜。

（2）PPG 手术中为了不损伤神经，淋巴结清扫的彻底性将受限制，对于术中是否保留迷走神经幽门支，目前尚存争议。但多数学者认为，PPG 治疗 EGC 中应尽可能保留迷走神经的肝支、幽门支和腹腔支（图 7-9），以保证幽门的功能，同时可以减少术后胆石症的发生，减少腹泻次数以及促进术后体重减轻的早期恢复等，改善患者生活质量。另外，明确幽门上淋巴结无转移时，其清扫的省略，有利于幽门功能的健全。

（3）PPG 作为缩小手术具有低侵袭、安全、根治的效果，但其适应证的把握，尤其是精确的术前诊断，是影响其治疗效果的重要因素。

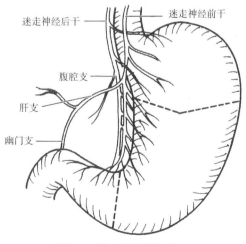

图 7-9　迷走神经及其分支

（二）近端胃切除术

EGC 行近端胃切除（PG）的适应证是胃上部的 T_1 肿瘤、可以保留 1/2 以上的胃。PG

术后消化道重建主要有两种方式：空肠间置术和食管残胃吻合术。食管残胃吻合术的效果和空肠间置术无明显差别，但前者患者术后生活质量较后者好，目前大多采用直接的食管残胃吻合术式。PG 对 EGC 的治疗效果与全胃切除术相同，但研究显示，该术式可以改善手术后消化吸收功能，患者体重恢复好于全胃切除术。

三、腹腔镜手术

随着手术器械的进步，近年来对 EGC 患者试行开展腹腔镜辅助手术。EGC 的腹腔镜下手术分为局部切除和淋巴结清扫的胃切除。与开腹手术相比，腹腔镜辅助胃癌手术具有术中出血少、创伤小、术后疼痛轻、肠道功能恢复早、患者住院时间缩短等优点。但其要求手术技术熟练，且安全性及长期预后等相关情况尚无明确的相关临床证据。在日本《胃癌治疗指南》（第 3 版）中，腹腔镜下胃局部切除术和辅助胃切除术被定位为针对临床分期 I a 的临床研究性治疗，其远期疗效和生活质量尚有待于综合、系统性评价。

（一）腹腔镜下胃局部切除术

包括腹腔镜下胃楔形切除术（LWR）及腹腔镜下胃腔内黏膜切除术（IGMR），两者虽然比 EMR 侵袭性大，但能保证完整切除，可应用于 EMR 困难或不适合的病例。

1. 适应证

（1）术前诊断为胃黏膜内癌，难以行 EMR。

（2）隆起型直径 <25 mm。

（3）凹陷型直径 <15 mm，无溃疡。LWR 适用于对位于前壁和大弯侧的病灶切除，在后壁肿瘤往往采用 IGMR 进行切除。

2. 手术操作

LWR 通过胃壁全层缝线或胃内插入 T 形棒提起病灶，预切平面用腹腔镜下直线切割吻合器将提起的病灶连同胃壁一起离断（图 7-10），创面严密止血，也可通过小切口腹腔镜辅助下行胃楔形切除术。IGMR 术中使用胃镜将病变定位，通过胃镜将胃吹起，腹壁和胃前壁通过腹腔镜、胃镜置入 3 个带球形物的戳卡（Trocar），戳卡的末端位于胃腔内，将戳卡的球形物充气后将其固定，通过戳卡向胃腔内吹入 CO_2。确定肿瘤位置后，切除的边缘用电灼标记，通过电灼或超声刀切除病变，保留肌层的完整性（图 7-11）。

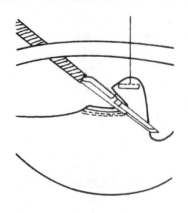

图 7-10　腹腔镜下胃楔形切除术

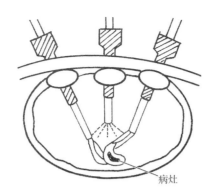

病灶

图 7-11 腹腔镜下胃腔内黏膜切除术

腹腔镜下胃局部切除术后须将切除病变送冰冻病理检查，有如下情况须改为开腹行根治性胃切除术：①切缘肿瘤阳性；②周围静脉或淋巴管浸润；③胃癌浸润至黏膜下层的中下部分。

（二）腹腔镜辅助胃切除术

LWR 及 IGMR 与 EMR 及 ESD 相同，均属于癌灶局部切除，且切除病灶范围有限，不廓清淋巴结，存在术后肿瘤残留及复发的风险。EGC 的腹腔镜下根治性胃切除术可达到足够的切缘，又能根据肿瘤侵犯深度采取不同范围的淋巴结清扫，其手术适应证为具有淋巴结转移风险的 EGC。手术术式包括远端胃切除、近端胃切除术和全胃切除，各种术式及淋巴结清扫范围的适应证同开腹手术。

（杨小进）

第三节 胃癌 D_2 式根治术

一、适应证

（1）胃癌的主要治疗方法是胃切除手术。

（2）胃近端的早期胃癌。

（3）早期多中心胃癌。

（4）胃体、底、贲门和全胃癌。

（5）弥散型胃癌。

（6）残胃癌。

（7）胃肉瘤。

（8）胃泌素瘤（佐林格—埃利森综合征）。

二、术前准备

（1）术前行内镜活检，确定诊断，明确分期。特别要了解近段胃癌有无向胸腔侵犯，行开胸准备。

（2）CT 和超声检查以排除胃腔外肿瘤侵犯和淋巴结转移（可行细针穿刺抽吸活检确定）。

（3）术前 1 周根据患者营养情况行肠内和（或）肠外营养支持。

（4）术前 1 d 清洁灌肠，做好肠道准备。

三、手术步骤

（一）胃切除

胃癌手术的范围应根据肿瘤位置、范围及转移情况而定，常用的有全胃切除、次全胃切除和部分胃切除等，以次全胃切除为例，详述如下。

1. 体位、切口

患者仰卧位，采用上腹正中切口，如显露需要，可向上劈开肋弓，向下绕脐延长切口。

2. 探查腹腔

剖入腹腔后，进行系统探查，对胃及附近的肝、脾、横结肠、小网膜和大网膜、胃周围淋巴结、小肠及其系膜、腹腔各凹陷和穹窿部进行仔细视诊和触诊，确定有无转移，必要时取活组织行冰冻切片病理检查。

这时所要解决的问题是通过认定和除外有无淋巴结或附近器官的转移，来进行根治性或姑息性手术。此外，通过了解邻近组织或器官，如腹腔动脉干、主动脉和膈肌情况，以判定能否行胃癌根治性切除术。如果可能施行治愈性切除，则行：①根除胃及附件；②在起始处切除胃的各主要血管支；③切除所有胃和区域性淋巴管和淋巴结（包括第 1、第 2 站）。

3. 游离大网膜

在分离周围粘连后，将大网膜向上提起，并与横结肠向相反方向牵拉，用电刀或小的解剖刀沿着横结肠和大网膜相接触的部分，在靠近横结肠上缘切断游离。

当分离大网膜至右侧结肠肝曲处的十二指肠结肠韧带时，结扎组织块宜小些，勿大块结扎。至左侧结肠脾曲处，分离开膈结肠韧带后，再将大网膜在与胃脾韧带下缘交接处与胃结肠韧带后缘分开，而切缘的小血管须仔细结扎止血。

为了保持结肠脾曲的正常位置，尽量保留脾结肠韧带。此时网膜囊已打开，结肠系膜上层也与胰前包膜分开，显露并切除位于结肠系膜、胰腺下方和胰腺淋巴结群。这些淋巴结一般位于结肠系膜的血管层内。

在切除这群淋巴后，即可直视到胰腺上缘表面、附近的淋巴结及脾动脉、静脉和腹腔动脉干等。将胰腺前包膜游离下来，切除其下方的淋巴结。

对网膜应整块切除，即以体层（即腹膜层）为基础的解剖游离，这样才能将网膜囊可能脱落的癌细胞和大网膜乳斑样组织上存在的癌细胞整块切除。切除网膜时，应将大网膜后叶与结肠系膜前叶从结肠系膜后叶锐性剥离下来，并反折至胰腺前方，向上达胰腺上缘，显露出肝总动脉和脾动脉根部。

在胰腺下缘向上方向游离进入胰腺后间隙，从肾周围的杰罗塔（Gerota）筋膜将胰后筋膜游离出，向左游离后，完成胰尾和脾的翻转，并完整地将网膜囊袋的腹膜切除。

对大网膜切除时的重要标识是大网膜和横结肠壁上附着的脂肪囊由此进入横结肠系膜前叶，沿此层面锐性剥离即可将大网膜和横结肠系膜前叶剥离出。

4. 切除脾

在根治性胃切除术中，最后需伴同整块切除脾。如果脾粘连紧密，亦需游离切除。而在姑息性胃切除中勿切除脾，术中可在脾后方用棉纱垫托起，以减少胃脾韧带和胃短静脉的张力，防止其损伤。

在切除脾的过程中，第一步是分离大网膜左端时游离出脾的下缘（图7-12），此时须将大网膜与横结肠游离（图7-13）。第二步从脾前面和后面途径游离，分别结扎各血管，对脾动脉和脾静脉须仔细游离后分别结扎切断，脾动脉近侧残端必须双重缝扎加固。脾动脉会有许多不同的变异，在游离时须加注意，防止发生术中或术后出血。

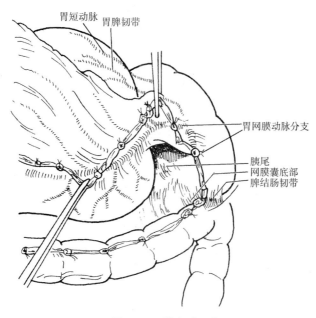

图7-12 游离脾下缘

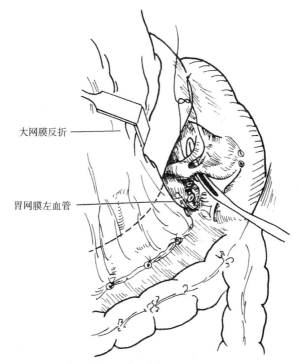

图7-13 游离大网膜和横结肠

在从脾后方游离过程中，须仔细行脾门的淋巴结清扫切除，此时将脾从后向前牵向右侧，再向上、向内侧慢慢牵引脾（图7-14），看清并切断脾周围的各个韧带（图7-15）。在分离脾膈韧带和脾结肠韧带后，再分离近端胃的脾肾韧带，此时须注意将胃壁血管一一结扎。出血常发生在游离胰腺，特别是在胰尾部，出血处均应缝扎止血。最后切除脾，脾蒂近端须仔细双重结扎和缝扎。

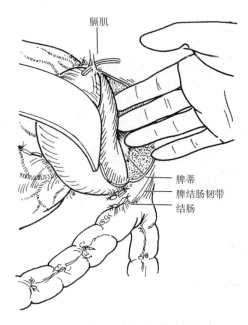

图7-14　用手推开腹膜，游离脾

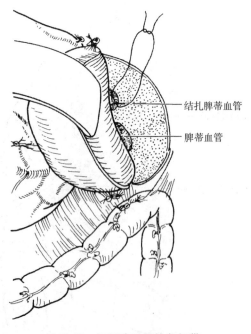

图7-15　切断脾周围的各韧带

5. 显露食管

将胃向下牵拉，即可识出食管下端，在此处壁层和脏腹膜反折处纵向切开腹膜，再将左肝三角韧带切开，将肝左叶牵向右侧，沿食管下端浆膜切口向深切至肌层（图7-16）。将食管左侧附着的结缔组织一一清理，并钝性剥离食管后壁。用右手示指逐渐钝性游离出食管后壁间隙。

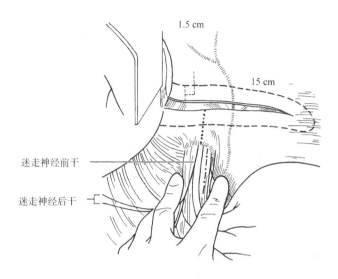

图7-16 牵开肝左叶，切开食管下端的腹膜

同时尽可能地将贲门周围的淋巴结清扫切除，并行冰冻切片病理学检查。使用手指和小纱布球将食管游离，尽量向上至纵隔，以显露纵隔内的淋巴结，并了解肿瘤侵犯情况，清扫切除纵隔内淋巴结。将迷走神经前干和后干显露与分离出来，这样才能将腹腔内的食管向下推移5~6 cm。

6. 游离和切断闭合十二指肠

先分离十二指肠结肠韧带，尽量靠近十二指肠降部远端处切开腹膜，十二指肠远端游离至十二指肠降部与横部肠曲处，并游离结肠肝曲，将横结肠的纤维结缔组织游离出。将十二指肠向内侧牵引后，即可游离出十二指肠后壁，直至下腔静脉处，再切开十二指肠降部的内侧缘，以更充分地游离。

在贴近肝下缘游离胃小弯部，尽量切除小网膜，在胃右动脉根部游离并切断，同样切断胃冠状动脉。这样可使十二指肠骨骼化，便于横断十二指肠近端。为较好地横断十二指肠，必须在十二指肠后壁游离腹膜至胰十二指肠动脉，将其表面的粘连组织分离，并小块结扎切断。

十二指肠残端可用缝合器闭合，切缘行术中冰冻活体组织病理检查，以了解有无肿瘤侵害。如十二指肠残端粘连紧密，不易游离而无法行缝合器闭合时，可开放行间断缝线闭合及腹膜后的粘连分离，在胃胰皱襞处即可见到胃左动脉、冠状静脉和附着的脂肪纤维结缔组织和淋巴结，有时为较厚的索状物，将其向近和远端分离。如十二指肠残端游离甚好，又无淋巴结转移，在胃部分切除后又允许拉下时，也可考虑行比尔罗特Ⅰ式胃、十二指肠吻合术。

7. 近端胃的骨骼化

将胃向上稍用张力地提起，先把小弯部与胰腺及腹膜后的粘连分开，在胃胰皱襞处即可见到胃左动脉、冠状静脉和附着的脂肪纤维结缔组织和淋巴结，有时为较厚的索状物，将其逐步向近端和远端分离。

偶尔会见索状物自胃左动脉连于肝左叶，需将其游离切断。此时应特别注意需仔细分离胃左动脉，如在其根部粘连紧密就不能在其发源处结扎切断，可分别将其分布到胃壁的分支一一结扎切断。这样就可将胃近端的小弯部骨骼化。在靠近脾的胃左上区游离和切断胃后动脉。如胃癌位于窦部的早期胃癌，或是姑息性胃切除时，可保留脾，在靠近脾处切断胃脾韧带。至此，整个胃完全游离，特别是小弯部显露清晰，便于淋巴结的清扫。

8. 切除胃

在完成胃近端游离步骤后，胃远端即可放开钳夹，开放胃腔，将胃提下再切断食管下端，近端切缘亦应常规送冰冻活体组织检查有无肿瘤侵犯，再具体采取相应处理。

（二）胃癌淋巴结清扫

此为外科治疗胃癌的重要步骤，是保证胃癌根治的基本环节。

1. 基本原则

淋巴结清扫的范围是基于胃淋巴流向的研究理念而施行的，胃周围的淋巴组织由淋巴结和淋巴管构成，外被以脂肪结缔组织，并沿血管和神经纤维浅层走行。在清扫时，应将血管周围的淋巴结、淋巴管和脂肪结缔组织一并整块切除。方法是由中间向周围末梢廓清；分层次清扫，即在胃小弯的胃壁和胃网膜的前后叶分层附着部分着手；还要按程序清扫，即按淋巴结转移情况采取对策，如无淋巴结转移，可在血管周围神经纤维层外清扫，避免损伤血管和神经，如已有淋巴结转移，可在血管外膜层廓清为宜。

2. 手术步骤

（1）在胃切除术时，清扫切除胃及附属物的各组淋巴结，还需切除脾、结肠系膜、胰腺周围、纵隔下部的诸淋巴结。

（2）根除在胃切除术时循解剖途径可取得的腹干、主动脉、肝动脉、胃十二指肠动脉、肠系膜上动脉和十二指肠后的诸淋巴管和淋巴结，连其伴行的血管一并切除。在所有根治性胃癌切除手术中，均应尽力根除所有可取得的淋巴结和淋巴组织。

3. 廓清扫技术

每名外科医师应根据其掌握的解剖学知识，选择最便捷的解剖游离和切除各淋巴结。

在胃切除过程中，已将第 3~6 组淋巴结连同胃一并清除，而后最先清扫的是十二指肠壶腹球部后上区的诸淋巴结，即第 12 组淋巴结，沿胃十二指肠动脉、胰十二指肠动脉和胃网膜右动脉起始部等标识，将附近的各淋巴结廓清切除。

于十二指肠后方的外侧，向下腔静脉方向逐渐剥离胰头部，这时显示出十二指肠与胆总管之间的空间，即肝十二指肠韧带外下缘，上至胆囊管水平。此区常可发现淋巴结，予以清扫。

廓清时最重要的淋巴结是腹腔干淋巴结第 9 组，对它的清扫可自肝总动脉开始，第 8 组淋巴结在此处常可窥见和触及，用剪刀剪开位于淋巴结表面的浆膜及纤维组织，然后沿肝固有动脉向腹腔干的淋巴结剥离开，然后清扫切除。

用手指钝性剥离分出肝总动脉，并用橡皮带将其向下牵引，此时需特别注意，如有动脉粥样硬化时，必须注意仔细轻柔，分离牵引血管，以免撕裂出血。沿肝总动脉朝向腹腔动脉分离切除所有淋巴结，并仔细显露脾动脉近端。向后方显露出胃胰皱襞，这样可显露出胃左动脉和胃左静脉，在此处所见胃左静脉在胃左动脉左前方，向下又跨过脾动脉，尽量在此将胃左静脉向上分离，并在脾动脉上方将其切断结扎，胃左动脉则在起始部附近予以切断结扎。同时将附近的动脉周围的第 7 组和第 11 组淋巴结予以清扫切除。

这时从胃左动脉侧间隙内伸进示指，慢慢游离其前面的结缔组织（图 7-17），将其切断伸向两侧牵引，显露出腹腔动脉的各个侧壁，再向上、向两侧游离，直到腹主动脉穿过裂孔处，清除尽附近的结缔脂肪组织和细小淋巴结及淋巴管，但注意此处有胸导管经过，可将其缝闭。腹腔神经丛也须切除。

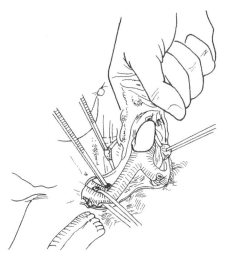

图 7-17　剥离胃左动脉前方结缔组织

将弓形韧带分离出，并使用止血钳将其张开，仔细解剖切除附着于主动脉上的所有细小淋巴结和淋巴管。随即用左手示指伸入网膜孔（温斯洛孔）中，沿门静脉上方行经显出附于其上的淋巴管，将其切除。再将肝总动脉、肝固有动脉和胆总管附近的淋巴结一一切除（图 7-18）。至此，已将 D_2 +12 组各淋巴结清扫完毕。

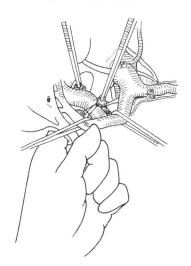

图 7-18　清除肝门部淋巴结

（王振跃）

第四节　扩大胃癌根治术

当胃癌的肿瘤灶侵犯至邻近组织或器官时，除行胃切除、淋巴结清扫和脾切除外，还须切除肝左叶、胰腺体部和尾部横结肠等。

一、肝左叶切除

如胃癌侵犯至肝左叶，可在胃切除后将肝左叶切除，其入路是切开左三角韧带，向肝静脉处分离，显出肝左叶，在距肿瘤 2 cm 处切除肝脏。一般无须阻断肝门部血管，但各个小血管及胆管应一一缝扎，然后游离出镰状韧带，于切面缝合固定（图 7-19）。如需切除整个肝左叶时，则应阻断肝门的肝左动脉、左门静脉和左肝管。

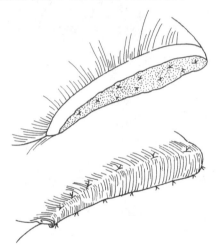

图 7-19　肝断面以镰状韧带覆盖

二、胰腺尾和体部切除

游离胰尾、体部从胰尾远端开始，将其后面胰床部逐渐分离，显露出脾动脉和静脉，此时可逐一廓清（第 10 组和第 11 组淋巴结）（图 7-20）。随后切断胰体、尾部，近端切缘的边缘外留一些，以便缝闭。胰腺管分出用可吸收线缝闭，仔细缝扎各小出血点，最后缝合胰腺切缘。至于胰腺体部的最近端切缘，以不超过肠系膜上静脉和门静脉为度。术中如必要，可结扎切断肠系膜下静脉，一般不致发生不良后果。

三、横结肠切除

如有横结肠转移，则需将其切除，一般情况下须连同其系膜及第 15 组淋巴结一并切除廓清。切除结肠时，从其近端开始向远端游离，范围包括横结肠右端脾曲和降结肠部。双侧断端可用缝合器吻合或手吻合，但须注意将升结肠和降部结肠充分游离，避免在有张力情况下吻合，系膜孔隙也须间断缝线闭合，以防止内疝发生。如患者术前已存在结肠梗阻情况或吻合口不太牢靠时，须行盲肠管式造口，以防吻合口漏发生。

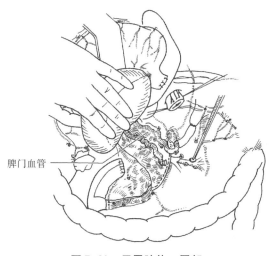

脾门血管

图 7-20　显露胰体、尾部

（徐　萌）

第五节　胃癌联合脏器切除术

在中国，不少胃癌患者确诊时已属进展期癌，其中部分病例癌肿直接浸润邻近脏器或发生肝转移等，选择其中合适的病例将原发病灶连同受累脏器一并切除，不仅可以缓解症状，改善生活质量，甚至有的病例可以得到根治而长期存活。根据中山大学胃癌诊治研究中心资料显示，初诊胃癌病例中约 36% 的患者因脏器侵犯而涉及联合脏器切除问题。因此，联合脏器切除作为胃癌临床处置的常见事件，应予以重视。

一、联合脏器切除定义

胃癌联合脏器切除即整块地切除胃癌或转移灶直接侵及的周围脏器，包括根治性联合脏器切除术和姑息性联合脏器切除术。根治性联合脏器切除术应达到的标准如下。

（1）切除端无肿瘤残留。

（2）足够范围的淋巴组织清扫。

（3）受累脏器与组织整块切除。

（4）无远处转移。

姑息性联合脏器切除即无法达到彻底切除肉眼可见肿瘤的联合脏器切除术。

二、术前准备

1. 严格掌握手术适应证

胃癌联合脏器切除术为腹部外科复杂的大手术，手术死亡率和并发症发生率高，故术前要求严格掌握适应证。目前的共识是：证实为胃癌，邻近脏器有侵犯，局部病变能行联合脏器整块切除，在排除严重心、肺功能不全、严重营养不良以及全身广泛转移等情况时可行联合脏器切除。

2. 充分的术前准备

联合脏器切除手术范围广、脏器的病理生理功能影响较大，故术前准备工作要充分。接受联合脏器切除的患者年龄宜小于 75 岁，身体状况要好。同时应重视对并存疾病的处理，如高血压、糖尿病、冠心病等，严重者应权衡利弊，慎重手术。合并低蛋白血症者，术前应该予以纠正，营养不良者根据患者胃肠功能情况给予肠内或肠外营养支持。

3. 完善的术前检查

完善的影像学检查有助于术前明确受累脏器的范围和深度，充分估计完整切除的可能性。常用的检查手段主要有 B 超、腹部平片、CT、MRI、消化道钡剂造影、泌尿系造影及血管造影等。CT 扫描除了具有良好的空间分辨力和密度分辨力，还可以进行大血管的三维成像等，可作为诊断和评估的首选。正电子发射计算机断层成像（PET-CT）对恶性肿瘤和转移灶的灵敏度和特异性均很高，对确定治疗方案有重要意义。

值得一提的是不应忽视基本的体格检查，一些基本检查可以发现影像学难以发现的病变，对确定治疗方案至关重要。如锁骨上窝、脐周及腹股沟淋巴结的触摸，若有可疑淋巴结应切取活检。直肠指诊也应列为常规检查。

4. 科学制订手术方案

胃癌联合脏器切除术含不确定因素多、难度大、风险高，术中常可出现一些难以预料的情况，尤其是术中大出血和损伤周围器官的发生率较高，故术前应结合目前的体格检查、影像学所见等精心设计手术方案。要充分估计术中可能遇到的各种困难、解决的办法，做到有进有退。联合脏器切除不仅涉及腹部诸多的脏器，如胃肠、胆道、肝、脾、胰腺等，还涉及麻醉科、妇科、泌尿外科、骨科等。术前应仔细分析病情，必要时邀请相关科室医师会诊，共同参与制订手术方案。

5. 尊重患者的意愿

胃癌联合脏器切除的手术风险性大，医疗费用高，疗效差，故术前应与患者及其家属详细沟通，告知其病情的严重程度，可以选择的治疗方法，手术治疗的目的、意义，手术切除的可能性，手术的风险性，可能发生的严重并发症及严重后果等。在诊治过程中，患者及家属对病情有知情权，充分考虑患者对治疗的选择与期望，尊重其意愿，这是循证医学的要素之一，也是医疗中的伦理问题。

三、联合脏器切除手术技巧与原则

胃癌联合脏器切除术通常较胃癌 D_2 根治术难度增大、危险性增加、操作也更加复杂。进入腹腔后，应仔细探查以了解肿瘤的位置、与邻近脏器浸润情况及粘连程度，如有腹腔积液，应行脱落细胞检查，有腹膜结节时应切取做冷冻病理组织学检查。探查后应明确病变浸润、转移涉及的脏器，能否切除等，若可以，则需要联合切除哪些脏器。

胃癌联合脏器切除的手术原则包括：解剖应由浅入深、由外围向中间、由易到难；遵循"无瘤原则"，整块切除病灶及脏器，不要在切除脏器间肿瘤界面内分离等。由于肿瘤浸润、粘连等原因常导致组织结构移位，容易损伤血管、胆管、输尿管、神经等重要结构，故术中应仔细辨认，切忌大块结扎。

联合脏器切除要求手术医师应具有良好的心理素质，术中始终保持清醒的头脑，遇到出血和重要结构损伤时不要惊慌，应予以妥善处置。在未能明确可否切除时，切不可盲目地切断胃肠，避免陷入"进退两难"的境地。经过探查，确认达不到治愈性切除时，应审时度势，改为缓解症状、改善生活质量的姑息性手术。

四、术后注意事项

胃癌联合脏器切除的术后监测、异常情况的及时发现及处理，对于降低术后并发症的发生和手术病死率极为重要。胃癌联合脏器切除术后应注意的事项包括以下几点。

（1）术后应密切监测生命体征，随时了解病情变化。高危患者术后应考虑转入重症监护病房进行监护和处理。

（2）密切观察引流液的性质、颜色和量，及时对异常情况进行分析和处理，特别应注意腹腔出血、胆瘘、胰瘘、肠瘘等并发症的观察和处理，尤其当需要再次手术时，应当机立断。

（3）手术剥离面大、出血较多者，术后应该维持血容量，保持血压稳定，必要时应用止血药，补充凝血因子、纤维蛋白原、浓缩血小板或新鲜血浆等。

（4）应用抑酸药，预防应激性溃疡。若术中行胰腺部分切除或损伤胰腺者，术后可应用抑酶药等抑制胰液分泌，预防胰瘘发生。

（5）联合应用广谱抗生素，预防和控制感染。

（6）胃癌患者多合并营养不良，故术后常需营养支持，应根据情况进行肠外营养或者肠内营养支持。

（7）联合脾切除者术后应注意复查血小板计数并及时予以处理，避免形成血栓；联合胰腺切除者应注意复查淀粉酶及血糖变化等，以及时发现异常；联合肝切除者术后注意肝功能变化，并及时予以处理。

（8）术后应根据患者病理分期情况，及时予以辅助放射治疗、化学药物治疗等综合治疗。

总之，胃癌联合脏器术前应恰当地掌握手术指征，充分地进行术前准备，正确判断可切除性，周密设计手术方案。术中应进行细致有序的操作。术后应注意及时发现并处理并发症。力求遵循根治性、安全性、功能性三原则，以期使患者最大限度地获益。

（李绍军）

第八章

十二指肠手术

第一节　十二指肠造瘘术

为了防止十二指肠瘘这一凶险手术并发症的发生及便于治疗，十二指肠手术通常采取十二指肠造瘘术这一处理方式。

为了保证胃切除术后的安全，尤其为了避免比尔罗特Ⅱ式术后发生十二指肠残端瘘这一严重手术并发症，20世纪60年代以前，十二指肠造瘘术一度引起外科医师的兴趣。1880年，Langenbuch为了喂养目的，第一次为胃大部切除术后患者做了十二指肠造瘘术。几乎同时，Billroth（比尔罗特）也作出同样提议。1954年，Welch推荐用1根柔软红色橡皮管，由十二指肠残端插入后行荷包缝合，大网膜覆盖，或由十二指肠侧壁插入16号导尿管或T形管，荷包缝合后，大网膜覆盖。

一、适应证

十二指肠壶腹部溃疡，其残端关闭困难，残端处理不安全的患者；因十二指肠疾病导致严重低蛋白血症的患者，估计愈合困难。上述患者术中采取预防性措施，或者十二指肠溃疡术后残端瘘或医源性十二指肠瘘发生后，建立局部充分引流的同时，由瘘口插入1根16号导尿管，也可由十二指肠侧壁置入T形管，持续负压吸引。

二、手术方法

（一）十二指肠末端造瘘术

通过十二指肠残端顶部，插入16号导尿管或软橡皮管，沿管周行荷包或间断缝合后，再用大网膜加强缝合固定（图8-1）。

（二）十二指肠侧壁切开造瘘术

通过十二指肠侧壁截孔置入T形管或其他形式引流管后，再按上述方法处理固定（图8-2）。

上述两种方式，选择何种并无严格适应证，应根据术中具体情况及要求进行决定。

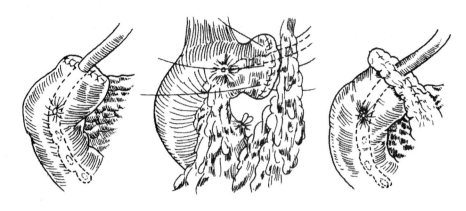

图 8-1　十二指肠残端造口置管术

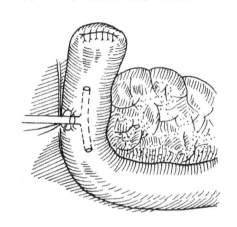

图 8-2　十二指肠侧壁切开造瘘术

三、注意事项

对于十二指肠溃疡，因局部炎症明显、瘢痕过大、球部变形、切除后残端闭合估计不安全、怀疑缝合后的安全性和可靠性而采用十二指肠造瘘术。实践证明，十二指肠造瘘术确实是可靠、安全的措施，但原则上不宜强行切除，可选用十二指肠溃疡旷置术。对于危险性较小者，可在残端约近 1.0 cm 处，放置 1 根乳胶引流管，保持至手术后 15 d 左右拔除。在此期间，不仅可以引流出局部积血（渗液），降低因残端处炎症和感染而导致瘘发生的概率，同时可以随时查看到瘘的发生情况，一旦出现消化液，仅利用此引流管持续负压吸引即可避免再次手术。一般 2～3 周内可以闭合，尽量避免术中破坏十二指肠的完整性，防止十二指肠造瘘术式的使用扩大化。

（伍春羽）

第二节　十二指肠修补术

在十二指肠疾病中，外伤性（闭合性、开放性）损伤占 10%，医源性损伤占 80%，其他的肿瘤、结核、克罗恩（Crohn）病、畸形约占 10%。十二指肠位置深在，结构特殊，解剖关系复杂，是消化道疾病外科处理中较困难的部位。各种原因引起的十二指肠瘘是相当危险的并发症，早期发现及治疗难度均很大。因此，要求临床医师对于择期手术的患者，选择方法要恰当，保证修复质量；对医源性、外伤性损伤，要发现及时、处理果断、方法正确。另外，良好的术前准备和术后管理必不可少。

一、术前准备

十二指肠择期手术后局部破裂（如十二指肠残端瘘等）、外伤或医源性损伤后，均可发生严重体液丢失、电解质失调及局部炎症，故诊断明确，决定手术后，术前准备是不可忽视的问题。

（1）建立良好的输液、输血通道，尽快恢复有效血容量，纠正酸碱平衡失调。

（2）放置胃管，持续胃肠减压。

（3）选择对腹腔感染敏感的抗生素。

（4）失血明显者，积极输血，同时进行手术探查。

（5）做好术前检查，包括肺功能、血液生化等。

二、修补原则

十二指肠为边缘血供，降段内侧缘外，血运较差，术后十二指肠内有大量胃酸、胰液和胆汁蓄积，压力大，修补处容易破裂，特别是在降段，涉及胰管和胆管的引流以及十二指肠和胰头共同血运，手术难度大，因此对十二指肠疾病手术要求条件高。

（1）麻醉：手术要求肌肉松弛良好，简单的十二指肠切开也应充分游离，同时便于探查十二指肠各部，不致遗漏腹膜外部分病灶或外伤性胰腺损伤。

（2）良好的十二指肠腔减压：这是很重要的保护措施，目的是预防十二指肠瘘，将胃管或胃造瘘管放至缝合口近端或行十二指肠造瘘，必要时可切开胆总管，放置 T 形管，引流胆汁。

（3）十二指肠切口缝合部位常规放置引流管，引流管不可直接压至十二指肠缝合部位，一般放置 5~7 d。

（4）根据病情需要决定是否应用肠外营养（TPN）以及是否应用抑制消化液分泌药物和促进蛋白合成的重组人生长激素、生长抑素。

（5）术后注意引流管的观察和管理。

三、术前探查方法

1. 游离十二指肠降段

十二指肠上段和降段外缘无较大输入血管，因此，可以自如地在此进行松动游离；在十二指肠内侧缘，即在它的小弯，有很丰富的血管，要使这部分肠管营养不发生障碍，就要保护重要的内侧血管，从外侧进行松动。按照 Kocher 提出的方法进行，切开十二指肠外侧腹膜，将十二指肠降段用手指钝性分离，从后腹壁游离，不会发生困难，出血非常少。因此，十二指肠壶腹部、降段可移向中线，使腹膜后右肾的一部分和下腔静脉显露，以减少十二指肠修补张力。

2. 显露十二指肠第三、第四段

十二指肠第三、第四段位于肠系膜上血管和横结肠系膜之后，直接显露有危险。当沿十二指肠降段做 Kocher 切口游离十二指肠第一、第二段后，再沿右半结肠旁沟腹膜切开，游离右半结肠，切断右肾结肠韧带，沿此层继续解剖，游离小肠系膜，直至 Treitz 韧带，将全部小肠置于左上腹，此时十二指肠全段及胰腺即充分显露。应注意的是，由于肠系膜动、静脉由胰腺后伸出，过度牵扯会有撕裂的危险，术中对此点应有清醒认识。

或者显露十二指肠降段后，切开右侧胃结肠韧带，游离结肠肝曲，切开横结肠系膜。此时，注意避免过度牵扯，防止损伤肠系膜上血管及其分支，切断 Treitz 韧带，钝性游离十二指肠第三、第四段，以使其充分显露。

四、修补方式

（一）单纯缝合修补术

适应于下列情况。

（1）对于十二指肠损伤，75% ~ 85% 的病例可以采用单纯修补的治疗方式，适用于创缘血运好、缝合无张力、远端无梗阻、肠壁缺损在 1/3 周径内、伤后 10 h 以内的病例。

（2）经十二指肠行奥迪括约肌切开成形、取石后。

（3）探查十二指肠出血的原因，包括血管瘤、溃疡、肿瘤、憩室等，以及部分十二指肠憩室切除术后。

（4）十二指肠切开取异物后。

上述情况均可直接缝合修补。缝合原则上分为横行切开，横行缝合；纵行切开，纵行缝合。但纵行切开超过 2 cm，应横行缝合，黏膜应对合好，内翻不能过多，尤其应避免张力过大，两层缝合较为稳妥。

（二）复杂修复术

十二指肠第一、第三和第四段因溃疡、出血、肿瘤、外伤，经十二指肠探查或切除术后，处理比较容易。第一段病灶可做胃部分切除，十二指肠断端封闭，然后进行胃空肠吻合术。第三、第四段病灶或外伤经切除或修整后，松解 Trietz 及近端空肠后，可以与空肠进行断端吻合术，应注意血运和吻合口无张力；也可以按照 Roux-en-Y 吻合术式原则进行修复。第二段（降段）因有壶腹和血运关系，如果后壁无大缺损、局部血运良好、缝合封闭比较勉强者，可采用带蒂胃窦或带蒂空肠段浆肌层组织补片法，以防发生漏或狭窄；若十二指肠缺损较大，达 1/2 周径以上，应做 Roux-en-Y 吻合术。合并胰腺损伤者按损伤程度具体处理。

1. 带蒂浆肌层组织补片法

取自带血管胃窦、空肠或大肠肠段，剥除黏膜。对瘘口周围局限性剥离或修整后，全层间断缝合，再以带蒂浆肌层组织片贴敷修补处；也可用肝圆韧带（保留脐侧血运），制成相应的蒂片；如果取自空肠组织片，应通过结肠后途径。优点是取材方便、制作简单、血运好、抗感染力及愈合力强，能加强或支持不够牢固的吻合口。

2. 空肠袢修补破裂法

将 35 ~ 45 cm 空肠袢，经结肠后，将空肠袢缝合固定于修补或缺损处，远端空肠再做侧—侧吻合术（图8-3）。

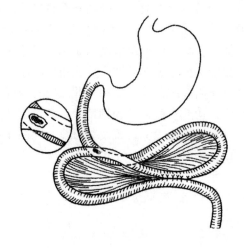

图8-3　空肠袢修补十二指肠破裂，近端空肠侧—侧吻合

（三）十二指肠空肠 Roux-en-Y 式修补

距空肠 Trietz 韧带 15～20 cm 处横断空肠，远端空肠袢由结肠后，根据十二指肠损伤大小，将空肠与十二指肠损伤部行端—侧或侧—侧吻合术，近端空肠端与吻合口远侧空肠40 cm处做端—侧吻合术（图8-4）。

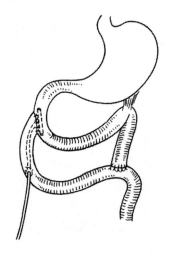

图8-4　Roux-en-Y 肠袢修补十二指肠破裂

（四）十二指肠憩室化手术

十二指肠外伤修补术后，为了将消化液分流和十二指肠减压，使消化液避开裂伤修补区，以利于修补区的愈合，防止十二指肠瘘的发生，需行十二指肠憩室化手术。

具体方法：修补十二指肠损伤，行胃窦切除，封闭十二指肠残端，行胃空肠吻合术，置T形管引流胆汁，再做十二指肠造瘘（图8-5）。目的是将十二指肠旷置，使仅有部分胆汁、胰液通过，形成低压憩室，有助于修补处愈合。

十二指肠损伤患者，多属性质较严重创伤，如果术中再行十二指肠憩室化手术，创伤过大。因此，多应用改良式十二指肠憩室化手术，即修补十二指肠后，免除胃窦切除，在远端胃壁切口，从黏膜面缝合幽门。采用可吸收缝线，暂时性闭锁幽门，2～3 周后缝线吸收，幽门再通。估计十二指肠修补后肠腔狭窄，则可选用非吸收性缝线缝合幽门或用吻合器阻断幽门。此术式为防止发生溃疡病，幽门旷置后，同时可加用迷走神经切断。

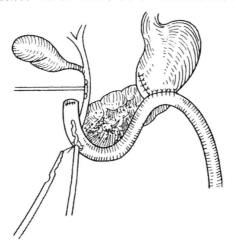

图 8-5　十二指肠憩室化术式

五、注意事项

鉴于十二指肠解剖结构、周围关系的特殊性，十二指肠瘘是最危险的手术后并发症，因此，对十二指肠手术适应证、手术方式、操作及并发症预防都应慎重考虑，严格把控及采取相应对策。

如为良性肿瘤，特别是息肉，可通过内镜治疗，行局部切除或节段性切除，甚至乳头或壶腹部切除，对能通过胰胆管成形而恢复胆胰流通者，不必行胰十二指肠切除。对于恶性肿瘤，则以根治术为原则。十二指肠损伤者，应根据情况尽量采用有效而简单的手术，依次考虑单纯修补、补片、Roux-en-Y 手术及憩室化手术以及胰十二指肠切除术。只要损伤部位血运好、缝合无张力、远端无梗阻，不必常规行"三管法"（胃、空肠、胆总管造瘘）并少做包括胃窦切除十二指肠残端封闭减压、胃空肠吻合和迷走神经切断的十二指肠憩室化手术。十二指肠壶腹部溃疡者，除非有难止的活动性出血，一般可旷置溃疡，不要强行切除。

十二指肠减压保护性措施特别重要，可以直接通过十二指肠插管、鼻胃管、胃造瘘管或空肠造瘘管置入至十二指肠部位。具体采用哪种方式，应根据术中具体情况选择：从减压效果考虑，以尽量不增加十二指肠结构进一步损伤以及减轻患者痛苦等为主；如十二指肠瘘已发生，估计疗程长，行肠造瘘比通过鼻胃管引流要强，前者引流更通畅，也避免了长期留置胃管的痛苦；若腹腔引流管很通畅，且无腹膜炎表现，可积极负压吸引，使瘘口和皮肤间形成局限性瘘管，一般 3 周即可闭合，可不必再行胃或空肠造瘘。

瘘发生后，在充分引流的基础上，使用肠外营养（TPN）、制酸药和抑制消化液分泌药物以及促进蛋白合成的生长激素，这些方法给十二指肠瘘治疗提供了有力手段。

（宋承鑫）

第三节　十二指肠溃疡旷置术

十二指肠溃疡位于后壁者占 60% 以上，手术时能切除溃疡，妥善缝合残端最为理想。但往往溃疡穿透至胰腺或者因周围炎症水肿、瘢痕收缩而与邻近脏器等紧密相连，无法分离，如果强行切除，常有损伤胆总管及胰腺或因残端不能妥善缝合而发生十二指肠瘘等后果，因此，对于上述情况一般常用以下方法处理。

一、十二指肠溃疡班克罗夫手术（Bancroft 手术）

（一）适应证

（1）慢性穿透性十二指肠溃疡，难以手术切除或切除时有可能损伤重要组织或器官者。

（2）估计胃切除后十二指肠残端关闭有困难者。

（二）术前准备

（1）全身情况及一般状况差的患者应在手术前改善全身情况，纠正营养不良、贫血及低蛋白血症。应给予高蛋白及足量维生素的饮食，必要时输血或血浆以提高血红蛋白及血浆蛋白水平。

（2）有脱水及电解质紊乱的患者应在术前适当输液及补充电解质，纠正水及电解质紊乱。

（3）伴幽门梗阻的患者应在术前 2~3 d 开始禁食、胃肠减压、输液，每天洗胃 2~3 次，排空胃内存留的食物及分泌物，减轻胃黏膜的炎症及水肿，以利于手术及手术后恢复。

（4）溃疡大出血的患者术前应采取各种抗休克措施，积极输血，尽量补足血容量。

（5）择期手术的患者手术前一晚上行肥皂水灌肠 1 次，手术当天晨起禁食，插鼻胃管。

（6）术前 30 min 肌内注射镇静药物，术前 1 h 及术中预防性各应用 1 次抗生素。

（三）麻醉

全身麻醉或连续硬膜外麻醉均可。

（四）手术步骤

（1）游离胃近端，切除胃大部，注意保留近幽门处的胃右及胃网膜右动脉，保证幽门的血运（图 8-6）。

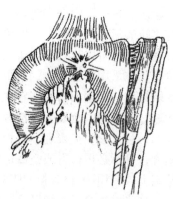

图 8-6　切除胃大部

（2）距幽门 5～7 cm 处横断胃，关闭近端胃小弯侧，保留胃大弯侧与空肠进行吻合（图 8-7）。

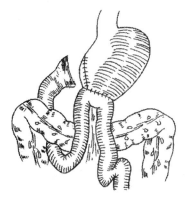

图 8-7 保留胃大弯与空肠吻合

（3）于远侧胃的大、小弯侧各缝 1 针，做牵引，切开胃窦部的浆肌层，达黏膜下层，在此层间分离黏膜与浆肌层，注意结扎黏膜下血管，分离至幽门环处时可见胃腔明显缩小或见到环形括约肌后，切断黏膜，缝合黏膜（可用连续缝合或荷包缝合）。

（4）从内野做幽门窦前后壁肌层间断垂直褥式缝合，最后将幽门窦残端的浆肌层内翻缝合，用附近大网膜覆盖（图 8-8、图 8-9）。

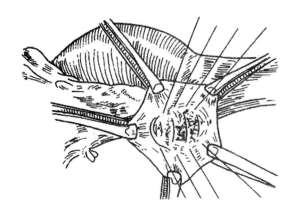

图 8-8 幽门窦前后壁肌层间断垂直缝合

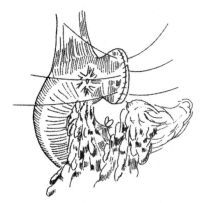

图 8-9 胃窦残端浆肌层内翻缝合

（五）注意事项

行 Bancroft 手术时要注意保留幽门部血运，如此处血运被阻断，则将影响断端的愈合，甚至可造成断端坏死，形成断端瘘。黏膜下层应彻底结扎止血，否则易形成血肿，最后胀破断端，也可形成断端瘘。

对于难以切除的十二指肠后壁穿透性溃疡，一般采用 Bancroft 手术方法，不强调切除溃疡。旷置于十二指肠残端的溃疡在没有胃酸刺激的环境条件下将逐渐愈合，为了可靠地关闭十二指肠残端，切断的部位应远离溃疡的瘢痕组织，必须剥除幽门管以上的胃幽门部位的黏膜，否则黏液腺体中的胃泌素细胞（G 细胞）则经常处于碱性环境中大量分泌胃泌素，刺激壁细胞大量分泌胃酸，可导致溃疡复发。

二、残端后壁覆盖溃疡法（Graham 法）

若溃疡出血较急，多因胃十二指肠动脉被溃疡侵蚀破裂所致。

（一）术前准备

（1）术前置胃管及尿管，备皮。

（2）青霉素及普鲁卡因皮试，备血 400 ~ 800 mL。

（3）术前 30 min 肌内注射镇静药物，术前 1 h 及术中预防性各应用 1 次抗生素。

（二）手术步骤

（1）进入腹腔后可先将胃右动脉、胃网膜右动脉及胃十二指肠动脉分别结扎、切断，以减少出血（图 8-10）。

（2）游离十二指肠后壁至溃疡与胰腺相连处，靠近幽门端将十二指肠前壁切开，充分暴露溃疡（图 8-11）。

（3）沿溃疡边缘剪断十二指肠后壁，使溃疡留置在胰腺上，检查溃疡基底部的出血，用丝线缝扎止血，进针深度要适当，过浅易撕裂组织，过深易误伤胰管，深度约 1 cm 为宜（图 8-12）。

（4）向远侧分离十二指肠后壁到闭合残端的长度为止，注意勿损伤胰腺及胆总管，关闭残端（图 8-13）。

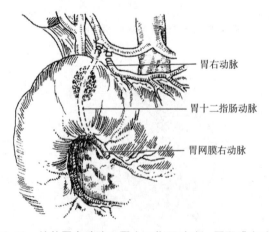

图 8-10 结扎胃右动脉、胃十二指肠动脉、胃网膜右动脉

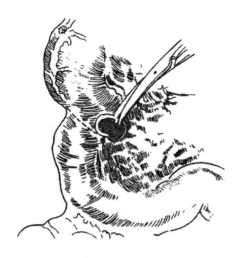

图 8-11　在溃疡近侧缘剪开十二指肠壁

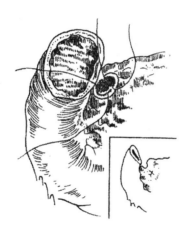

图 8-12　缝扎溃疡基底部出血处

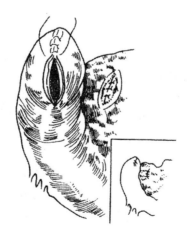

图 8-13　浆肌层缝合关闭残端

（5）将残端前壁的浆肌层间断缝合于胰腺被膜上，可以用邻近的大网膜覆盖以加强（图8-14）。

此法特点是将溃疡置于胃肠道之外，并进行缝扎止血，最后用十二指肠残端后壁覆盖溃疡。

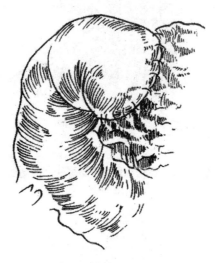

图 8-14　结扎缝线使残端后壁覆盖溃疡

三、残端前壁覆盖溃疡法（Nissen 法）

用 Graham 法必须游离溃疡远端的十二指肠后壁，该操作过程有一定难度，当溃疡远端边缘与胆总管靠近并有粘连时，容易损伤胆总管及胰腺。当遇到此种情况时，可以采用 Nissen法。

（一）手术步骤

（1）将十二指肠前壁切开，显露溃疡，沿溃疡近侧缘剪开十二指肠后壁，不游离溃疡远侧的十二指肠后壁，检查出血处，缝扎止血（图8-15）。

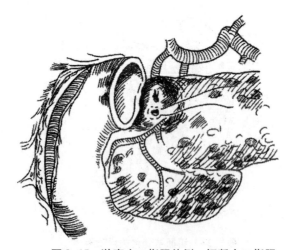

图 8-15　游离十二指肠外侧，切断十二指肠

（2）先将十二指肠残端前壁缝于溃疡远侧边缘上，再缝合残端前壁浆肌层与溃疡的近侧边缘（图8-16、图8-17）。

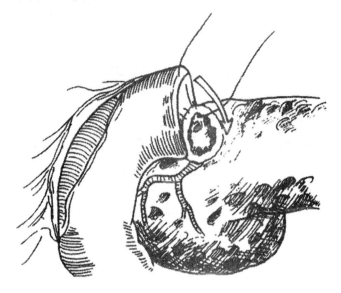

图8-16　十二指肠端的前壁与溃疡上缘的缝合

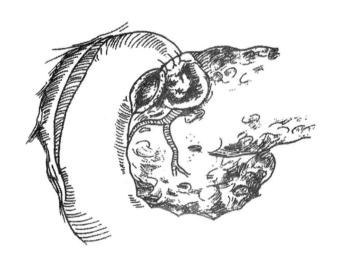

图8-17　十二指肠端前缘缝于溃疡的下缘和十二指肠端的后缘上

（3）将前壁浆肌层缝于溃疡近侧的胰腺被膜上（图8-18、图8-19）。

此法特点是将溃疡置于胃肠道之外，并进行缝扎止血，与前法不同的是，利用十二指肠前壁覆盖溃疡面，适用于溃疡位置离幽门较远、游离十二指肠后壁有困难、可能损伤胆总管及胰腺的患者。

（二）注意事项

（1）Nissen手术时，如发现溃疡内有副胰管的开口，则不做第一列缝合，以使胰液能直接流入肠道。

（2）Nissen 或 Graham 方法时，如瘢痕过重或患者营养欠佳，为防止断端瘘，可同时由十二指肠断端向肠腔内插入 F16～F18 号导尿管，以便术后减压，2 周后拔除。

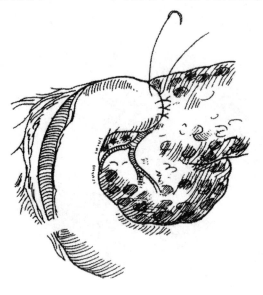

图 8-18　十二指肠前壁缝于胰腺包膜上

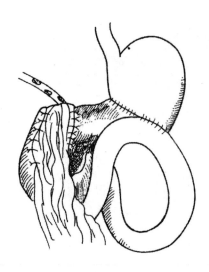

图 8-19　大网膜覆盖十二指肠残端，放置腹腔引流

（邹卿云）

第四节　十二指肠局部切除术

十二指肠局部切除主要用于治疗肝胰壶腹（法特壶腹）癌及其他发生于肝胰壶腹内的良性肿瘤。目前壶腹部肿瘤的发病率呈逐渐增高趋势，并以恶性肿瘤多见。主要来源于壶腹，十二指肠乳头的腺癌、黏液癌，少数来源于肌肉及结缔组织的肉瘤、淋巴瘤。此类疾病

发展快，临床上表现为进行性黄疸加重。良性肿瘤少见，包括腺瘤、淋巴瘤、平滑肌纤维瘤、脂肪瘤、血管瘤等。十二指肠乳头绒毛状腺瘤常见，被视为癌前期病变。此类疾病发展慢，胆胰管梗阻不重，多表现为反复性黄疸。

一、适应证

（1）肝胰壶腹肿瘤基底宽不超过 1.5 cm，而瘤体大小并不影响切除，无壶腹乳头外浸润，无淋巴结转移，术中病理证实分化程度高、恶性程度低的早期壶腹部肿瘤。

（2）患者高龄，一般情况差，有严重并发症等高危因素，无法行胰十二指肠切除术。

（3）部分法特乳头部炎性瘢痕狭窄的患者。

二、禁忌证

（1）分化程度低或未分化癌。

（2）已有区域淋巴结转移。

（3）肿瘤已浸润至胰腺。

（4）广泛浸润十二指肠乳头周围黏膜、黏膜下及肌层。

（5）扩散至胰管 1 cm 以上。

此外，如果局部切除后发现肿瘤分化程度低或未分化或切缘残存癌组织，最好择期行胰十二指肠切除术。

三、术前准备

（1）术前 8 h 禁食，4 h 禁饮。

（2）术前置胃管及尿管，备皮。

（3）青霉素及普鲁卡因皮试，备血 800～1 200 mL。

（4）术前 30 min 肌内注射镇静药物，术前 1 h 及术中预防性各应用 1 次抗生素。

四、麻醉

一般采用全身麻醉，高位连续硬膜外麻醉有时也可。

五、手术步骤

（1）切开十二指肠侧腹膜，充分游离十二指肠降部，一般行 Kocher 切口充分游离。但注意过分游离十二指肠降部并不利于肿瘤切除及胆胰吻合，而且有可能影响胆胰管十二指肠吻合口的愈合（图 8-20）。

（2）切开胆总管及十二指肠降段前壁，直视下探查肿瘤并明确部位及范围。沿胆总管向下插入金属探子，轻轻向腹侧方向顶起十二指肠，直达乳头，此时胆总管末端一般均已闭合，需轻柔操作，防止形成假道。通过视觉和手术者的触摸找到乳头部位，如能触及乳头肿物，应尽量明确肿瘤大小和活动度，在此水平做十二指肠壁横行切口或纵向切口（3～5 cm）（图 8-21）。

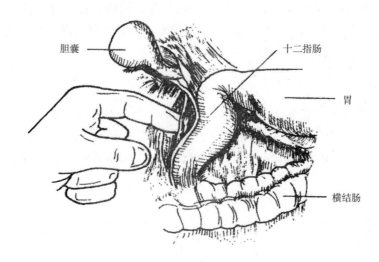

图 8-20　Kocher 切口游离十二指肠降部

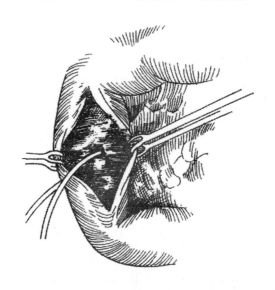

图 8-21　切开十二指肠降段前壁

（3）充分显露胆总管下端、胰管开口及肿瘤，在肿瘤基底的外下方，即远离胆总管下端及胰管开口的部位，相当于 7～8 点钟位，用蚊式钳夹住乳头开口的十二指肠后壁组织，沿钳夹线切开。每次钳夹 3 mm，剪开 3 mm，边切边缝，直到切约 1.5 cm 时，通过此切开孔道可看到肿瘤组织及胰管开口、远端胰管开口，环绕乳头周围环形伸延切口，切缘距肿瘤边缘 0.5～1.0 cm，采用边切边缝，逆时针方向环行将肿瘤及其部分乳头组织等一并切除。如果肿瘤部位涉及胰管开口处，则需行全乳头切除和胰管成形术（图 8-22）。

（4）切至胆总管下端前壁时，要严密间断缝合，胰管切口的切缘也应分别和外上方的胆总管右壁及内下方的乳头切缘准备缝合。重建后，胆总管下端、胰管开口与十二指肠黏膜之间应完全内翻，不留粗糙面。

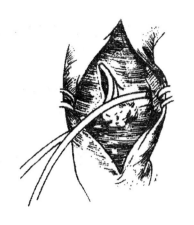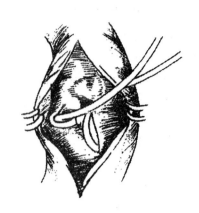

图 8-22　切除肿瘤和乳头

（5）切除标本送快速病理检查，了解肿瘤的分化程度、病理类型及切缘有无癌细胞残留。

（6）胆胰管末端与十二指肠吻合后经胆总管探查切口冲洗，观察吻合口有无渗漏。

（7）胆总管、胰管内置支架引流，以免术后发生十二指肠瘘，乳头切除后，胆道下端括约肌功能丧失，可在局部切除术前或之后进行胆囊切除。

六、术后处理

（1）术后持续胃肠减压，禁饮食，补液，防止出现水电解质平衡紊乱，直至肠蠕动恢复为止。

（2）应用抗生素控制感染，并注意预防和纠正低蛋白血症。

（3）术后保持腹腔内各引流管通畅，使十二指肠液、胰液、胆汁引流无阻，术后如果引流量逐日减少，术后 12～30 d 导管周围形成窦道后即可拔除。

（4）术后可常规应用奥曲肽等抑制胰液分泌的药物。

七、术后并发症及预防

1. 出血

主要是术中出血，在十二指肠后壁与胆胰管之间切开，每次不超过 3 mm，边切边缝，止血效果很好，切开前用手指触摸是否有血管搏动。

2. 胆胰管吻合口狭窄

瘘胆管吻合口直径不应小于胆总管直径，切开乳头括约肌不宜太深，应注意勿切透肠壁达十二指肠腔外，一旦发现，应做仔细修补。

3. 十二指肠瘘

切开十二指肠前壁应尽量横切横缝，一层吻合可避免肠腔狭窄。纵切横缝虽可避免狭窄，但因十二指肠胰头部较固定，吻合口张力大，反而影响愈合。十二指肠后壁瘘多伴有胆、胰瘘，小的瘘口经腹腔引流，胆、胰管引流多能自愈。

4. 反流

壶腹重建后，大多数患者有反流。有学者主张胆肠吻合口直径应大于 2.5 cm，胰肠吻合口直径应大于 1.0 cm，使反流物进出自由，并附加胆总管十二指肠前壁吻合，这样可避免胆、胰管植入口狭窄或肿瘤复发而再次手术。

壶腹部肿瘤局部切除术相对胰十二指肠切除术而言，手术范围小、风险低、术后并发症少，对良性肿瘤应列为首选术式。对于恶性肿瘤而言，如果病例选择适当，效果与胰十二指肠切除相当。

总之，局部切除术是治疗壶腹部肿瘤的有效方法，手术的成功依赖了正确的适应证选择和精细的技术操作。

（尹善学）

第五节　胰十二指肠切除术

胰十二指肠切除术于 20 世纪 40 年代末已基本规范，切除范围包括胆总管、胆囊、胰头、十二指肠、部分空肠和部分胃以及上述器官周围的淋巴结。但是在 20 世纪 80 年代以前，胰十二指肠切除术的死亡率高达 10%～44%，平均 20%，而 5 年生存率却不足 5%。因此，对于胰十二指肠切除术的价值一直存在着争议，很多医师认为，其既可切除肿瘤，短路手术的效果也比胰十二指肠切除术要好。20 世纪 80 年代后期，随着外科技术的不断完善，加之麻醉、输血、输液、外科营养、影像学的发展以及围手术期处理等方面的不断进步，已使胰十二指肠切除术的死亡率降至 5% 以下，而 5 年生存率升至 20% 左右。近年来还有不少无病死率或病死率接近于 0 的报道。可以相信，随着有关胰十二指肠切除术的基础和临床研究的不断深入，胰十二指肠切除术前景将更加光明。

一、适应证

胰十二指肠切除术是十二指肠癌和其他壶腹周围癌患者可能获得长期生存的唯一手术方式，但是并不是每一例患者开腹后都能按原计划施行胰十二指肠切除术。

如果十二指肠癌诊断明确，利用目前的检查方法未发现其他组织或器官的转移，患者年龄不超过 70 岁，无严重的并存疾病，能够耐受大手术者，可视为适合行胰十二指肠切除术。

二、术前准备

十二指肠癌患者可能受到癌肿和梗阻性黄疸两方面的影响，故患者可能存在食欲不佳、恶心、呕吐、营养障碍、贫血、低蛋白血症等不利因素，此时若行分离范围广、切除器官多、消化道重建技术复杂的胰十二指肠切除术对患者来说无疑是很重的负担，因此必须做好术前准备。一般情况下，除腹部手术的常规准备外，术前准备应注意以下几个方面。

1. 纠正代谢紊乱

纠正低钾、低钠等电解质紊乱，维持酸碱平衡，尤其在行经皮肝穿刺胆道引流术（PTCD）等胆汁外引流的情况下，易出现水、电解质紊乱和酸碱失衡，应注意发现并及时纠正。

2. 营养支持

调查结果表明，住院患者营养不良者约占一半，而手术创伤将使患者更加处于应激和高分解代谢状态，机体发生一系列内分泌和代谢反应，对患者的治疗和术后恢复极为不利。因此，加强十二指肠癌患者术前的营养支持，给予必要的代谢调理，对于确保胰十二指肠切除术的成功和达到预期的治疗目标均具有十分重要的临床意义。应给予患者高蛋白、高糖饮食，口服胆盐和胰酶制剂。如果患者营养不良，术前1周就应该进行营养支持并少量多次输入新鲜血液、血浆或白蛋白，以改善贫血，纠正低蛋白血症，提高机体对手术的耐受力，降低手术死亡率及并发症的发生率。对于进食少的患者可采用静脉营养支持。

3. 加强护肝治疗

每天口服或静脉注射高渗葡萄糖及多种维生素，如维生素 B_1、维生素 C 等。

4. 纠正出血倾向

合并梗阻性黄疸的患者，因胆汁不能进入肠道，影响了维生素 K 的吸收，所以需要补充维生素 K。一般于术前 5~7 d 开始，每天 2 次肌内注射维生素 K_3 8 mg，或每天 1 次静脉滴注维生素 K_1 40 mg，使凝血酶原时间接近于正常。

5. 减黄

对于重度梗阻性黄疸患者，尤其是黄疸时间长及伴有胆道感染的患者，应先行减黄手术，2~3 周后再行胰十二指肠切除术。

6. 预防性抗生素应用

一般于术前 1 d 开始全身应用广谱抗生素，以预防和治疗感染。

7. 肠道准备

对有可能行结肠联合切除的患者，术前应常规行肠道准备。术前放置胃管。

8. 糖尿病患者的术前准备

需行胰十二指肠切除术的患者以中老年患者为主，部分患者往往伴有糖尿病，在合并有梗阻性黄疸的患者中更为常见。一方面，因为手术涉及胰腺，可能加重糖尿病的程度，促进糖尿病相关代谢并发症的发生，有时甚至成为术后致死的主要原因；另一方面，糖尿病对胰十二指肠切除造成许多不利的影响，合并糖尿病的患者术后并发症的发生率和死亡率都显著高于非糖尿病患者。因此，做好胰十二指肠切除前的准备十分重要。临床实际工作中应注意以下几点。

（1）对于部分血糖和尿糖检查阴性，但临床上不能除外糖尿病的患者，尤其是老年患者，应于术前反复多次检查血糖、尿糖或进行糖耐量试验。

（2）已经确诊为糖尿病的患者，应注意检查有无糖尿病相关心血管系统、肾、神经系统、眼底的并发症。

（3）有效控制高血糖和尿糖。

（4）如存在酮症酸中毒，应彻底纠正。术中也应注意动态监测血糖，注意避免因应激状态引起血糖进一步升高。

三、麻醉与体位

可根据患者情况选择连续硬膜外麻醉或气管内插管全身麻醉。连续硬膜外麻醉的优点是：麻醉时间可按手术要求延长，麻醉过程反应小，肌肉松弛；其缺点是：对心血管系统和肝功能有负面影响,有出血倾向的患者也不宜使用,以免发生硬膜外血肿。气管内插管全身麻醉相对安全,对合并有心血管系统疾患、有出血倾向和一般情况较差的患者同样适用。术中应禁止使用对肝毒性大的药物,麻醉过程中应力求平稳,避免发生缺氧与二氧化碳蓄积、低血压,充分补液,以维持足够的尿量。

采取仰卧位,右腰背部可适当垫高,以利于术野的显露。

四、手术步骤

(一)切口

选择手术切口的原则是有利于术野的显露和术中操作。常用的手术切口有三:右上腹经腹直肌切口、与肋弓平行的右肋缘下斜切口和上腹部横切口。右上腹经腹直肌切口显露比较充分,但一般需将切口延长至脐下 3~4 cm,对于体型肥胖的患者,此切口显露稍嫌困难。右肋缘下斜切口应比胆囊切除术的切口低约 2 cm,内侧过中线至左上腹,此切口基本上与胰腺走行平行,术野显露较为理想。上腹部横切口术野显露也比较充分,但肌肉损伤较大。

(二)探查

开腹后应注意腹腔内有无腹水和腹膜转移。如患者伴有梗阻性黄疸,胆囊明显胀大,影响探查,可先于胆囊底部穿刺,吸出胆汁,以有利于探查。与所有的肿瘤一样,探查的顺序应遵循由远及近的原则,依次为盆腔、肝脏和腹腔淋巴结,包括腹主动脉旁、横结肠系膜根部、小肠系膜根部、胰腺下缘等部位有无肿大的淋巴结及癌肿的直接侵犯。将左手的示指伸入 Winslow 孔内,拇指置于十二指肠前壁、肝外胆管及胰头部,仔细触摸其周围有无肿大的淋巴结。对于较小的十二指肠癌患者,应特别注意,尤其是十二指肠降部内侧乳头部有无肿物,必要时可切开十二指肠做进一步探查或术中活体组织病理检查。经过上述探查如未发现远处转移,局部病变可活动,即可进行下一步切除前分离,否则应停止探查,改行姑息性手术。

(三)切除前分离

1. 外侧分离

首先分离切断肝结肠韧带和胃结肠韧带,将游离的结肠肝曲和横结肠推向下方。剪开横结肠系膜与胰头之间的疏松组织,结扎、切断走向胰头部的小静脉(图 8-23)。

行 Kocher 切口切开十二指肠外侧后腹膜并延至十二指肠水平部及横结肠系膜根部。十二指肠及胰头后部与其后的组织之间为一正常的解剖间隙,可用手指钝性分开,分离的范围应达到腹主动脉的前方。然后将十二指肠与胰头部一起向左侧翻转,如确定肿块与下腔静脉和腹主动脉无浸润,可继续下一步分离,否则应放弃胰十二指肠切除术(图 8-24)。

2. 下部分离

剪断横结肠系膜与胰头之间的疏松组织后即可显露出肠系膜上静脉(图 8-25),也可沿结肠中静脉寻找、显露肠系膜上静脉。于胰腺后方用手指或钝头弯止血钳沿肠系膜上静脉与胰腺之间,向门静脉方向分离。如无阻力,说明肠系膜上静脉与胰腺之间无浸润;如已固定,说明肿瘤已侵犯血管,不要硬性分离,以免大出血。

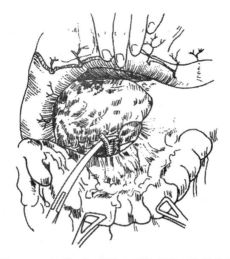

图 8-23　结扎、切断胰头部肠系膜上静脉的分支

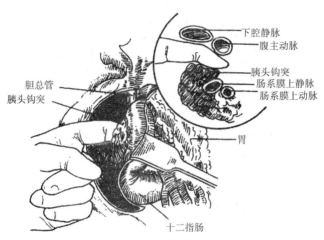

图 8-24　外侧分离探查

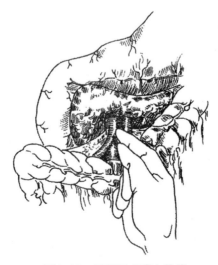

图 8-25　显露肠系膜上静脉

3. 上部分离

在十二指肠上缘纵行切开肝十二指肠韧带至肝门处，分离出胆总管与肝动脉。在靠近幽门的小弯侧分离出胃右动脉和胃十二指肠动脉，分别予以切断、结扎和缝扎。此时一般可显露出门静脉。用左手或钝头弯止血钳沿门静脉表面向下分离，如果肿瘤未侵及血管，此手指可与下侧向上伸的手指相遇（图8-26）；否则意味着肿瘤与血管有侵犯，此时应根据患者情况和术者经验来决定是否继续手术。一般来说，如果只是部分侵犯，可以将门静脉壁部分切除后行修补或端—端吻合；如果门静脉的侧壁和后壁都受到了侵犯，再行包括门静脉在内的胰十二指肠切除术，则难以达到延长患者生命的目的，反而会增加并发症发生率和死亡率，故应改行姑息手术。如果顺利完成了上述切除前的分离，则可断定可行胰十二指肠切除术，可继续下面的步骤。

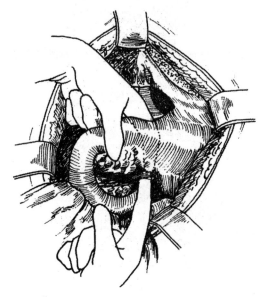

图 8-26　两手指由上、下方探查

（四）胰十二指肠切除

标准胰十二指肠切除术的切除范围包括胃远侧、全部十二指肠、胆总管下段、胆囊，胰腺的头、颈和钩突部以及近侧 10 cm 左右的空肠（图8-27）。一般按胃、胆管与胆囊、胰颈、空肠、钩突的顺序进行切除，具体步骤如下。

1. 切断胃远侧

胃的切除范围取决于患者的年龄及胃酸的高低。对于老年与低胃酸患者，一般切除胃远侧的 1/3 即可；对于 50 岁以下和高胃酸的患者，为预防术后吻合口溃疡的发生，应切除远侧胃的 1/2。游离胃的大小弯侧网膜，于胃的预定切除线置胃钳和十二指肠钳，并于二钳间切断，胃切断后，近侧端用干纱布包裹好并翻向左侧，远侧缝合闭锁后向右侧牵引，以显露胰腺。切除过程中要注意连同胃网膜和幽门区淋巴结一同切除。如拟行保留幽门的胰十二指肠切除术，应于根部结扎、切断胃网膜右动脉，在肠系膜上静脉的分支处结扎、切断胃网膜右静脉，游离十二指肠壶腹部，最后在幽门管下 2~4 cm 处切断十二指肠。

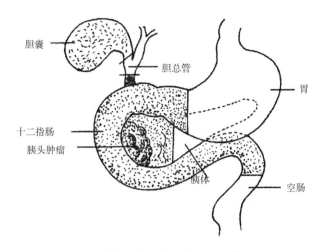

图 8-27　胰十二指肠切除术的切除范围

2. 切除胆囊

切断胆管与胰十二指肠切除术后，奥迪括约肌已被切除，为防止胆道逆行感染，应常规切除胆囊。于胆囊三角（Calot 三角）内分离出胆囊动脉，切断并结扎。从胆囊底部开始将胆囊从胆囊床上剥离下来，此时即可显露出肝外胆管。在胆囊管上方切断肝总管，以粗丝线结扎远侧胆管；近侧肝管内填塞纱布条或用无损伤血管钳钳夹，以免胆汁外溢，污染腹腔。但若为重度梗阻性黄疸患者，为及早降低胆管内压力，可于肝侧胆管内置 1 根 16 号导尿管进行术中减压，这对于改善肝功能、减少术后并发症可能有益。

3. 切断胰腺

对于十二指肠癌患者胰腺的切断线在肠系膜上静脉走行的前方，即胰颈部即可。切断胰腺前，为减少切断时断面出血，应在预定切除线的胰腺尾侧上、下缘用 7 号丝线缝合并结扎，以阻断胰腺的横向血管。胰头侧也可用一粗丝线结扎。切断胰腺时可在切断线下方放置 1 把大血管钳，以保护后方的血管。胰腺的断面应使其呈楔状。边切断边注意寻找主胰管，主胰管一般位于胰腺的后上方，找到后距胰腺断面 0.5 cm 处切断，然后向其内插入直径相宜的硅胶管约 5 cm，并用可吸收丝线缝扎固定，硅胶管前端可剪数个侧孔，但应注意不要将侧孔留在胰腺断面以外，以避免因此产生的胰瘘。

4. 切断空肠

提起横结肠，剪开 Treitz 韧带，并于 Treitz 韧带下方约 10 cm 处切断空肠，近侧端置入阴茎套内并结扎，远侧用肠钳钳夹备胰肠吻合用。游离切断的空肠近侧端并延续至十二指肠升部和水平部，游离完成后，将近侧端空肠及十二指肠经由肠系膜上动、静脉后方拉向右上方。在游离切断时，应注意同时廓清肝总动脉、肝固有动脉及胆管附近的淋巴结。

5. 切断钩突

将胃远端、胰头、十二指肠和空肠上段向右侧牵引，将肠系膜上静脉向左牵引，可显露出从胰腺注入肠系膜上静脉的数条小静脉，下缘较粗的是胰十二指肠下静脉，将这些小静脉一一结扎后切断。有时分离出的静脉壁较短，不宜用血管钳钳夹，以免因损伤门静脉或肠系膜上静脉而致大出血，可用细线缝扎后再切断。用拉钩将肠系膜上静脉轻轻地拉向左侧，便可显露后面被神经丛包绕着的肠系膜上动脉。以左手示指插入钩突后方，拇指放在胰头前

— 165 —

面，用手指将钩突提起并向右侧剥离，在靠近肠系膜上动、静脉处以血管钳逐步由上而下分束钳夹后切断钩突，断端双重结扎或缝扎，至此胰十二指肠切除完毕。必要时应分离出肠系膜上动脉、结扎切断胰十二指肠下动脉并将钩突完全切除（图 8-28）。

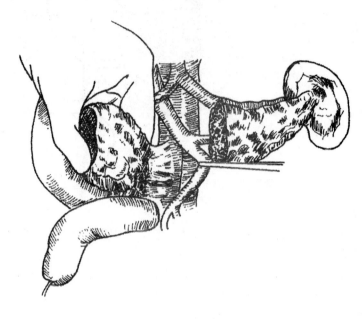

图 8-28　用手指分离钩突

（五）消化道重建

1. 基本原则

胰十二指肠切除术后消化道重建有以下几条基本原则。

（1）胆汁、胰液应在胃肠吻合口近端引流入空肠，因为胆汁和胰液为碱性消化液，可以中和胃酸，防止吻合口溃疡。

（2）若切除幽门与十二指肠第 1 段，应同时行迷走神经加胃窦切除或切除远侧胃的 70%，以防胃空肠吻合口溃疡。

（3）残胰胰管内应放置直径相宜的硅管经肠道将胰液引出体外，术后 3 周左右可将此管拔除。其目的在于保持胰液输出通畅，避免胰酶被激活而腐蚀吻合口。

（4）胆肠吻合口内可放置导管支撑、引流。

（5）消化道重建完成后，应在胰肠吻合口附近放置引流管，以保证胰十二指肠切除后局部的充分引流，防止感染。

2. 常用方法

胰十二指肠切除术后消化道重建的常用方法有 Child 法、Whipple 法和 Cattel 法（图 8-29）。其中以 Child 法和 Whipple 法较为常用，这两种方法的共同优点是不易发生上行感染和胃肠吻合口溃疡。Child 法一旦发生胰瘘，仅有胰液引出，只要引流通畅即可治愈；而 Whipple 法一旦形成胰瘘，则胆汁与胰液同时被引入腹腔内，胰酶易被胆汁激活而腐蚀血管，引起大出血。

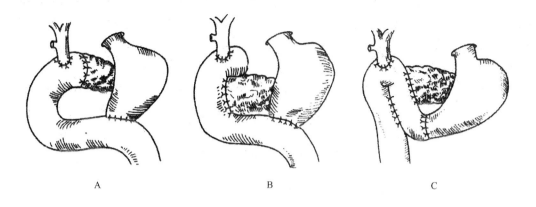

图 8-29 消化道重建法

A. Child 法；B. Whipple 法；C. Cattel 法

3. 操作技术

残胰的处理是胰十二指肠切除术成功的关键步骤之一，目前临床上较为常用的残胰处理方法主要有胰肠吻合、胰胃吻合、肠肠吻合和胃肠吻合，此外还有胰管栓塞法等不常用的方法。

（1）胰空肠吻合：是临床上应用最为广泛的残胰处理方法，可分为两种术式。

1）残胰空肠端—端套入式吻合法：经横结肠系膜将空肠远侧端拉到残胰附近，先与两断端 2~3 cm 处行空肠后壁浆肌层与胰腺后壁间断缝合，然后行空肠后壁全层与胰腺后缘及前缘的间断缝合，接近吻合完成时，在距吻合口 15~20 cm 的空肠处戳孔，将主胰管内插管引出，荷包缝合后行浆肌层间断缝合，将该管埋入 2~3 cm。继续完成剩余的空肠前壁全层与胰腺前缘的间断缝合，距吻合处 2 cm 再行空肠前壁与胰腺前壁的间断缝合，完成后即可将残胰套入空肠内。需要注意的是结扎不宜过紧，以免因组织切割而造成针孔性胰液外溢（图 8-30）。这种吻合方法比较简单，其缺点是胰腺残端暴露在肠腔内，易发生继发性出血和胰管开口处瘢痕挛缩和狭窄。针对这些缺点，国内彭淑牖设计了捆绑式套入吻合法，其操作步骤：先将空肠断端翻转 3 cm，再用苯酚或电灼将翻转外露的黏膜灼烧，然后进行胰肠吻合，缝线仅穿过空肠正常黏膜而不穿透浆肌层，吻合结束，将翻转的空肠复原，直接覆盖在残胰断端上，最后用可吸收缝线环绕覆盖残胰的空肠，将两者捆绑 1 圈。捆绑式套入吻合法的优点在于：彻底消除了缝线间隙，胰液几乎没有可能从胰肠吻合口渗出。此外，该法操作简单、缝合容易，只需单层缝合加 1 圈捆绑。

2）残胰空肠端—侧吻合法：首先在空肠对系膜缘纵行切开浆肌层，切开的长短应与胰腺断面等大，用蚊式钳在黏膜下层轻轻分离，注意不要将黏膜层分破，用 4 号丝线在胰腺断面的后缘与空肠浆肌层后层之间行间断缝合，然后在空肠黏膜中央戳 1 个小孔，用 5-0 的线在胰管与空肠黏膜之间行间断缝合，线结应打在黏膜外。向胰管内插入直径相宜的硅管 3~5 cm，最后间断缝合胰腺前缘与空肠浆肌层前层（图 8-31）。

（2）胰胃吻合：一般认为胰胃吻合较胰空肠吻合有以下优点。

1）残胰紧贴胃后壁，吻合更为方便，且吻合后张力小。

2）胃壁较空肠壁厚，血液供应丰富，对胰胃吻合口的愈合有利。

3）胰空肠吻合法的胰肠吻合口直接暴露于胰腺的消化液中，胰液中的胰酶易被激活，这是术后胰瘘发生的重要原因之一；而胰胃吻合胰液被引流入胃，在酸性条件下胰酶不易被激活，况且胃内无肠激酶对胰酶的激活作用，减轻了对吻合口的消化作用。

4）游离空肠袢减少了1个吻合口，避免了术后早期胰液和胆汁在肠腔内的积聚，增加肠内压和肠袢质量的作用，从而也避免了空肠袢多个吻合口导致空肠扭结的可能。

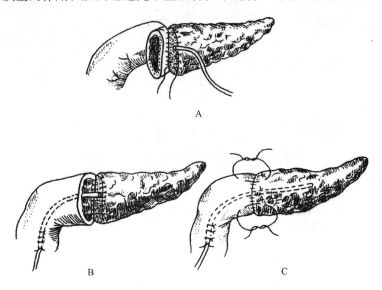

图 8-30　胰肠套入吻合法

A. 空肠后壁浆肌层与胰腺后壁结节缝合；B. 空肠后壁全层与胰腺后切缘结节缝合；C. 空肠前壁浆肌层与胰腺前壁结节缝合

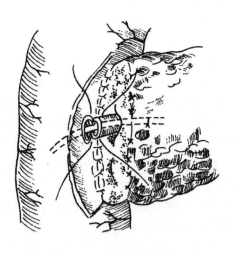

图 8-31　胰空肠端—侧吻合

5）术后常规胃肠减压，使胃液、胰液不断被清除，避免了吻合口的张力。通过对胃管引流液淀粉酶的测定，可推测胰管的通畅性，还可经此途径进行长期的放射学和内镜检查。上述优点综合起来应能减少术后致命性胰瘘的发生。

该手术的要点主要有：于胰腺找出主胰管，向其内插入直径相宜的硅管 3 ~ 5 cm，并用

3-0 的可吸收线缝扎固定。在胃后壁找出合适的吻合位置，然后横行切开胃的浆肌层，用蚊式钳分离黏膜下层，使胃黏膜膨出，行黏膜下层止血并剪除膨出的胃黏膜。胃的切口应与胰腺端面大小相当。用 4 号丝线间断缝合胰腺前缘与胃上缘，然后再完成胰腺后壁与胃下缘之间的吻合，吻合时应注意胰腺的进针点应距胰腺断缘 1 cm，这样吻合完成后胰腺即可套入胃内。有学者将胰胃吻合与胰空肠吻合做了比较，认为胰胃吻合效果良好，术后胰瘘的发生率很低，甚至也有胰瘘发生率为 0 的报道。但也有学者对套入胃内的胰管的通畅情况表示怀疑，主张采用胰管与胃黏膜吻合法，但在胃黏膜肥厚及胰管不扩张时胰管与胃黏膜吻合较为困难。

（3）胆肠吻合：以 Child 法为例，在距胰腺空肠吻合口 5～7 cm 处行胆肠吻合，空肠切口大小依肝外胆管直径决定。可行单层缝合，先行胆管后壁与空肠后壁的间断缝合，然后再以同样的方法缝合前壁。在吻合结束前一般在胆管内放置 T 形管，T 形管的长臂从近肝侧胆管另作小切口引出，短臂的一端经吻合口放置在空肠内，作为术后胆管减压用。也可以向胆管内插入 16 号导尿管，在距该吻合口 20 cm 处的空肠戳孔引出，荷包缝合并行浆肌层缝合 3 cm，最后与主胰管内引流管一道经腹壁引出体外。

（4）胃肠吻合：胃空肠吻合一般采用横结肠前空肠输入端对胃小弯侧的端—侧吻合方式，亦可采用全口吻合，胃空肠吻合口距第 2 个吻合口之间的距离为 35～40 cm，吻合结束，可将胃管送入输入段内。输入端空肠不宜对胃大弯侧，以免食物反流。最后将空肠浆肌层与横结肠系膜裂孔边缘缝合（图 8-32）。

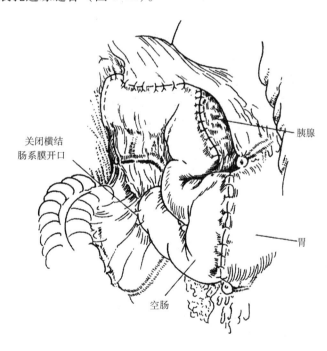

关闭横结肠系膜开口

胰腺

胃

空肠

图 8-32 胃与空肠端吻合

于网膜孔和胰肠吻合口附近放置多孔硅胶引流管，由右侧腹壁戳孔引出，胆道和主胰管引流管也同法引出腹腔外。

五、术后处理

（1）硬膜外麻醉 6 h 后或全身麻醉清醒后，如生命体征平稳，可取半卧位。

（2）持续性胃肠减压，直至胃肠道功能恢复。一般应持续 5 ~ 7 d，10 d 后可进流质。

（3）腹腔、胰肠和胆肠吻合引流管应分别接引流袋并记录引流量与性质。若术后恢复顺利，腹腔引流管可于 1 周左右拔除；术后 3 周可相继拔除胰肠和胆肠引流管；若术中发现肝外胆管无明显扩张，为防止后期胆肠吻合口狭窄，胆肠引流管应长期放置以起支撑作用，此时一般应放置 3 个月以上后拔除；若术后发生了胰瘘或胆瘘，则应继续引流。

（4）经胃肠外给予营养支持，一般持续 2 周左右。同时注意补充维生素 C、维生素 K 以及血浆、白蛋白等。

（5）应用抗生素预防或控制感染，应注意避免使用有肾毒性的抗生素。

（6）可给法莫替丁 20 mg 静脉注射，每天 2 次，以维持胃内酸度在 pH 5.0 左右，1 ~ 2 周后可停药。

（7）术后患者，尤其是术前就已合并糖尿病的患者，应常规监测血糖、尿糖和酮体，根据监测结果及时处理。

（张博健）

第六节　保留幽门的胰十二指肠切除术

自 1935 年 Whipple 开展胰十二指肠切除术以来，该式式一直是治疗壶腹周围癌的经典术式，其包括远端胃部分切除、胰头切除、十二指肠切除和消化道、胆道、胰液流出道的重建。但在相当数量的患者中，由于远端胃的部分切除，导致了脂肪泻和倾倒综合征的发生，加剧了术后胰腺功能不全，引起消化不良，且存在较高的胆汁反流性胃炎、吻合口溃疡的发生。人们不断寻求一种更理想的术式，1978 年 lraverso 和 Longmire 提出保留胃幽门的胰十二指肠切除术（PPPD），在 1 例合并胰头部假性囊肿的慢性胰腺炎患者和 1 例十二指肠第三部肿瘤的患者身上实施了该术式。近年来，此术式逐渐得到了人们的广泛重视，应用此术式治疗胰头部病变的报道日渐增多。

一、适应证

（1）胰头及其周围的良性病变，如慢性胰腺炎、胰腺结石、局限于胰头的囊肿等。

（2）壶腹癌、胆管下段癌、十二指肠乳头癌。

（3）恶性程度较低的胰头部肿瘤。

（4）胰头癌，癌肿尚未浸润幽门及十二指肠，胃周围第 5、第 6 组淋巴无转移。

（5）胰头癌的姑息性减瘤手术。

二、禁忌证

（1）较复杂的慢性胰腺炎肿块已靠近十二指肠壶腹部，难以确定其是否属恶性。

（2）慢性胰腺炎合并有十二指肠溃疡。

（3）同典型的胰十二指肠切除术。

三、手术步骤

（1）手术步骤同典型的胰十二指肠切除术。

（2）保留幽门的胰十二指肠切除术的关键步骤是保存胃窦和幽门括约肌的神经支配，并保持十二指肠第一段的血运（图8-33）。在慢性胰腺炎等良性病变时，不需解剖和清除淋巴结，应保留胃右动脉及其伴行的神经纤维。

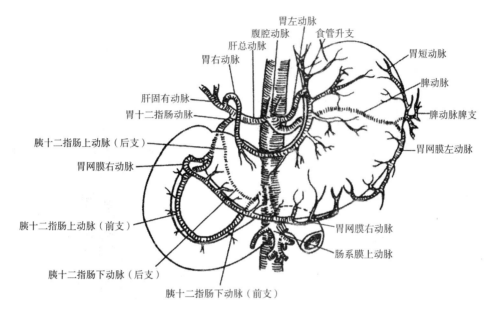

图8-33 十二指肠的动脉供应

（3）近肝动脉处切断、结扎胃十二指肠动脉，胃网膜右动脉则在幽门下切断、结扎，并保存其向胃的分支和大网膜上的血管弓（图8-34）。

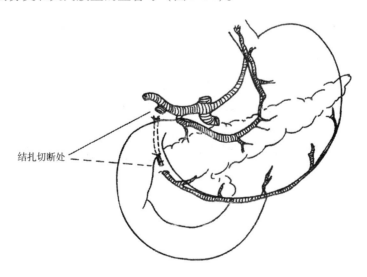

图8-34 切断胃十二指肠动脉和胃网膜右动脉

（4）在幽门环以下 3~4 cm 处钳夹离断十二指肠，胰腺的切除步骤同典型的胰十二指肠切除术。

（5）肠道的重建按胰、胆、胃的顺序进行（图 8-35A）。胰管与空肠行套入式吻合或端—侧吻合，胰管内放置引流管；胆管与空肠行端—侧吻合，内放置 T 形管。于结肠前行十二指肠壶腹部与空肠端—侧吻合，吻合时避免缝合幽门环肌，以免影响术后幽门的功能，或按胃、胰、胆的顺序重建胃肠道（图 8-35B）；或行消化道 Roux-en-Y（游离空肠袢）重建。恶性病变时重建亦可行胰胃吻合（图 8-36）。

（6）如病变为恶性，术中对胰头处解剖广泛，估计手术后有较长时间胃排空障碍，需调整胃腔内压力者放置 1 根胃造瘘管；如幽门部的手术操作处理较少，则可常规不放。

（7）其他步骤同胰十二指肠切除术。

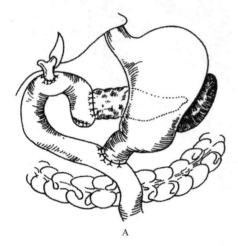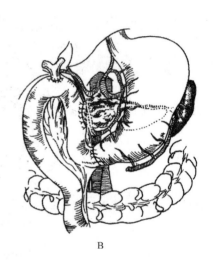

A   B

图 8-35　保留幽门的胰十二指肠切除术的重建

A. 胰、胆、胃顺序；B. 胃、胰、胆顺序

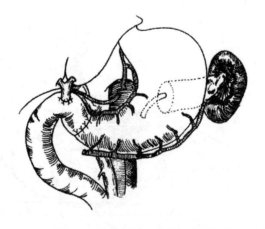

图 8-36　胰—胃吻合、十二指肠—空肠吻合及胆管—空肠吻合

四、注意事项

（1）良性病变，尽可能不切断胃右动脉，以保持胃幽门及十二指肠壶腹部的血供和迷

走神经幽门支的完整，避免术后胃排空延迟的发生。

（2）十二指肠壶腹部与空肠吻合前注意观察十二指肠端的血运情况，如不满意，应剪除 1 圈，直至十二指肠肠壁血运良好。

（3）恶性病变需清扫第 5、第 6 组淋巴结，如快速病理检查为阳性，则必须放弃行保留幽门的胰十二指肠切除术。

（4）其他同胰十二指肠切除术。

五、并发症的预防及处理

1. 胃排空障碍

部分患者术后 10 d 仍不能拔除胃管经口饮食，通常认为与术中损伤前后迷走神经与配置的神经及其分支有关。近来有学者发现，部分患者术前即已存在胃排空延迟的现象，可能与肿瘤累及淋巴结产生迷走神经自我切除或肿瘤分泌某些抑制物质所致。对这类患者经过持续胃肠减压、胃肠外营养支持，多可顺利恢复。有学者对拟行 PPPD 的患者术前行胃肌电图检查，以筛选出术后可能出现胃排空延迟的患者，术中行胃或空肠造瘘术，安置减压组合管（PSⅡ型管），能有效地防治 PPPD 术后胃排空障碍。

2. 吻合口溃疡

PPPD 保留了幽门的抗反流作用，使吻合口溃疡的发生率明显下降，但仍有约 3% 的患者可发生吻合口溃疡，其原因可能与术后幽门功能差、缺少十二指肠胃反馈调节、肠胃反流严重、刺激胃酸分泌增加有关。另外，十二指肠空肠吻合口与胰肠吻合口、胆肠吻合口较远，碱性的胰液、胆汁不足以中和幽门排出的正常胃酸，故术中妥善保留幽门功能，适当缩短胰肠吻合口、胆肠吻合口与十二指肠空肠吻合口的距离有助于预防吻合口溃疡的发生。PPPD 术后并发的吻合口溃疡应用药物一般较易控制。

（李　东）

第七节　保留十二指肠的胰头切除术

因为胰头与十二指肠的特殊解剖关系，两者过去一直被认为是密不可分的，所以胰头十二指肠的联合切除已成为治疗胰头病变的标准术式。1980 年 Beger 对慢性胰腺炎患者实施了保留十二指肠的胰头切除术（DPRHP）。该术式不仅切除了病变的胰头，还保留了胃、十二指肠及胆道的正常连续性。近年来，通过不断的临床实践，其手术适应证逐渐扩大，成为治疗部分慢性胰腺炎及胰头良性肿瘤的一种更理想的术式选择。

一、解剖学基础

胰十二指肠上、下动脉的前后支在十二指肠的内侧与胰头间互相吻合，分别组成了胰十二指肠的前后血管弓，并由此向其两侧发出众多的分支供应胰头与十二指肠（图 8-37）。其中，胰十二指肠上后、下后及下前动脉均走行胰后筋膜。此外，十二指肠的上部和升部还接受十二指肠上动脉、第一支空肠动脉供血，这些分支在十二指肠黏膜下形成丰富的血管网。切除胰头时只要完整保留胰十二指肠前、后动脉弓或仅保留动脉弓的后侧支，即可维持十二指肠的血供。术中注意保障胰后筋膜的完整性，也有助于避免误伤胰十二指肠的主要动脉。胰十二指肠的静脉与动脉伴行，若保留了十二指肠的动脉，则静脉也得以保留。

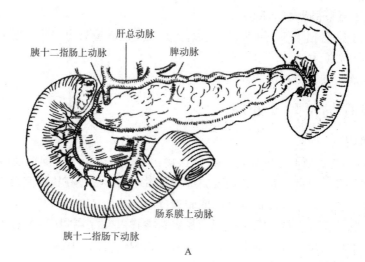

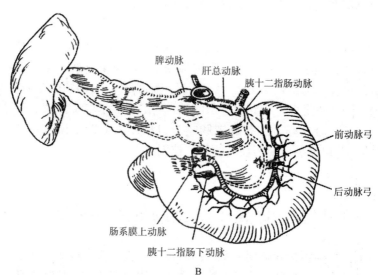

图 8-37　胰十二指肠动脉

A. 胰腺动脉前面观；B. 胰腺动脉背面观

二、适应证

（1）胰头部局限性炎性肿块伴有顽固性疼痛，或伴有胆总管胰腺段阻塞及狭窄。

（2）胰头部良性肿瘤和囊性病变。

（3）未累及十二指肠的胰头部低度恶性肿瘤。

三、禁忌证

（1）胰头部病变并发十二指肠梗阻。

（2）全胰腺损毁性病变、钙化，或已有糖尿病者。

（3）因顽固性疼痛行胰管空肠吻合术失败者。

（4）已侵犯十二指肠胰头部的恶性肿瘤。

四、手术步骤

DPRHP 改良方法较多，但其主要步骤相同，只是在胰头切除范围及保留十二指肠血运的方法上稍有区别。

（一）保留十二指肠的胰头次全切除术（Beger 法）

（1）切口选择及进腹后探查同胰十二指肠切除术步骤。

（2）行 Kocher 切口，向前方游离十二指肠、胰头及胆总管。用手指伸至胰头后方进一步探查，并在切除胰头部肿块时指导切除的深度和保护腹膜后结构免受损伤。

（3）分离肠系膜上静脉、门静脉前方与胰头后方之间的疏松组织，引入一阻断带。沿胰腺上缘游离肝总动脉，用阻断带牵引。于胰腺颈部预定切断线远、近端的上、下缘各缝扎 1 针以阻断胰腺横行的血管。沿拟切断线切断胰腺颈部（图 8-38A），胰腺断面用电凝或缝扎止血。

（4）将胰管解剖出 0.5 cm，插入 8F 导尿管，探查远端胰管有无狭窄或梗阻，并将导管留置于胰管内作为胰肠吻合后的支架管。

（5）在距十二指肠内缘 0.5 ~ 1.0 cm 的胰头部用丝线交锁贯穿缝扎一排，避免损伤胰十二指肠前动脉弓，然后在缝扎线的内侧弧形切开胰腺组织（图 8-38B），遇有出血处逐一缝扎止血，将胰腺段胆总管从拟切除的胰头中解剖出来，逐步切除胰头及钩突部。

（6）移去胰头后，十二指肠内侧缘仅保留一层 0.5 ~ 1.0 cm 厚的半月状胰腺组织，十二指肠内侧缘的前后血管弓及胰后筋膜均完整保留（图 8-38C）。

（7）按胰头十二指肠切除术，Child 法重建消化道方式，取 Roux-en-Y 式空肠袢与胰腺断端行套入式吻合（图 8-38D）。如胆总管下端梗阻，可同时行胆总管空肠吻合。

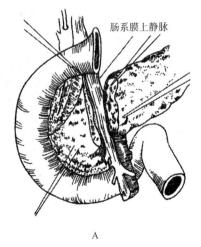

肠系膜上静脉

A

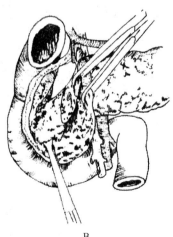

B

图 8-38

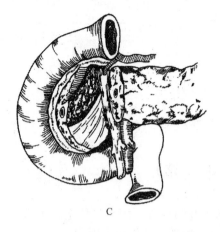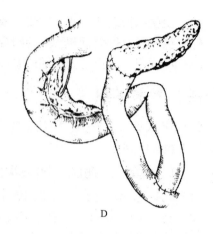

图 8-38 Beger 法

A. 分离肠系膜上静脉，切断胰腺颈部；B. 逐步切除胰头与钩突部；C. 切除胰头后，十二指肠内缘保留一鞘状胰腺组织；D. 胰肠端与空肠 Roux-en-Y 式吻合

（二）保留十二指肠的胰头次全切除术

与 Beger 法相比较，该法主要做了以下改变：①切断胃十二指肠或胰十二指肠上动脉；②不游离十二指肠及胰头；③将胰头完全切除；④切断胆总管，切除胆囊（图 8-39A）。其方法如下。

（1）显露胰腺后，不行 Kocher 切口。于胃网膜右动、静脉根部将其结扎，离断。于胰上缘游离胃十二指肠动脉或胰十二指肠上动脉，将其结扎、离断。

（2）分离肠系膜上静脉、门静脉前方与胰颈后方的间隙。于门静脉右缘切断胰颈，切除胆囊。于十二指肠上缘切断胆总管，结扎远侧断端，紧靠十二指肠将胰头连同胆总管远侧端游离至十二指肠乳头旁（图 8-39B）。

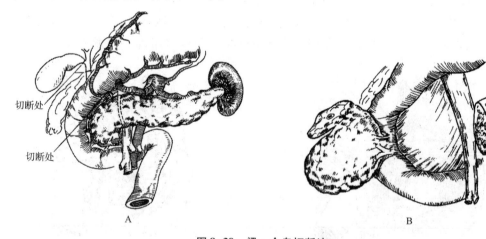

图 8-39 梁·今泉切断法

A. 切断胰腺颈部；B. 切开胰腺组织

（3）沿肠系膜上静脉右缘分束切断胰腺钩突。

（4）于乳头所在处十二指肠壁外离断，缝扎主、副胰管及胆总管，移去胰头。完整保留胰后筋膜。

（5）胰肠重建可采用游离空肠袢胰腺断端套入式吻合（同 Beger 法）或胰腺断端与十二指肠降部、横部吻合，或胰腺断端与空肠起始部吻合。

（6）胆总管近端断端与十二指肠行端—侧吻合。

（三）胰头部分切除、胰管空肠侧—侧吻合术（Frey 法）

（1）基本步骤同 Beger 法。

（2）Kocher 切口，分离胰颈上方的门静脉和下方的肠系膜上静脉。

（3）术者左手托于胰头的后方，距十二指肠内缘和肠系膜上静脉右缘各 5 mm，逐步向深层切开胰腺，但不切断靠背侧的胰腺，背侧保留 3 ~ 5 mm 厚的一层完整胰腺组织，切除胰头大部分。

（4）将胰体尾部扩张的胰管横向剪开，创缘缝扎止血。再将拟行吻合的 Y 形空肠袢提至胰腺前侧，行空肠胰管侧—侧吻合（图 8-40）。

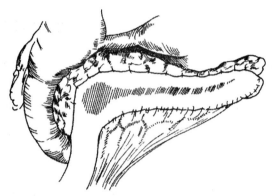

图 8-40　Frey 法

（四）胰头次全切除、胰体尾广泛去神经术（Warren 法）

（1）按 Beger 法行胰头次全切除术，注意保存胰十二指肠动脉血管弓以维持十二指肠的血运，注意避免损伤胆总管下端和十二指肠系膜。

（2）于肠系膜上静脉左缘结扎、切断脾静脉，再于根部结扎、切断脾动脉，胰体、尾与脾脏依靠胃短血管及脾结肠血管提供（图 8-41）。由于脾动、静脉被切断，所有的伴行神经纤维也被切断。

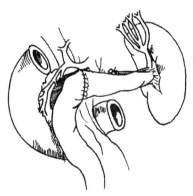

图 8-41　Warren 法

（3）将胰体尾连同脾动脉、静脉、神经与后腹膜完全分离，使其仅与脾门血管相连，成为一完全游离的去神经胰瓣。

（4）胃肠道重建采用一段Y形空肠祥与胰腺远侧断端行套入式对端吻合。

五、术后处理

（1）同胰十二指肠切除术。

（2）注意术后早期腹腔内出血和肠道出血。

（3）注意观察腹腔引流液有无胆汁、胰液、十二指肠液，若有消化道瘘发生，应尽早使用双管负压吸引充分引流。

（4）注意预防和警惕术后急性胰腺炎的发生。

（黄　荷）

第八节　十二指肠节段性切除术

十二指肠节段性切除术临床上应用较少，适应证较窄，多应用于十二指肠横部、升部（即十二指肠第3、第4段）的疾病，但有学者认为节段性十二指肠切除术创面小，并发症少，手术死亡率低，只要能根治性切除肿瘤，其5年生存率不低于胰头十二指肠切除术的效果。

一、适应证

（1）十二指肠第3、第4段，尤以第4段横段损伤或严重损伤，周径＞1/2，不能修补者。

（2）十二指肠第3、第4段良性疾病（溃疡、肿瘤等所致的狭窄、出血、穿孔），修补后不安全或可能造成狭窄者。

（3）十二指肠第3、第4段的恶性肿瘤患者不能耐受胰十二指肠切除或十二指肠节段性切除，能达到根治目的者。

二、手术步骤

（一）切口

取右上腹旁正中切口。

（二）右侧结肠的游离

沿右侧结膜旁沟将腹膜做一切口，伸入示指，将腹膜与其下的脂肪和疏松组织分离，此间隙无血管，到达肝曲时，使用电刀可减少出血。此手术一般没必要将大网膜游离于横结肠。可沿结肠旁沟腹膜继续向下解剖，绕过回肠下部分，然后向内侧游离空肠。所有解剖均在同一间隙内进行（图8-42）。找到肾结肠韧带，将其切断，即可完全游离右半结肠。

（三）小肠系膜的游离

将左示指伸进小肠系膜和腹后壁之间，切断其间无血管的联结带，一直游离至Treitz韧带，将全部小肠置于左上腹，其解剖状况类似先天性小肠旋转不良者（图8-43）。

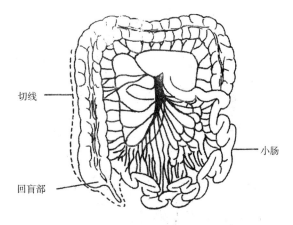

图 8-42　游离右半结肠的范围

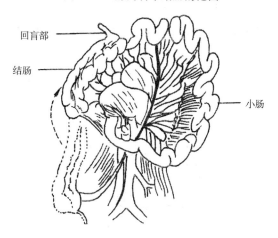

图 8-43　右半结肠及小肠的左上翻起

（四）十二指肠节段切除

完成上述操作后，则在十二指肠第 3、第 4 段上已无任何组织。如果拟切除十二指肠肿瘤，应判断切除是否安全。如果部分胰腺受累，则应根据病变情况作出决定是行部分还是全部胰腺切除。如果十二指肠已暴露，最好在明确远段十二指肠血供的情况下开始解剖，将每一支血管钳夹、结扎、切断。解剖至胰头时，要特别小心谨慎，可以做到将发自胰腺的各支小血管逐一分离结扎，这样可安全游离十二指肠，予以节段切除（图 8-44），切除范围应根据病灶性质和局部情况而定。

（五）消化道重建

十二指肠节段性切除后，消化道的重建有多种方法。

1. 十二指肠对端吻合术

充分游离十二指肠，切除十二指肠第 3、第 4 段病灶后，考虑到张力不大，可以施行十二指肠对端吻合时，将十二指肠两断端靠拢，行两根牵引线，后壁间断浆肌层缝合后，再用 4 号丝线或可吸收缝线，将两断端全层间断内翻吻合，间断加固前壁浆肌层，完成对端吻合（图 8-45）。

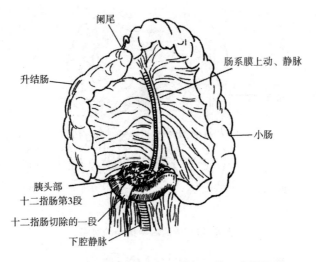

图 8-44　十二指肠第 3 段（横部）的一小段切除

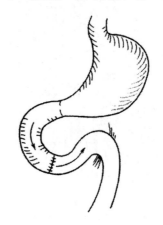

图 8-45　十二指肠对端吻合术

2. 十二指肠/空肠端—端吻合、端—侧吻合、侧—侧吻合术

十二指肠病灶施行节段性切除后，将十二指肠的远端封闭。上提空肠与十二指肠近端施行二层间断端—端或端—侧或侧—侧吻合（图 8-46～图 8-48）。

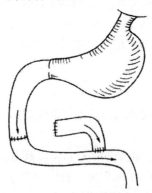

图 8-46　十二指肠与空肠端—端吻合术

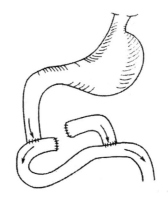

图 8-47 十二指肠与空肠端—侧吻合术

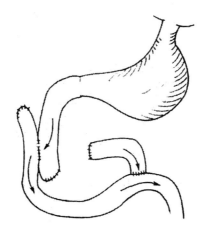

图 8-48 十二指肠与空肠侧—侧吻合术

3. 关闭十二指肠的两断端，行胃—空肠吻合术

切除十二指肠段后，由于近端无法吻合，因此行两断端关闭及胃—空肠吻合术（图 8-49）。

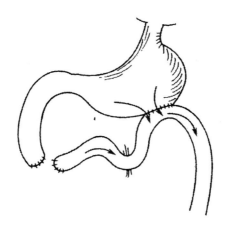

图 8-49 关闭十二指肠两断端，行胃—空肠吻合术

4. 间置空肠

用长 12～15 cm 的一段空肠架接于十二指肠近段与远段之间，如主要血管未断，此段分离的肠管血供完好，但其近侧及远侧的空肠段应靠近系膜缘予以切断（图 8-50），余留肠段两侧的肠管，在结肠系膜开口的下方切断，使其有较宽较短的肠系膜，此空肠段与十二指肠近、远段分别行间断两层端—端吻合（图 8-51），应反复注意肠管色泽并检查其肠系膜的动脉搏动。

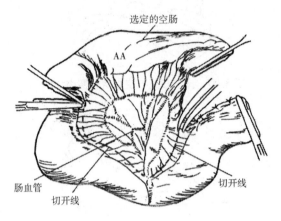

图 8-50　分离切断肠管

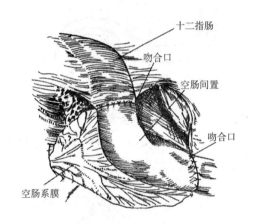

图 8-51　空肠与十二指肠端—端吻合

（六）关腹

消化道重建完成后，将右侧结肠和小肠放回原位，不必重建肠系膜与后腹壁的联系。腹腔内放置引流管。

三、术后处理

（1）按一般腹部外科手术后护理常规进行，应延长胃管放置时间。

（2）病重者或病情需要者应送 ICU 监护。

（3）严密观察引流管情况，注意引流的量、色泽及引流的内容物，保持引流通畅。

(4) 观察并早期发现并发症。

(5) 加强广谱抗生素的应用。

（张为宝）

第九节 胆总管与十二指肠吻合术

胆总管与十二指肠吻合术常用的有两种手术方法，即胆总管与十二指肠的端—侧吻合术和胆总管与十二指肠侧—侧吻合术。

一、适应证

(1) 胆总管下端梗阻，胆总管直径达到 2 cm 以上。

(2) 复发性胆管炎和结石，肝内三级分支以下肝管无梗阻及结石。

(3) 复发性胆管结石，肝内胆管结石已经清除。

(4) 肝内胆管结石的联合手术时，肝内病变已切除。

(5) 低位损伤性肝外胆管狭窄。

(6) 老年急症患者，不适宜做更复杂的胰十二指肠切除手术。

(7) 晚期的壶腹部癌和胰头癌，用以缓解黄疸。

(8) 低位手术中胆总管损伤，手术中需即时处理。

二、禁忌证

(1) 吻合口以上胆管有结石、狭窄、梗阻。

(2) 胆总管直径 <1.5 cm，吻合口不够大，易缩窄。

(3) 胆管中下段癌，吻合口易被肿瘤堵塞。

三、手术步骤

（一）胆总管与十二指肠端—侧吻合术

分离胆总管，切开后探查，若胆总管下端狭窄梗阻，可在胰腺上缘横断胆总管，以防侧—侧吻合术后胆总管下端食屑沉积，造成"污水池"综合征。

胆总管横断时，可边切开边缝扎止血，避免损伤胆总管周围血管。有长时间胆道感染者，胆管壁厚而血管丰富，有时出血较多，应特别注意保护门静脉及其分支，将十二指肠与胆总管前面稍加分离，把十二指肠壶腹部向下翻，选择与胆总管相应部位行横切开，应避免离幽门过近。胆总管断端与十二指肠切开部做端—侧双层缝合，黏膜层用3-0丝线间断缝合（或用铬制肠线），外层用细丝线间断缝合加强。黏膜缝合时应避免用粗丝线且不可缝合过密，因其易致肉芽肿形成和后期瘢痕狭窄（图8-52）。

一般情况下，胆总管与十二指肠吻合后胆管内不放置引流管，但若考虑手术后早期吻合口的通畅有问题时，可放一T形管，将其一短臂经吻合口放至十二指肠内。

对良性的胆总管梗阻，胆总管与十二指肠吻合术时宜行胆囊切除术，以避免后期发生急性胆囊炎并发症。

— 183 —

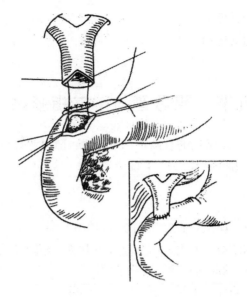

图 8-52　胆总管与十二指肠端—侧吻合术

（二）胆总管与十二指肠侧—侧吻合术

此手术不需切断胆总管，是最常采用的方式；但此手术的缺点是在胆管与十二指肠之间形成一间隔，胆汁仍沿其自然通道流通，肝内下降的结石和肠液反流时，进入胆道内的食物渣有可能存留在胆管下端，引起慢性炎症和临床症状，造成"盲端综合征"，有学者形象地称之为"污水池"综合征。

手术时应将吻合口放在胆总管的最低位和十二指肠第二段上部的后侧。将十二指肠外侧腹膜切开，游离并下翻十二指肠，同时向前游离十二指肠和胰头，将胆总管切开向下伸延至胰腺后，在十二指肠的后一侧壁行相应的纵行切开，将两切口做黏膜对黏膜侧—侧吻合。腹腔内肝下区放置潘氏引流（Penrose 引流）（图 8-53、图 8-54）。

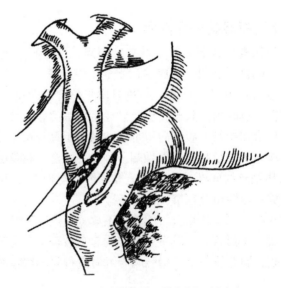

图 8-53　胆总管与十二指肠侧—侧吻合

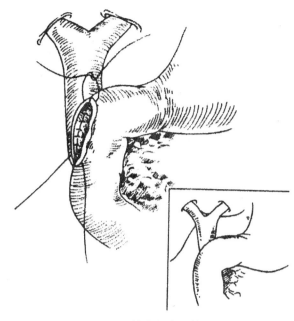

图 8-54　缝合吻合口前层

四、术后处理

同一般胆道外科手术后处理。注意腹腔引流有无吻合口瘘与出血，测定引流液的淀粉酶含量。T 形管应固定妥当，防止脱落，注意胆汁引流的量、色、透明度，有无絮状物与沉渣。

五、注意事项

（1）胆肠内引流术是在完成了解除胆管内梗阻、去除炎性感染病灶后，为通畅胆肠之间胆汁流通的措施，它主要用于以下情况。

1）胆管狭窄切开后的修复，不使切开处胆管因缝合而更狭窄。

2）解除胆管扩张后所造成的胆汁引流淤滞。

（2）内引流术本身并不能起到解除梗阻、消除结石的作用，主要在于对其应用是否合理，更应强调以下方面。

1）任何内引流术的形式（胆总管与十二指肠或空肠、胆囊与空肠或胃等），只有吻合口以上 1~2 段大胆管内且不存在梗阻因素时方可考虑应用，否则必然导致严重的胆管炎和并发症的发生。

2）内引流术的各种形式都只能解除吻合口以下的病变，不宜用来治疗肝胆管结石和狭窄。

3）内引流的形式很多，包括奥迪括约肌切除术等，在临床上均广泛应用，但最常用的还是胆总管或胆囊与空肠的端—侧或侧—侧吻合，即为袢式或 Roux-en-Y 式应用最多，而胆总管与十二指肠吻合术，虽然手术较简单，但因其被认为发生逆流感染的机会多一些，故临床上近来应用较少。

（陈秋云）

第十节 经十二指肠奥迪括约肌切开和成形术

良性的十二指肠乳头狭窄和奥迪括约肌纤维性狭窄是胆囊和胆管结石时常见的并发症。奥迪括约肌狭窄是引起胆囊切除术后综合征的主要原因。乳头部狭窄可分为乳头开口黏膜粘连性狭窄及奥迪括约肌纤维性狭窄两大类。经十二指肠施行奥迪括约肌切开和成形术（OS）手术是一种很好的手术方法，但手术较复杂，难度较大，存在一些并发症。内镜外科开展以来，许多有条件的医院大都开展了经十二指肠镜的乳头切开术，虽然创伤小，康复快，但内镜外科发展不平衡，技术差距很大，而且有的患者不宜施行内镜下乳头切开术，故经十二指肠奥迪括约肌切开和成形术仍然是常用的一种外科术式。

一、适应证

（1）十二指肠乳头结石嵌顿，不能取出又不能推入十二指肠者。

（2）奥迪括约肌狭窄、痉挛或合并乳头旁憩室者。

（3）肝内胆管多发结石或泥沙样结石，不能手术取净者，或胆石症术后反复发作者。

（4）狭窄段较长，内镜下切开时有一定困难和危险者。

（5）慢性胰腺炎患者，胰管、胆总管下端病变致奥迪括约肌狭窄、痉挛者，先天性胆总管扩张症。

（6）患者一般情况可耐受较复杂手术者。

二、手术步骤

（一）奥迪括约肌切开术

1. 切口选择

同一般胆总管引流术。

2. 探查

（1）一般探查：详细检查肝、胆、胰、脾及肝十二指肠韧带周围组织。

（2）游离胆总管，行奥迪括约肌切开术：解剖肝十二指肠韧带，切开胆总管探查，并将十二指肠第二段外侧剪开，向内做钝性游离（Kocher手法）。将探子从胆总管切开处插至壶腹部（图8-55）。

（3）壶腹部结石活动，可用取石钳取出或将其夹碎取出，也可试行将其推入十二指肠，注意不可粗暴，以免损伤胆总管和十二指肠。若上述方法均不能将结石取出，则需横行或纵行切开十二指肠前壁，拉开前壁，显露十二指肠乳头。

（4）结石嵌顿固定不能取出，则用探条将结石顶住，以探条为引导将十二指肠乳头奥迪括约肌之前外侧楔形切开 $1.0 \sim 1.5$ cm，以避免损伤胰管。结石暴露出来后，用取石钳取出，逐一结扎出血点（图8-56 ~ 图8-58）。

（5）全层缝合十二指肠壁的切口，随之再做浆肌层缝合，完成手术。

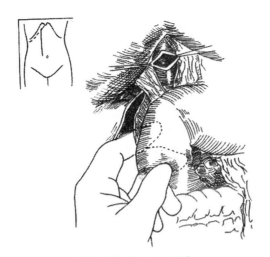

图 8-55 Kocher 手法

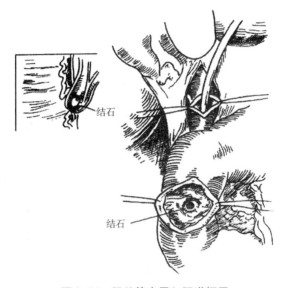

结石

结石

图 8-56 胆总管内置入胆道探子

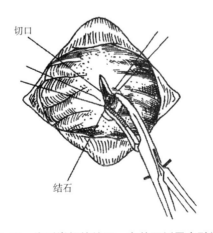

切口

结石

图 8-57 找到嵌顿的结石，在其两侧置牵引线

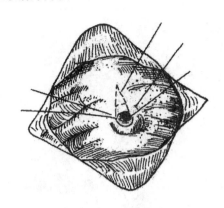

图 8-58　做楔形切除

（二）奥迪括约肌成形术

（1）沿十二指肠纵壁前外侧 11 点钟位夹两把蚊咀钳或撑开器，或用 1 根导尿管在其间每次纵行切开奥迪括约肌 1.5～2.0 mm，注意不可切透十二指肠后壁，如此逐步向上方切开，共 1.5～3.0 mm（图 8-59、图 8-60）。

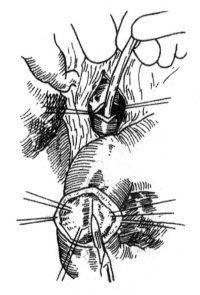

图 8-59　切开乳头

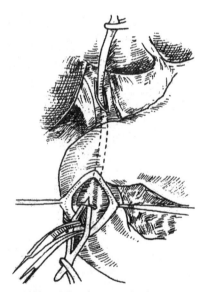

图 8-60　扩张乳头，使其开口张开

（2）缝合：用圆针无损伤缝线间断缝合胆总管下端管壁和十二指肠黏膜，针距大约 2 cm，于顶端将十二指肠肌层"8"字形缝合加固，注意勿伤及胰管（边切边缝）。成形之后的奥迪括约肌呈马蹄形。

（3）最后用止血钳或探条伸入胰管开口处，轻轻扩张，将细导管插入胰管，进一步探查胰管内有无结石、狭窄（图 8-61）。

（4）用 1 号或 4 号缝线横行双层关闭十二指肠前壁。清理腹腔，清点器械、敷料，按常规分层关闭腹腔。

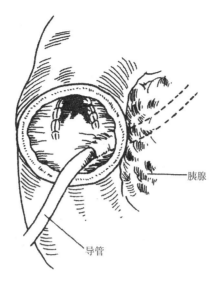

图 8-61　导管插入胰管

三、注意事项

（1）在施行十二指肠乳头括约肌成形术时，若胆囊无功能，必须同时切除胆囊，以免术后发生逆行感染。

（2）在做十二指肠外侧缘切口（Kocher 切口）时，应尽量游离十二指肠，减轻十二指肠闭合时的张力，以防十二指肠瘘。

（3）在探查奥迪括约肌，使用胆道探子（Bake 扩张器）时，动作不可粗暴，以防损伤胆总管和十二指肠而造成假道。

（4）在缝合胆总管下端管壁和十二指肠黏膜两侧时，应显露胰管开口是否有胰液流出，以免缝闭了胰管的出口而引起急性胰腺炎。

（5）十二指肠切口的缝合方法有纵切纵缝、纵切横缝、横切横缝等，均应根据具体情况决定，原则上应注意避免过多的内翻缝合而造成狭窄；尽量减轻缝合时的张力，避免肠瘘发生。一般按原切口方向缝合为佳。

（6）应置腹腔引流管，行腹腔引流。

四、术后处理

经十二指肠奥迪括约肌切开和成形术是一种很细致、复杂的外科手术，在技巧上要求高。因为有可能发生一些较严重的并发症，如术后出血、急性胰腺炎、十二指肠瘘、十二指肠梗阻、胆道感染等，故应该针对这些并发症进行预防与及时处理。

（冯继东）

第九章

阑尾手术

第一节　阑尾开腹切除术

目前阑尾切除术仍是腹部外科中经常施行的一种手术。手术虽不复杂，但有时也可能很困难，特别是当阑尾的位置异常、阑尾周围有过多的粘连或阑尾组织已因急性炎症、穿孔、坏死而致组织十分脆弱时，阑尾的寻找、分离和切除均可能有一定困难。因此，负责进行阑尾切除术的医生，必须全面了解和熟悉各种不同情况下阑尾处理的方法，不可轻视阑尾切除术。

一、术前准备

一般可于术前适当静脉补液、应用抗生素，重要脏器功能不全而又必须手术者应尽快于短期内纠正，使患者在尽可能良好的情况下接受手术，取得最佳的手术效果。

二、切口选择

（一）麦氏切口

标准麦氏点是在右髂前上棘与脐部连线的外 1/3 与中 1/3 交接点上，麦氏切口是做与连线相垂直的 4.6 cm 长的切口。因此，切口多为斜行，也可为横行，与皮纹一致，以减少瘢痕。麦氏斜行切口一般暴露良好；切口偏于一侧，即使阑尾周围已有积脓，术时也不致污染腹腔其他部分；各层组织仅按腹膜和肌纤维方向分开，很少伤及腹壁的神经、血管，因此切口愈合比较牢固。但在应用时应在压痛最明显处做切口比较切合实际。当阑尾异位时，偏离可很大。斜行麦氏切口的缺点为暴露范围不大，如遇意外，麦氏切口无法完成，因此在决定行麦氏点斜切口前诊断必须肯定。

（二）麦氏点横行切口

开始时应用于儿童，目前也用于成人，有利于保持美观，方法是沿皮纹方向切开皮肤，切口与皮肤皱褶相吻合，余同斜行切口。

（三）右下腹旁正中（或经腹直肌）探查切口

急性阑尾炎诊断不肯定而又必须手术时，应选右下腹旁正中（或经腹直肌）探查切口，尤其是弥漫性腹膜炎疑为阑尾穿孔所致时，以便可以上下延伸或获得较大的暴露范围。

三、手术步骤

1. 切口并寻找阑尾

阑尾根部位于盲肠末端 3 条结肠带交汇处，体表投影为麦氏点（右髂前上棘与脐连线的中外 1/3 分界点）。阑尾尖端游离，可伸向任何方向，阑尾常见位置主要有回肠前位（28%）、盆位（26%）、盲肠后位（24%）、回肠后位（8%）、盲肠下位（6%）。此外，还有少数高位阑尾、盲肠浆膜下阑尾、腹膜外阑尾和左下腹阑尾等。

选择适当切口进入腹腔后，先在髂窝内找到盲肠，再进一步找到阑尾。阑尾切除术的关键在于进腹后找出阑尾。阑尾位于盲肠的 3 条结肠带汇合处，回肠末端后方，一般可从盲肠、回肠末端或回肠末端系膜来寻找阑尾。

通常有几个方法可以帮助寻找阑尾根部。

（1）沿盲肠壁上的结肠带追寻，3 条结肠带汇合于盲肠顶端之点即为阑尾根部。

（2）沿末段回肠追踪到盲肠，在回肠与盲肠交界处下方，即是阑尾基底部位。

（3）沿末段回肠盲肠系膜追寻，该系膜在末段回肠的后侧延伸成为阑尾系膜，找到阑尾系膜即可找到阑尾。

2. 找到阑尾并提出切口

找到阑尾并确定其病变后，尽量将其置于切口中部或提出切口以外，四周用纱布隔开，以便于操作和减少污染。手术动作要轻柔，勿挤破阑尾导致炎症扩散，尽量不要用手接触已感染的阑尾。

3. 切除阑尾

（1）提起阑尾远端，显露系膜根部，于根部钳夹、切断、缝扎阑尾动脉，使阑尾根部完全游离。

（2）在距阑尾根部 0.5～1.0 cm 的盲肠壁上做一荷包缝合（也有用横跨根部的 Z 字形或间断缝合替代荷包缝合）。

（3）轻轻钳夹阑尾根部后松开，并在此处结扎阑尾。结扎不宜过紧，以防肿胀阑尾被勒断。在其远端钳夹、切断阑尾，剩余阑尾根部一般应 <0.5 cm。

（4）残端断面消毒后，用荷包缝合将残端埋入盲肠。盲肠袋口缝合后形成的腔大小应适中，以刚好将阑尾残端包裹而不留腔隙为宜，残腔过大，易致感染。

（5）阑尾切除后，可用湿纱布拭尽周围或局部脓性渗液；当腹腔内也有大量渗液或脓液时，应彻底吸净并冲洗腹腔、放置引流。

对盲肠后位阑尾或阑尾粘连较多，一时不易暴露整条阑尾者，则一般可用逆行法切除之，即先在阑尾根部切断阑尾，然后钳住其根部逐步逆行切断其系膜，直至阑尾末端。

当阑尾根部病变严重或坏死以致处理困难时，可紧贴盲肠切除全部阑尾，盲肠伤口应两层缝合，术后应适当营养支持，并延长禁食时间，以防肠瘘形成。

在急性阑尾炎手术时，若发现阑尾炎症很轻，与临床表现不相符合时，或阑尾仅浆膜层轻度水肿发红，而四周已有较多脓液，说明阑尾炎症可能是继发的。此时，应首先探查发现原发病灶，并给予正确处理。至于阑尾是否切除，可视具体情况而定。

4. 旋转引流

一般来说，阑尾炎症较轻而且局限，可不必放置引流。

但下列情况下，应考虑放置引流。

（1）阑尾周围组织的炎症、充血、粘连严重，手术时操作极为困难，且阑尾切除后手术野继续有少量渗血出现者。

（2）阑尾根部和盲肠壁炎症坏死较为严重，阑尾根部结扎处理不可靠。

（3）位置较深或靠近盲肠后的阑尾，其渗液不易自行引流局限者。

（4）阑尾因坏疽严重或粘连过多，致可能切除不完全而有部分坏死组织遗留腹内者；或阑尾周围的纤维脓性沉积很多，且已呈绿黑色坏死状态者。

（5）伴有明显腹膜炎，腹腔内可放置负压引流。

5. 缝合

阑尾手术切口一般较小，张力也不大，可用2-0铬制肠线或其他可吸收线间断或连续缝合腹膜、肌层组织和腹外斜肌筋膜，用细丝线缝合皮肤。如切口在手术中受到污染，可在腹膜缝合完成后用生理盐水或抗生素液（如甲硝唑注射液、庆大霉素注射液）冲洗，以预防术后切口感染。

四、并发症

常见的并发症有以下几种。

1. 切口感染

切口感染是阑尾切除术后最常见的并发症。切口感染原因主要是手术中创缘遭到污染或止血不善致在腹壁内形成血肿所致。切口感染重在预防，如及早手术、术前预防性应用抗生素、术中注意保护切口、缝合前用抗生素液冲洗、缝合严密不留残腔等。

2. 腹膜炎或腹内脓肿

前述应该引流的情况如不引流，则术后多并发腹膜炎和腹腔内脓肿。患者术后体温持续升高，有腹痛、腹胀和中毒症状，腹部检查可以发现腹壁有压痛和肌紧张，并在腹腔穿刺时可抽到脓液以证实诊断。此类并发症出现时，应立即考虑做腹内脓肿切开引流，并按腹膜炎处理原则行一般的支持疗法。

3. 肠瘘

肠瘘的形成多是由于以下原因造成：①阑尾水肿时所行的结扎可因术后炎症减轻、阑尾残端回缩导致结扎线脱落而形成粪瘘；②严重阑尾炎引起肠壁水肿，手术时误伤附近肠管而未发现，术后残余炎症而溃破，形成肠瘘或粪瘘；③阑尾周围脓肿与粪瘘相通，脓肿切开引流后直接出现粪瘘。阑尾炎手术所致的粪瘘一般位置较低，对机体干扰相对较小，保持引流通畅、创面清洁，加强营养支持，粪瘘多可自愈。

4. 出血

阑尾切除术后有时也可并发腹内出血。因急性炎症和广泛粘连而引起的手术时较多渗血，多可自行停止；因阑尾残株结扎不牢而致断端出血者较为罕见；未曾结扎阑尾残端，即将残端埋藏在盲肠壁上荷包缝线内引起肠道出血者不多见。上述出血一般不很严重，多数可在非手术疗法下自行停止。阑尾系膜血管结扎不紧或结扎线脱落引起的出血，有时量很大，多需二次手术止血。

5. 其他

其他并发症包括阑尾残株炎、盲肠壁脓肿、肝门静脉炎、肝脓肿、粘连性肠梗阻、切口出血或裂开、术后局部炎性包块等。①阑尾残株炎一般是阑尾切除时残端保留过长所致；②盲肠壁脓肿与荷包缝合过宽、残留腔隙较大有关，二者表现与阑尾炎相似，常被延误诊断，B 超和钡剂灌肠检查对诊断有一定的价值，症状轻者可行抗感染治疗，症状严重或反复发作者需再次手术处理；③并发肝门静脉炎或肝脓肿的患者多有高热、黄疸、肝区疼痛和白细胞增多等，应加强抗感染治疗；④肝脓肿一般需根据不同病情，行非手术治疗或手术引流。

（张　楠）

第二节　阑尾腹腔镜切除术

一、概述

急性和慢性阑尾炎是胃肠外科最常见的疾病，阑尾切除术是实施例数最多的手术，也是外科住院医师培训的重要项目。腹腔镜外科医师的手术训练也是从腹腔镜阑尾切除术开始的。大量临床实践已证实，腹腔镜阑尾切除术比开腹手术创伤小，痛苦轻，术后切口感染等并发症少，患者恢复快，对开腹手术暴露困难的肥胖患者优势尤其明显。此外，腹腔镜手术可在微小创伤下全面探查腹盆腔，有效清除脓液，利于患者术后恢复，并可鉴别妇科、泌尿外科等相关系统疾患，发现早期腹股沟疝等隐匿性疾病。随着手术技术的进步，经脐单孔腹腔镜阑尾切除术可达到术后无瘢痕的美容效果。另外，腹腔镜阑尾切除术用于妊娠期阑尾炎也有其独特优势。临床实践已证明，妊娠早、中期（＜20 周）并发急性阑尾炎，行腹腔镜阑尾切除术对母婴是安全的，甚至有在更晚妊娠期行腹腔镜手术的报道，可以避免污染切口在继续妊娠过程中造成的诸多不利因素，如切口裂开、切口感染，甚至引起流产等。腹腔镜的腹腔内视野可以直接观察回盲部解剖情况，比开腹手术的腹腔外视野更全面、清晰，特别是对盲肠后位、回肠后位、盆位等阑尾位置较隐蔽的情况，可以避免过多扰动肠道和妊娠子宫而引起损伤或刺激宫缩。腹腔镜阑尾切除术已经广泛应用于临床，在有条件的医院已经成为常规手术。

腹腔镜阑尾切除术对隐蔽位置和高位阑尾很有优势，无须延长切口增加创伤，也降低了切口感染的风险。腹腔内多角度视野还可以清晰观察局部解剖，避免盲目探查的误伤。

二、适应证

（1）急、慢性阑尾炎。
（2）妊娠 20 周以内发作的急性阑尾炎。

三、禁忌证

（1）因严重心肺疾患等不能耐受气管插管全身麻醉者。
（2）腹腔复杂手术史，存在广泛粘连者。
（3）并发休克、严重水电解质平衡紊乱等的危重患者。

四、术前准备

（1）常规禁饮食，备皮，清洗脐部。急性阑尾炎需给予静脉补液，调整水电解质平衡并使用抗生素。

（2）妊娠期急性阑尾炎应与产科协同制订围手术期处理和用药方案，给予镇静和抑制宫缩等保胎治疗。

五、体位与套管放置

患者取仰卧位，手术开始后调至头低左倾位，以利于暴露回盲部。术者立于患者左侧，扶镜手立于术者右侧，显示器设置在术者对面。

在脐下缘开放法置入 10 mm 套管作为观察孔，建立气腹后置入 30°镜，再于麦氏点左侧对称位置及脐下 10 cm 正中或偏右侧，分别放置 5 mm 套管作为操作孔。也可将两个操作孔设计在双侧耻骨结节上方，术后阴毛可遮盖瘢痕，使用此法应注意避免损伤膀胱，患者取人字体位，术者立于患者两腿之间（图9-1）。

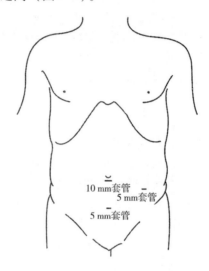

10 mm套管
5 mm套管
5 mm套管

图 9-1　腹腔镜阑尾切除术套管位置

六、麻醉

气管内插管全身麻醉。

七、手术步骤

（一）腹盆腔探查

术中应先全面探查腹盆腔，再重点针对右下腹进行探查，以明确阑尾炎诊断。若术前诊断急性阑尾炎，但术中所见阑尾病变不符，应提高警惕，考虑其他鉴别诊断，腹腔镜探查对此多可提供明确信息。在腹腔镜下观察回盲部形态和寻找阑尾都更加容易。若化脓性阑尾炎局部脓苔多，有大网膜、回肠或盲肠覆盖包裹，需用无损伤肠钳钝性剥离暴露阑尾。少见的浆膜下阑尾部分或全部位于盲肠浆膜下，无明显阑尾系膜，可用剪刀剪开浆膜暴露，不要用带电操作，以免损伤盲肠。盲肠后位和少见的腹膜外阑尾多需游离盲肠与侧腹壁附着部。对于化脓坏疽病变严重的阑尾不要过度牵拉，避免阑尾破裂或断裂，多量脓液和粪石漏出会加重腹腔污染。探查同时先尽量吸尽所见脓液。

（二）结扎离断阑尾系膜

阑尾动脉多为 1 支，少数 2 支，沿阑尾系膜游离缘走行。大多数阑尾系膜近阑尾根部有无血管区，由此处穿过器械较安全且容易。

根据阑尾长短在合适部位提起阑尾，展开系膜，分离钳钳尖闭合，紧贴根部穿过系膜，经此孔带入 10 cm 7 号丝线。两手分离钳配合打结结扎阑尾系膜。如阑尾系膜水肿明显，需分次结扎，也可用带电分离钳切开部分系膜后再结扎。距结扎丝线 5 mm 以上，剪刀剪断或电凝离断阑尾系膜。除腹腔内打结外，也可用 Prolene 线在腹腔外打结后推入结扎。在解剖清晰、暴露良好时，可以用结扎锁、钛夹等方法结扎系膜。在局部粘连化脓严重，阑尾位置隐蔽，系膜较短、卷曲等情况下，结扎系膜较困难，而用带电器械凝切是简便安全的，但要注意应先夹持电凝较大范围的系膜，使阑尾动脉在热损伤下凝固闭合，再于此范围内电切离断。带电操作必须注意保持与肠壁的距离，并间断短时通电，避免副损伤。另外，还可使用超声刀或者双极电凝离断阑尾系膜，这样会更加简便安全。

（三）切除阑尾

两手器械配合，用 10 cm 7 号丝线结扎阑尾根部。若阑尾根部粗大或有坏疽穿孔，不宜单纯结扎，可行 8 字缝合以闭合阑尾残端。若阑尾化脓严重，粗大饱满，估计内有较多脓液或粪石，应在根部结扎线远端再结扎 1 次，避免切除阑尾时污染腹腔。在距阑尾根部约 1 cm 处切开阑尾，电凝烧灼残端，再完全离断阑尾。标本应及时置入标本袋内，避免污染腹腔。

阑尾残端结扎紧实，根部周围无明显病变时无须包埋，必要时可行腹腔镜下荷包缝合、8 字缝合或浆肌层间断缝合包埋。荷包缝合：经 10 mm 套管将 2-0 带针缝线放入腹腔，带线长约 15 cm。充分暴露阑尾残端，由盲肠内侧缘进针进行荷包缝合，进针点距阑尾根部 5～8 mm，或根据残端大小调整，残端较大，距离需稍远。缝至盲肠外后方时可将针反持完成下方和内侧的缝合。荷包缝合完成后，用钳轻轻反推阑尾残端至肠腔内，同时收紧荷包线打结。缝针可在镜下用器械稍扳直后由 5 mm 套管取出。

（四）取出阑尾

标本袋置入前在其袋口线上绑全长 7 号丝线 1 根，经 10 mm 套管置入腹腔后线尾留在套管外，最后取标本时在腹腔镜下用器械收紧袋口，再牵拉丝线，即可将标本袋口收入观察套管，随套管拔出而将标本袋带出腹腔。阑尾粗大者可于袋内分次取出。腹腔污染严重时可先冲洗袋壁后再取出，避免污染取标本孔，腹腔内积液需吸尽。

（五）冲洗引流

结束手术前应吸尽腹盆腔残余积液，污染严重时可局部冲洗术野、盆腔并吸净液体，但不主张大范围腹腔冲洗，以免感染扩散。同时观察阑尾残端及系膜处理是否牢靠。若化脓感染严重，粪石或脓液漏出，污染严重时应放置术野或盆腔引流管，经下腹部套管引入。放尽气腹，拔出各套管，切实缝合脐部套管孔（缝合前可用活力碘浸泡消毒），术毕。

（六）术后处理

（1）鼓励患者术后及早下床活动，以利于胃肠道功能恢复，预防肠粘连。

（2）多数患者术后第 1 天即可开始饮水并逐渐恢复流质饮食，但对腹腔感染严重、肠道功能恢复不良者应待排气后逐步恢复饮食。

（3）对妊娠期阑尾炎患者围手术期使用硫酸镁（$MgSO_4$）抑制宫缩，常规用量为25% $MgSO_4$ 30 mL 加入5%葡萄糖注射液500 mL，$1\sim2$ g/h 静脉滴注，每天可用至15 g。用药期间应注意监测呼吸、膝跳反射和尿量，及时排除 $MgSO_4$ 中毒表现。术后应给予敏感抗生素，如离预产期尚远，应予镇静和抑制宫缩等保胎治疗。可口服苯巴比妥30 mg，每天3次，服用$3\sim5$ d。如已临近预产期或胎儿已发育成熟（≥37周），可让其自然分娩。

八、并发症及其防治

1. 出血

阑尾系膜的结扎线松脱是导致术后出血的主要原因，肥厚的系膜需要分段、分次结扎。结扎线的第1个结尽量打外科结，在无张力的状态下再打第2个结。术中电凝离断系膜需充分凝固血管残端，先电凝一段系膜，包括其中的阑尾动脉，再于凝固区远端离断系膜和血管，留有一定距离的凝固区。用超声刀离断阑尾系膜相对简单安全，特别是阑尾系膜水肿明显、局部粘连包裹复杂时，超声刀操作相对于电器械更安全。术毕前应检查系膜止血确切。

2. 肠漏

术中带电操作过于贴近肠壁或显露不清时，在分离过程中易损伤盲肠或末端回肠，若术中未发现，则可导致术后肠漏。应在术野清晰、暴露良好的情况下规范、精细操作，随时发现损伤并及时修补。术中未发现损伤但仍存怀疑时可留置腹腔引流管，术后严密观察，一旦发现，尽早手术探查。

3. 腹盆腔脓肿

若术中遗漏清除盆腔、膈下等隐蔽部位的脓液或阑尾坏疽穿孔、粪石漏出、化脓感染严重的病例未留置引流管，术后可能形成腹腔或盆腔脓肿。术毕前应彻底吸除术区、盆腔、结肠旁沟，甚至肝上间隙的脓液，可局部冲洗并放置引流管。若术后发热不退、腹泻、腹痛持续、腹膜炎体征、腹胀、肠道功能恢复不良，应考虑腹盆腔积脓可能，采用B超、CT等检查有助于诊断。应先予广谱抗生素治疗，并据术中腹腔脓液培养药敏结果调整敏感抗生素，保守治疗无效时，可行B超或CT引导穿刺引流，若不能成功，则需腹腔镜或开腹手术探查，清除脓肿，充分引流。

（宁尚波）

第十章

肝胆微创手术

第一节　腹腔镜肝切除术

腹腔镜肝切除并非适用于所有肝脏疾病患者，病例必须具有选择性。除了要进行常规的肝脏功能评估以外，对凝血因子合成的评估也至关重要。术前需进行仔细的影像学研究，综合运用超声、CT、MRI等影像学方法，了解肝脏占位的性质、所在位置及其与门静脉、肝静脉、下腔静脉、胆管的关系，制订合理的手术方案。

一、适应证与禁忌证

肝脏病变必须容易被腹腔镜探查到，通常位于肝脏左叶（Couinaud 分段法 Ⅱ ~ Ⅳ段）、右前叶（Couinaud 分段法 Ⅴ、Ⅵ段）的病变适于腹腔镜手术。

（一）良性病变

1. 肝囊肿

（1）适用于：①有症状的肝囊肿，直径≥10 cm；②位置表浅，引流通畅；③创伤性肝囊肿；④无急性感染和出血者。

（2）禁用于：①位置深在，腹腔镜不易探查；②囊肿与胆管相通；③多囊肝，囊肿无局限性趋势；④囊肿切开引流不畅；⑤凝血机制障碍者。

2. 肝海绵状血管瘤

（1）适用于：①有症状的，直径≥10 cm；②位置表浅，腹腔镜易探查并能有效行肝切除术；③无凝血功能障碍者。

（2）禁用于：①多发性肝血管瘤；②病变范围大，已侵犯大部分肝组织；③血管瘤邻近肝门部或大血管；④有上腹部手术史；⑤凝血功能障碍者。

（二）恶性病变

1. 原发性肝癌

（1）适用于：①患者全身情况良好，无心、肺、肾功能严重损害；②肝功能代偿良好，转氨酶和凝血酶原时间基本正常；③肿瘤局限于肝的一叶或半肝以内，无严重肝硬化，肝脏储备功能良好；④无门静脉主干癌栓，第一、第二肝门及下腔静脉未受侵犯；⑤无上腹部手术史者。

（2）禁用于：①肝功能差，凝血酶原时间较正常对照延长≥3 s，不能耐受肝切除；②肿瘤巨大，剩余肝体积小，肝脏储备功能差；③门静脉主干癌栓或肿瘤侵及第一、第二肝门及下腔静脉癌栓；④肝外癌转移；⑤临床上有明显黄疸、腹腔积液、下肢水肿；⑥严重肝硬化者。

2. 继发性肝癌

适用于：①患者全身情况良好，无心、肺、肾功能严重损害；②无肝硬化，肝功能良好；③肝脏仅有孤立的转移癌或肿瘤局限于肝的一叶，并且原发灶可被切除；④凝血功能正常；⑤无上腹部手术史者。

二、麻醉与体位

采用气管内插管静吸复合全身麻醉，由于全身麻醉快速、安全、无痛、腹部肌肉松弛、恢复快，便于维持循环稳定和术中良好的呼吸管理，通过调整每分钟通气量，使 $PaCO_2$ 维持在正常范围，对抗 CO_2 气腹导致的并发症，因此是腹腔镜外科首选的麻醉方法。

一般采用头高足低15°平卧位，术者立于患者左侧，在术中术者可根据手术需要，向左侧或右侧倾斜手术床；也可采用截石位，术者位于患者两股之间。

三、手术方法

（一）肝左外叶切除

1. 腹壁切口部位

根据操作情况可选用4~6个套管针，必要时可另加手助式装置。在脐上缘或下缘通过10 mm 套管针插入30°或45°的腹腔镜，脐左侧放置1个10 mm 套管针（位置依据操作需要上下调节），剑突下的1个10 mm 套管针用于放置肝牵开器、冲洗或吸引装置，或术者的主操作设备，可在左锁骨中线肋缘下2 cm 处放置5 mm 套管针，必要时也可在左腋前线肋弓下2 cm 处增加1个套管针。

2. 手术方法

分离镰状韧带和左三角韧带，充分暴露左肝，找到肝上、下腔静脉，在其左下方离断部分肝实质，暴露左肝静脉汇入下腔静脉处，穿过止血带，以便肝外控制静脉血流（当左肝静脉汇入下腔静脉处太短或操作不便时，不应实施这一操作），解剖肝十二指肠韧带，穿过止血带，控制入肝血流。在距镰状韧带左侧1 cm 处的肝脏膈面和脏面的包膜下用电刀划出预切除线，第一肝门阻断，用超声刀分割器沿此线分离肝实质，肝脏Ⅱ、Ⅲ段的血管、胆管结构在钛夹间分离。左肝静脉及门静脉左支用血管吻合器分离。切下标本放入袋内，切碎，从扩大的切口处取出。引流管放置在肝脏的残端。

（二）肝右叶切除

1. 腹壁切口部位

根据操作情况可选用4~7个套管针，必要时可另加手助式装置。在脐上缘或下缘通过10 mm 套管针插入30°或45°的腹腔镜，脐右侧放置1个10 mm 套管针（位置依据操作需要上下调节），剑突下的1个10 mm 套管针用于放置肝牵开器、冲洗或吸引装置，或术者的主操作设备，可在右锁骨中线肋缘下2 cm 处放置5 mm 套管针，也可在右腋前线肋弓下2 cm 处增加 1 个套管针，必要时在脐上正中或经腹直肌做 1 个长约 5 cm 的纵切口，放置手助式装置。

2. 手术方法

分离肝圆韧带、镰状韧带和右三角韧带，充分暴露右肝，找到肝上、下腔静脉，在其右下方离断部分肝实质，暴露右肝静脉汇入下腔静脉处，穿过止血带，以便肝外控制静脉血流（当右肝静脉汇入下腔静脉处太短或操作不便时，不应实施这一操作）。解剖肝十二指肠韧带，穿过止血带，控制入肝血流。在距正中裂右侧 1 cm 处的肝脏膈面和脏面的包膜下用电刀划出预切除线，第一肝门阻断，用超声刀分割器沿此线分离肝实质，肝脏 Ⅱ、Ⅲ 段的血管、胆管结构在钛夹间分离。右肝静脉、肝中静脉、门静脉右支等较大的血管用血管吻合器分离。切下标本放入袋内，切碎，从扩大的切口处取出。引流管放置在肝脏的残端。

3. 手术技巧

患者取左侧卧位，术者立于患者左侧。切除术中最危险的是处理右肝静脉。在横切实质时，阻断肝门，用超声刀离断肝组织，用血管吻合器离断右肝静脉、肝中静脉、门静脉右支。

（三）肝脏的区段切除或亚区段切除

1. 腹壁切口部位

根据操作情况可选用 4～5 个套管针在脐上缘或下缘通过 10 mm 套管针插入 30°或 45°的腹腔镜，脐周放置 1 个 10 mm 套管针，剑突下的 1 个 10 mm 套管针用于放置肝牵开器、冲洗或吸引装置，或术者的主操作设备，可在相应锁骨中线肋缘下和（或）左腋前线肋弓下 2 cm 处放置 1 个 5 mm 套管针。

2. 手术方法

肝的 Ⅱ～Ⅳ 段是最常见的切除区域，分离镰状韧带和（或）左三角韧带，充分暴露预切除肝段，解剖肝十二指肠韧带，穿过止血带，控制入肝血流。在预切除肝段的肝脏膈面和脏面的包膜下，用电刀划出预切除线，第一肝门阻断，用超声刀分割器沿此线分离肝实质，肝脏的血管、胆管结构在钛夹间分离。大的肝静脉及门静脉分支用血管吻合器分离。切下标本放入袋内，切碎，从扩大的切口处取出。引流管放置在肝脏的残端。

（四）非规则性肝切除

非规则性肝切除就是连同距肿瘤边缘 1～2 cm 肝组织的切除。分离镰状韧带、肝圆韧带或三角韧带，充分暴露预切除肝段，解剖肝十二指肠韧带，穿过止血带，控制入肝血流。在距肿瘤边缘 1～2 cm 的肝脏膈面和脏面的包膜下用电刀划出预切除线，阻断或不阻断第一肝门，用超声刀分割器沿此线分离肝实质，肝脏的血管、胆管结构在钛夹间分离。大的肝静脉及门静脉分支用血管吻合器分离。切下标本放入袋内，切碎，从扩大的切口处取出。引流管放置在肝脏的残端。

（韩志阳）

第二节　腹腔镜肝囊肿开窗术

一、适应证

位于肝脏表面的单发或多发囊肿，均为行腹腔镜肝囊肿开窗引流术的适应证，具体如下。

（1）位于肝脏表面直径＞5 cm 的单发性肝囊肿，除外寄生虫性囊肿、肝囊腺病及先天性肝内胆管扩张症。

（2）肝囊肿并发较大的肾囊肿或脾囊肿，可同时行开窗术。

（3）经穿刺抽液效果欠佳或复发者。

（4）单纯性肝囊肿并发感染出血者，无全身其他脏器严重疾病。

二、禁忌证

（1）术前影像学检查，发现其与胆管相通者。

（2）怀疑囊肿恶变。

（3）囊肿自肝脏深部或囊肿表面肝组织较厚者，以及囊肿位于右肝后叶或与膈肌之间有广泛粘连，腹腔镜下难以接近囊肿者。

（4）近期有囊肿穿刺治疗史者。

（5）位于肝脏中心性位置或肝右后叶位置较深的囊肿。

（6）曾有上腹部手术史或有术后肠粘连史者。

三、操作方法

患者取仰卧位，气管插管全身麻醉后，在脐上缘做 1 cm 切口，气腹针建立气腹后，首先利用脐上 1 cm 镜观察肝脏囊肿的部位、大小，然后根据囊肿的部位决定操作孔的位置。肝囊肿位于肝右叶者，选右肋缘下（锁骨中线及腋前线）分别做 0.5 cm 切口，剑突下做 1 cm 切口，置入相应的套管；肝囊肿位于肝左叶者，可调整相应切口在左肋缘下。用穿刺针穿刺囊肿，观察性质，逐渐减压，利用电钩尽可能切除囊壁，充分敞开囊腔，观察有无胆漏、出血，囊腔用无水乙醇纱条或 3% 聚维酮碘棉球擦拭，破坏囊壁细胞分泌功能，切下囊壁常规送病理检查。囊腔内应尽量避免电凝，防止损伤血管、胆管，避免导致出血、胆漏等。常规放置引流管，置于囊腔内，保留 24～72 h 后依据术后引流情况拔除。

四、并发症

1. 囊肿复发

多由于窗口过小或窗口位于膈顶部，术后窗口被周围脏器如大网膜、肠管或膈肌粘连所封闭，残余囊肿壁的上皮分泌功能未能被破坏或完全破坏，其所分泌的液体可再次形成囊肿。

2. 漏胆

多由于囊肿与小胆管相通而术中未被发现、囊肿开窗引流后用电凝破坏囊壁时电凝过深、术后电凝组织脱离致胆管内胆汁漏到囊肿内而形成胆汁瘘。

3. 出血

多见于伴有感染的囊肿开窗术，此时囊肿壁血管因炎性充血、水肿、血管扩张，当囊肿开窗后，囊肿压力骤然下降，引起出血。此外，囊肿壁用于夹闭血管的钛夹如放置不当，术后也可能脱落而引发出血。

4. 腹腔积液

常见于多发性肝囊肿，在行开窗引流时一次性引流囊肿数量过多，残余囊肿壁未能处理完全，导致囊壁的上皮细胞持续分泌囊液，流入腹腔内，形成腹腔积液。如并发有慢性肝功能损害，则可能进一步导致低蛋白血症，从而引发顽固性腹腔积液。

五、注意事项

（1）术前尽量诊断明确，排除其他疾病的可能：常规行血检包虫试验、B超和增强CT检查，排除肝包虫病、肝脓肿、巨大肝癌中心液化、肝内胆管囊性扩张症等疾病。同时根据CT结果确定肝囊肿数目、大小及位置，了解与周围血管、胆管和其他脏器的关系。

（2）术中要保护好肝脏，充分暴露病灶，于囊壁上电灼一小孔，可见清亮液体流出，吸尽液体，用电凝钩、电凝剪分离囊壁，开窗，充分引流。电凝勿损伤囊腔内较浅的胆管或血管，以防术后迟发性出血或胆漏。囊肿液体一般多清亮透明，若为金黄色或咖啡色，则可能含有胆汁或并发囊内出血，应仔细处理，必要时及时中转开腹手术。囊腔用无水乙醇纱条擦拭，尽量破坏囊壁细胞分泌功能。

（3）对于肝膈面顶部的囊肿，多不易暴露，可以轻压膈顶部肝组织，尽可能显露囊肿，切开囊壁吸去囊液后即可显露大部分囊腔，有利于手术的进行。囊肿开窗边缘肝组织止血不满意或有感染因素者，腹膜很难在短期内吸收，囊液对腹膜及脏器有一定刺激作用，术后可有发热、腹胀、腹痛等症状。可常规放置引流管，必要时将大网膜填入囊腔内引流。

（4）较大的囊肿可能引起下腔静脉受压，抽吸囊液时应缓慢进行。下腔静脉减压可出现血压变化，应密切监测术中血压的变化，如果出现血压较大波动，应暂停操作，等血压稳定后继续手术。

（5）同时并发胆囊结石、脾脏囊肿及肾囊肿者，可以在行肝囊肿开窗引流的同时行胆囊切除术、肾囊肿去顶术及脾囊肿开窗引流术。术中不用担心暴露病灶的问题，也不需进一步延长切口，减少了患者的痛苦，又能最大限度地将肝表面囊肿开窗引流。

（6）多发性囊肿应逐一开窗引流，但如果囊肿个数太多，一次开窗直径 >5 cm 的囊肿不超过 5 个，以防术后形成顽固性的腹腔积液。

（7）开窗直径一般大于囊肿的 2/3，对于较大的囊肿，应将腹腔镜深入至囊内进行观察，如有出血灶，可予以电凝止血，如发现有结节或高度怀疑有恶变可能，应行术中冰冻切片以进一步明确。

（林　汉）

第三节　腹腔镜胆囊切除术

胆囊切除术是外科的常见手术。据统计，美国每年约施行 30 万例胆囊切除术，而且每年约新增加 100 万例有症状或无症状的胆囊结石患者。我国胆囊结石的发病率也很高，占人口的 8% ~10%。随着 B 超检查这一无创性诊断方法的不断发展，胆结石的发现日益增多，其中许多是无症状的隐匿性结石。胆囊切除术已逐渐成为安全易行的手术，外科医师对胆囊切除术的指征也渐趋放宽。随着电子科技在医学领域的广泛应用及迅速发展，腹腔镜胆囊切除术（LC）诞生。1987 年 Mouret 成功地施行腹腔镜下切除胆囊，为胆囊切除术开辟了新途径，也成为微创外科手术的先驱。实践证明，LC 与传统的胆囊切除术（OC）相比，具有创伤小、痛苦轻、术后恢复期短等优点，这一技术已在世界范围内广泛推广，成为治疗胆囊疾病的一种安全有效的新方法。

一、适应证

LC 手术的适应证范围与术者的器械操作水平、手术经验有着密切的关系，除怀疑或术前证实为胆囊恶性疾病外，LC 适应证与 OC 基本相同。

（一）无症状的胆囊结石

包括单发和多发结石。

1. 巨大结石

胆囊结石癌变率约为 2%，但癌变与结石的大小有关系，>2 cm 的结石是癌变的危险因素，对巨大的胆囊结石，不管有无症状均应施行 LC。

2. 多发性小结石

小结石容易通过胆囊管排入胆管，引起严重的胆绞痛并发症，若小结石通过奥迪括约肌，可造成奥迪括约肌的损伤，会导致良性纤维性狭窄。如果小结石不能从胆管排除，可引起梗阻或急性梗阻性胆管炎，阻塞胰管时会引起胆源性胰腺炎。

（二）有症状的胆囊结石

包括急、慢性胆囊炎并胆囊结石或继发性胆总管结石者。

1. 慢性胆囊炎并胆囊结石

由于可发生反复胆绞痛，是 LC 手术最佳适应证。

2. 急性胆囊炎并胆囊结石

胆囊结石并发急性胆囊炎在症状发作 72 h 内可以积极施行胆囊切除术，或急性胆囊炎经过治疗后症状缓解且有手术指征者。

3. 继发于胆囊结石的胆总管

结石胆囊内多发性小结石易于并发胆总管结石，发生率为 6.0%～19.5%，并随患者年龄的增加而增加。

（三）有并发症的胆囊结石

包括有糖尿病、心血管疾病及病毒性肝炎等。

1. 并发糖尿病

糖尿病患者抵抗力较差，若有胆囊结石，易并发不可控制的胆囊感染。当胆囊结石并发糖尿病时，不管有无症状，都应在糖尿病得到控制时才施行胆囊切除术。

2. 并发心血管疾病

凡并发冠心病、风心病等疾病时，患者心血管功能均较差，胆绞痛的发作，通过神经反射，诱发或加重心绞痛的发作和心脏负担，应在纠正心功能后尽早切除胆囊。

3. 并发病毒性肝炎

并发病毒性肝炎等有肝功能反复异常而发作胆绞痛者，会增加肝脏负担，引起转氨酶升高，可在肝功能恢复正常的情况下尽早切除胆囊。

（四）胆囊息肉样病变

胆囊息肉样病变又称胆囊隆起样病变，是向胆囊内突出的局限性息肉样隆起性病变的总称，多为良性。

对息肉样病变 >10 mm 者，特别是单发、宽蒂者，短期内增大迅速者，伴有胆囊结石或有明显临床症状者，影像学检查疑为恶变者等，主张行胆囊切除术。如高度怀疑恶变、可能或确诊胆囊癌者，不宜选择 LC，应施行开腹根治性胆囊切除术，将胆囊管上下的疏松组织与肝床上的纤维脂肪组织一并清除。

二、禁忌证

（1）疑有胆囊癌病变者。

（2）未治疗的胆总管结石症并发有原发性胆管结石及胆管狭窄或梗阻性黄疸者。

（3）腹腔内有严重感染及腹膜炎者。

（4）有中上腹部手术史，疑有腹腔广泛粘连者。

（5）妊娠期急性胆囊炎，妊娠 <3 个月或 >6 个月者。

（6）肝功能严重障碍者。

（7）出血性疾病、有出血倾向或凝血功能障碍者，重度肝硬化伴门脉高压者。

（8）严重心肺功能不全，有严重心肺等重要脏器功能障碍而难以耐受全身麻醉及手术者。

（9）胆囊萎缩伴急性胆囊炎者。

（10）膈疝。

三、术前准备

LC 的术前准备按全身麻醉要求进行。其他与一般开腹胆囊切除手术相同。

1. 术前检查

术前应全面进行检查。根据病史、症状、全面查体及实验室、放射影像学检查结果进行综合分析，对将要实施 LC 的术式、步骤、手术难度做出正确的评估和决策。

2. 心理准备

掌握好 LC 适应证。解除患者思想顾虑。

四、操作方法

（一）穿刺部位

用尖刀在脐上或下缘做一长约 11 mm 的切口，切开皮肤和皮下，插入气腹针，建立人工气腹，维持压力在 1.73 ~ 2.00 kPa，插入直径 11 mm 套管针，置入腹腔镜探头，探视腹腔及脏器情况，了解胆囊周围结构，对 LC 进行可行性估计。如 LC 手术可行，则行 3 个穿刺点，实施辅助套管的插入。在剑突下腹白线右侧纵行切开皮肤 11 mm，在腹腔镜监视下，将套管锥旋转穿入腹腔，为第 2 个穿刺点，为术者的主操作孔，选用各种器械进行操作。于右腋前线肋下皮肤做 5 mm 的小切口，插入 5 mm 套管，为第 3 个穿刺点，置入有齿抓钳夹住胆囊腹部并向上牵引，以利胆囊管显露。也可行第 4 个穿刺点，即在二、三套管针之间，右锁骨上线肋缘下 2~4 cm 处切开皮肤 5 mm，插入直径 5 mm 的套管针，置入无齿抓钳。

（二）处理 Calot 三角

胆囊与横结肠或大网膜如有粘连时应予以分离。从 AA 套管孔置入抓钳，夹住胆囊底部向右上牵引，以利胆囊管显露。MC 套管孔置入无损伤抓钳，夹住胆囊壶腹向右上方，显露好 Calot 三角区。术者须辨清胆囊管、肝总管与胆总管间的关系。在主操作孔置入分离钳或电凝钩，分离 Calot 三角处脂肪组织及粘连，应紧靠胆囊壶腹部游离。解剖出胆囊壶腹变细的部位，再向胆总管方向分离，达到足够长的胆囊管。在胆囊管上放置钛夹 3 枚，靠近胆总管处放 2 枚，近胆囊处放 1 枚。于近胆囊放置钛夹处剪断胆囊管。在夹闭钛夹时，必须要看到钛夹的头端，以免胆囊管夹闭不住。电凝电切勿接触钛夹，以防止导电，引起胆囊管残端坏死，造成术中、术后胆瘘。胆囊管剪断后，在三角区用分离钳或分离钩游离出胆囊动脉，钛夹钳夹住后从中间剪断，切勿将动脉周围组织剥离太净，以防钛夹夹闭时因组织过少而造成钛夹脱落，引起术中、术后出血。

（三）剥离胆囊

将胆囊管与胆囊动脉处理完成后，将胆囊颈向上提起，此时可显露肝胆囊床。使胆囊浆膜处于伸展紧张状态，用电凝铲或电凝钩从胆囊颈部向底部切开胆囊两侧浆膜，一直分离到胆囊底部，逐渐将胆囊自胆囊的肝床上剥离下来，出血点用电凝止血，用生理盐水冲洗胆囊床和肝下区。

（四）取出胆囊

从剑突下套管置入抓钳，夹住胆囊管残端，将胆囊拉至管口内，连同套管一起拖出。若胆囊有过多的胆汁而扩大，可先剪开胆囊，用插入的吸引管将胆汁吸出，使胆囊体积缩小，以利于取出整个胆囊。如结石较大，当胆囊颈拖出腹壁外时，可伸入钳子直接将结石夹碎，然后逐一取出。在取石过程中，勿戳穿胆囊壁，以免结石或胆汁落入腹腔和伤口而造成污染。

（五）缝合皮肤切口

检查、吸净腹腔内之淤血、液体残留后，拔出腹腔镜，排出腹内 CO_2 气体。仔细将切口皮下缝合或透气胶布黏合即可。

五、并发症

LC 是安全、有效的手术方法，但是 LC 具有一定的潜在危险性。其并发症的发生率为 2%~5%。在 LC 开展比较早和好的医院，并发症发生率低于 1%。手术操作引起的并发症主要有胆管损伤、胆瘘、出血、大脏器损伤等。预防并发症最重要的是正确选择病例，无禁忌证。只要操作正确，术中高度注意，大部分并发症可以避免。

（一）胆管损伤

胆管损伤是指胆管的完整性受到破坏，是胆囊切除术最灾难性的并发症。除胆瘘造成胆汁性腹膜炎外，还可导致继发性胆管狭窄等。

LC 误伤胆管最常见的部位是伤及肝总管、右肝管，而 LC 胆管损伤的部位以胆总管最常见，可能是误把胆总管作为胆囊管处理。

预防的方法包括解剖清晰、操作分离精细、术中胆管造影等。

LC 时解剖胆囊管必须遵循胆管外科早已确定的原则：①术野暴露清晰，操作必须在清晰的视野下进行，镜头要清晰，焦距要合适，持镜者需及时调整视野远近，以确保 LC 在最佳视野下操作；②精细解剖，即使显露肝总管、胆总管、胆囊管的交接部，也必须看清三者的关系，才能切断胆囊管；如果三者间的关系不清，则宜采用逆行切除或顺逆相结合的胆囊切除法。必要时术中经胆囊或胆囊管行胆囊造影，也有助于防止发生胆管损伤。

（二）胆瘘

胆瘘是指胆管的完整性尚存，但有胆汁流出，可继发于胆管损伤、胆囊管残端瘘或迷走胆管漏胆汁等。

胆瘘最常见的发生部位是胆囊管、胆囊床迷走胆管、胆总管、肝管等。

在分离胆囊管时应尽可能地少用电凝，以免损伤胆总管，用钛夹夹闭胆囊管时，一定要看到钛夹的头端，以免胆囊管夹闭不全。对个别因炎症水肿或过粗的胆囊管，最好采用 Reader 结扎或缝扎，对较短的胆囊管应靠近壶腹部上钛夹。

（三）出血

LC 术中或术后大出血常因处理胆囊血管不完善或损伤了其他较大的血管所致。这是 LC 严重的并发症之一。

LC 术中出血一般分为渗血、小动脉出血、大动脉出血和静脉出血。小动脉出血的部位多为胆囊动脉或肝右动脉，穿刺损伤腹壁血管、网膜血管次之，甚至有时损伤腹主动脉、下腔静脉、门静脉及髂血管等引起大出血，既往有导致死亡的报道。

（四）大脏器损伤

大脏器损伤也是 LC 严重的并发症之一，发生率为 0.14% ~ 0.20%。

1. 胃肠损伤

LC 在内脏损伤中尤以胃肠道损伤较为多见。引起胃肠道损伤的原因有手术器械因素和技术性因素，前者由于腹腔镜观察视野局限和器械性能问题容易损伤或烧伤邻近器官，后者通常的表现如下。

（1）腹腔内粘连及内脏下垂，穿刺手法不对或皮肤切口过小，穿刺用力过猛而损伤内脏。

（2）胆囊与邻近器官严重粘连，在勉强分离过程中，误将粘连的肠壁与粘连的结缔组织分离，造成胃肠损伤。

（3）在 LC 术中过分牵拉胆囊，撕裂肝脏、横结肠或十二指肠。

2. 肝损伤

肝意外损伤应仔细检查，若伤口深，用可吸收纤维素或微纤维包裹。术后注意引流管引流物的质和量。

（五）其他严重并发症

LC 也可能发生其他并发症，如腹腔脓肿、切口疝。

（杨小进）

第四节　腹腔镜胆总管切开术

一、适应证

（1）胆总管直径≥10 mm。

（2）原发性或继发性胆总管结石，全身情况良好者。

（3）胆总管结石继发急性梗阻性化脓性胆管炎，通过经皮肝穿胆管引流（PTBD）或内镜十二指肠乳头括约肌切开术（EST）、鼻胆管引流（ENBD），全身情况好转者。

（4）胆管蛔虫。

（5）简单的左右肝管结石或肝总管结石。

（6）腹腔镜下胆道镜经胆囊管胆总管探查取石术（LTCBDE）失败者。

（7）EST 失败者。

二、禁忌证

（1）胆总管直径 < 10 mm。

（2）胆总管结石并发急性梗阻性化脓性胆管炎，全身情况差，不能耐受手术者。

（3）复杂的肝胆管结石。

（4）先天性胆管畸形。

（5）胆管肿瘤。

（6）重要脏器功能不全或凝血功能障碍，不能耐受手术者。

（7）既往有上腹部手术史，估计腹腔粘连严重者。

三、术前准备

1. 术前检查

可明确诊断，了解全身及重要脏器情况，以正确选择手术适应证。

2. 控制感染

对胆总管结石并发胆管感染的患者，应根据胆管感染致病菌多为肠道阴性杆菌及厌氧菌的特点，合理选择生物利用度高、不良反应低的敏感抗生素；对未并发胆管感染的患者，也应常规给予预防性抗生素；对并发急性梗阻性化脓性胆管炎的患者，可通过 PTBD 或 EST 并放置鼻胆管引流紧急处理，待感染控制、全身情况好转后再行腹腔镜胆总管切开术（LCD）。

3. 支持疗法

纠正贫血及低蛋白血症，纠正水电解质紊乱及酸碱平衡失调。

4. 护肝利胆

静脉输注常规极化液（GIK）及支链氨基酸，补充 B 族维生素、维生素 C、维生素 K，口服护肝利胆药物。

5. 备皮

范围与开腹手术相同，注意彻底消毒脐部皮肤。

6. 交叉配血

手术一般不需要输血，但应常规准备浓缩红细胞或全血。

7. 置管

放置胃管及尿管。

8. 麻醉前用药

术前 30 ~ 60 min 肌内注射咪唑安定 2 ~ 3 mg、东莨菪碱 0.3 mg。

四、操作方法

1. 麻醉

一般采用气管插管全身麻醉。

2. 体位

患者取反 Trendelenburg 位（头高足低仰卧位），稍向左倾斜。

3. 手术器械

人工气腹及"4孔法"放置套管、器械，与 LC 基本相同，但最好使用 30° 腹腔镜，一次性多口径的操作套管。

4. 胆总管辨认及切开

先切除并取出胆囊，但国外多数学者主张先不切除胆囊以留作牵引。穿刺胆总管，抽出胆汁或穿刺孔有胆汁溢出即确认为胆总管。解剖胆囊管直至胆总管，用电钩切开胆总管前壁浆膜 1 ~ 2 cm，电凝胆总管前壁小血管，注意保护胆总管前壁变异的胆囊动脉或肝右动脉。直接牵引胆囊或在胆总管前壁缝吊两针作为牵引，以钩状胆总管切开刀或微型尖刀挑开胆总管前壁，改用微型剪刀纵向延长其切口，至能够置入胆管镜取出结石为度，切口过长易造成出血、缝合困难及术后胆漏、胆管狭窄等并发症。胆总管壁多因炎症充血水肿，切开其前壁时应注意避免用力过度而伤及后壁和门静脉，胆总管切缘的出血点可用电凝或压迫止血。

5. 胆总管探查及取石

位于胆总管切口附近的结石可用抓钳向胆总管切口挤压并直接取出，或用吸引器直接吸出。依次向胆总管上下段插入尿管或气囊导管，注入生理盐水反复冲洗胆管，可将大部分小结石冲出。用气囊导管或药物（胰高血糖素、硝酸甘油）扩张胆总管壶腹部，有助于小结石排入十二指肠。然而最直观、最有效的方法是采用纤维胆管镜探查及网篮取石，经右肋下锁骨中线套管置入胆管镜，依次向胆总管上下段探查，发现结石后以网篮套住取出，如难以套住，也可将结石推入十二指肠。对于难以取出的大结石或嵌顿性结石，可用抓钳直接抓碎，或采用激光碎石、液电碎石后逐步取出。检查取出结石的大小及数量，并与术前、术中胆管造影及 B 超所显示的结果进行对比，以了解是否符合。

6. 胆总管缝合及 T 管引流

T 管的放置及胆总管的缝合是手术最关键、最困难的一步，需要精湛的技术和极大的耐心。根据胆总管直径的大小选择口径合适的 T 管，T 管的短臂宜修剪成较短的沟槽状，经剑突下套管将 T 管放入腹腔，将 T 管的两短臂耐心地依次放入胆总管切口的上、下两端。以带细针的 1 号丝线或 4-0 可吸收缝线（Vicryl 或 Maxon 线），缝线宜剪短至 10 ~ 15 cm，并以液状石蜡浸泡，间断缝合胆总管切口，边距及针距分别约 1 mm 及 3 mm，腹腔内器械打结。为简便操作，Philips 主张将 T 管放置于胆总管切口的最远端，在 T 管近端紧贴 T 管缝合 1 针固定，在胆总管切口的最近端缝合 1 针，然后在两针牵引线之间间断缝合胆总管切缘；Hunter 则主张将腹腔镜置于剑突下套管，而将持针器置于脐下套管，持针器与胆总管方向平行，易于缝合胆总管切口。可经 T 管注入生理盐水检查胆总管缝合处有无渗漏。T 管长臂自右肋下锁骨中线之戳孔引出，Winslow 孔内置腹腔引流管，自右肋下腋前线的戳孔引出。冲洗腹腔并清点器械后，拔除各套管，结束手术。

五、术后处理

1. 麻醉后管理

术后将患者送入麻醉复苏室，密切监护心率、呼吸、血压及尿量等指标，老年或有心脏疾病的患者需继续心电监护，发现异常情况及时处理。患者清醒后即可拔除气管插管。大多数患者不需术后镇痛。

2. 术后管理

（1）注意观察生命体征、腹部体征及引流管情况：术后 24 h 内禁食、胃肠减压、静脉补液，维持水电解质及酸碱平衡。对于并发胆管感染的患者应根据胆汁培养结果选用抗生素，对于并发黄疸的患者应加强护肝利胆、营养支持及制酸剂保护胃黏膜等治疗。

（2）胃管及尿管：由于麻醉、手术时间较长，术中胆总管切开及胆汁污染腹腔等因素，一般术后需要胃肠减压，待有肛门排气且无腹胀、呕吐即可拔除胃管，给予流质饮食，并逐步恢复普通饮食。术毕、患者清醒后即可拔除尿管。

（3）腹腔引流管：注意保持引流管通畅，观察引流液的性质和引流量。一般术后 48 ~ 72 h 引流量逐渐减少至数毫升，可拔除腹腔引流管。如引流量多，应尽快查明原因，如为腹腔活动性出血或大流量胆漏等情况应开腹探查处理。

（4）T 管：术后 7 ~ 10 d 若 T 管造影显示胆管无梗阻，则可间歇性夹闭 T 管，以利于患者术后恢复。T 管引流不畅时应通过 T 管造影查明原因加以处理，T 管堵塞应予冲洗，T 管折叠应予重新调整。由于腹腔镜手术损伤小，不易发生腹腔粘连，从而影响 T 管周围窦道的形成，T 管的拔除时间相应延迟，一般在术后 1 ~ 2 个月。

六、并发症的防治

1. 出血

术中止血不严、损伤变异的胆囊动脉及肝右动脉等是造成出血的主要原因，因此术中解剖细致以避免损伤上述结构及彻底止血是防止出血的基本措施。腹腔如有活动性出血，应尽快行开腹止血处理。

2. 胆漏

由术中缝合胆总管不严、损伤胆管及拔除 T 管过早所致。术中应避免过度解剖及电凝胆总管壁，经 T 管注入生理盐水，检查胆总管缝合处有无渗漏，术后应适当延迟拔除 T 管的时间。小流量胆漏通过充分的腹腔引流多能自愈，大流量胆漏可通过内镜胆管内支架引流或鼻胆管引流处理，必要时需开腹处理。

3. 胆管残留结石

术中应检查取出结石的大小和数目，与影像学检查结果是否一致，尽量彻底取出结石。胆管残留结石可留待术后 EST 取石或 6 周后经 T 管窦道胆管镜取石。

4. 胆管狭窄

胆总管不扩张及缝合过多易造成胆管狭窄，可采用内镜胆管内支架及球囊扩张处理，严重者需内引流手术治疗。

5. 腹腔感染

腹腔残留结石、胆漏及腹腔冲洗不彻底均易导致腹腔感染，取尽腹腔残留结石、彻底冲洗腹腔、充分腹腔引流及根据胆汁培养结果合理应用抗生素，是防治腹腔感染的有效方法。

6. 其他的腹腔镜并发症

腹腔脏器损伤、伤口感染及皮下气肿等并发症的防治与 LC 相同。

（王振跃）

第五节　腹腔镜保胆取石术

胆囊结石是影响人类健康的常见病、多发病，目前的治疗无论传统的手术方式还是腔镜治疗都要切除胆囊。随着对胆囊功能的深入研究，保胆治疗正在成为胆管外科新的发展方向。

一、保胆的原因

（一）胆囊炎症能够得到治愈

从病理生理层面来看，所有炎症都具有可逆性。消除刺激结石的因素是对胆囊黏膜炎症进行治疗的最佳措施，如果再辅助抗生素进行治疗的话，则大多数炎症都能得到治愈。

（二）胆囊结石主要来自肝脏部位，由病理性胆固醇代谢引发

由近年的相关研究可得出，胆囊结石主要由成石性胆汁及胆固醇血症引发。胆囊结石包括两类，即胆色素和胆固醇结石，二者都来源于肝脏。临床上通常存在胆汁的部位就有形成结石的可能，所以才有胆囊结石、肝内结石及胆总管结石 3 类。胆囊很无辜，属于受害者。

（三）切除胆囊的不良反应

1. 胆汁反流性胃炎及食管炎

切除胆囊会削弱胆汁储备功能，引发胆汁与进食密切相关的断续排泄转换为不间断地排入十二指肠，这样反流入胃的概率上升，最终引发反流性胃炎及食管炎。

2. 消化功能较差，腹胀及腹泻

胆囊切除后，肝脏依旧不间断分泌胆汁，由于没有地方可以存放，这时不论人体是否真正需要，都只能不停地排入肠道，造成浪费，导致很多病理生理改变：当进食大量脂肪及大量蛋白时，往往需要很多胆汁来促进消化，但是此刻身体内部已没有"足够胆汁"，因此会出现腹胀、腹泻及消化不良，严重时不能进食任何油、肉。如果强迫进食，就会导致脂肪泻症状的频繁发生，这是内科一个非常棘手的问题。

3. 切除胆囊会损伤胆管及其他一些组织器官

切除胆囊时，因为 Calot 三角非常重要，此外由于局部组织会出现变异及其本身所具有的粘连性，致使切除胆囊后损伤血管、胆管、胃肠及肝管等，严重时甚至引发死亡。

4. 切除胆囊后胆总管结石的发生率大大提升

切除胆囊后，对胆管内压力进行调节以确保压力平衡的作用消失，肝脏持续分泌而出的胆汁持续不断地通过奥迪括约肌这一开口进到十二指肠腔中，因开口太窄，排泄阻塞，持续一段时间后，胆总管就会出现代偿性扩张，这时由于奥迪括约肌开口过于狭窄，需要快速排泄的胆汁流就会呈现出涡流状，进而形成结石。

5. 切除胆囊后的综合征

胆囊还有一个主要功能，即对胆管内压力进行调节，以确保压力平衡。如果肝内及肝外胆管压力上升，胆囊能够容纳及浓缩的胆汁就会增多，有利于保持胆管压力平衡。切除胆囊后，对压力进行调节的作用消失，胆管内压上升，胆总管出现代偿性扩张，此时稀胆汁不通过胆囊的浓缩及储存，而是直接通过十二指肠乳头进到十二指肠中，增加乳头负荷，使其在高压下工作，易引发乳头炎及括约肌痉挛，进而引发右上腹痛（不易于诊断），这就是切除胆囊后的综合征，该症状目前还是临床治疗中的一个难点。

二、保胆取石术的适应证与禁忌证

对于不同的胆结石患者，权衡利弊，正确选择手术方式，是患者能否受益的关键。尽管保胆手术具有不少优势，但也应在手术适应证范围内开展。

（一）适应证

（1）通过 B 超及其他一些影像学诊断为胆囊结石，患者没有或存在程度较轻的临床症状。

（2）相关证据可证明胆囊还存在一定的功能或取石术完成后胆囊功能会得到恢复。

（3）不管是胆总管还是胆囊管都保持通畅。

（4）保胆要求明确。

（二）禁忌证

（1）胆囊壁发生局限性变厚，不能排除胆囊癌。

（2）胆囊出现肿瘤性息肉，通过病理检查提示属于重度不典型增生或已确诊为癌变。

（3）瓷化胆囊及萎缩性胆囊炎。

（4）由胆囊结石导致的急性胰腺炎、急性坏疽性及化脓性胆囊炎，或其他一些严重的伴随症状。

（5）胆总管及胆囊管发生梗阻，但又无法在第一时间解除。

（6）胃大部切除或接受了胃空肠吻合术的患者。

三、保胆采取的基本方式

碎石、排石及溶石法效果不显著；保胆手术主要有旧式及新式保胆取石两类。

（一）旧式保胆手术

胆囊造瘘取石术往往带有很大的盲目性，不能保证结石完全取净，具有很高的残留率，此外，由于创伤大及粘连重，致使手术结束后给胆囊功能造成较大的影响。

（二）新式保胆手术

目前微创内镜保胆手术术式主要有小切口内镜保胆取石术、腹腔镜辅助的小切口内镜保胆取石术和完全腹腔镜内镜保胆取石术。根据不同个体、不同医疗技术条件选择，按照贯彻微创的理念和有利于胆囊功能恢复的原则选择术式。任何微创内镜保胆手术式都要求确保胆管通畅、确保手术安全、确保取净结石，并以镜下检查未见任何胆泥沙为标准。

1. 小切口保胆取石术

适用于胆囊底位于肋弓下，腹壁比较薄的患者。术前需要 B 超确定胆囊底位置，肋缘下腹壁做小切口，2～3 cm，将胆囊底提到腹壁，切口插入胆管镜直视下取石。操作方便、快捷、腹腔内不积液、费用少。但胆囊底位于肋弓内者，操作困难，有时牵拉过度，可引起胆囊床撕裂出血。

2. 腹腔镜辅助的小切口保胆取石术

术前无须行胆囊底 B 超定位。在腹腔镜下确定胆囊底的腹壁位置，操作如上。其优点是一旦发现胆囊底位置在肋弓内，可用完全腹腔镜下经胆管镜取石。缺点是患者需全身麻醉与作气腹，费用稍增加。

3. 完全腹腔镜下保胆取石术

适用于任何位置的胆囊，无论结石大小、多少，适应范围广。全部操作在腹腔镜下进行，通过 3 个 5～10 mm 鞘管，用纤维胆管镜腔镜下操作取石，腹壁伤口最小，美容效果最好。但对医生的腹腔镜技术要求较高，需镜下缝合胆囊切口。

四、操作方法

腹腔镜联合胆管镜保胆取石术简单、安全、创伤小、疗效确切，并能保留胆囊功能，是治疗胆囊结石的一种有效的微创手术方式。

（一）术前准备

术前使用 B 超了解胆囊大小、胆囊壁厚度、结石的大小及数目，并定位胆囊底。

（二）麻醉方法

气管插管静脉复合全身麻醉。

（三）操作方法

患者取头高双腿分开位，术者站于患者两腿间。首先于脐孔处穿刺，建人工气腹，然后经脐下置戳壳，插入腹腔镜，探查胆囊病变情况，确定能否保胆。第二孔置于剑突下 2 cm、肝圆韧带右侧，置 10 mm 戳壳。第三孔置于脐旁右上缘 5 cm，置 5 mm 戳壳，使与前述 2 孔成等边或直角三角形。各戳壳成功置入后，将纱布 2 块及标本袋经 10 mm Trocar 送入腹腔，将 1 块纱布置小网膜孔处，以防止胆汁流入小网膜腔，同时也有向前推挤胆囊管的作用，以防止操作时结石被挤进胆总管。另外 1 块纱布围于胆囊底部，将标本袋置于胆囊右下方。将胆囊底部浆肌层缝合两针，作为牵引线，于腹壁拉出。在两缝线间用穿刺针穿刺，抽尽胆汁，再注入生理盐水冲洗，然后在两线间用电钩在胆囊底部切开 1.5～2.0 cm，插入纤维胆管镜观察，用取石网或取石篮套取结石（如结石过大，则用气压弹道击碎后取出，如系细小泥沙结石则用负压吸出），彻底取净胆囊内结石后，仔细观察胆囊管开口处有无胆汁流出，若无，则考虑胆囊管处可能有结石嵌顿，需将网篮伸入胆囊管内，探查、取石，直至看到胆汁流出；对于胆囊壁黏膜附着的胆泥或结晶用自制胆管镜刮勺刮除。用 3-0 可吸收线全层缝合胆囊底部切口并做浆肌层包埋，以避免与周围组织粘连，影响胆囊的收缩功能。上述操作完成后，吸净积液，再用腹腔镜探查胆囊周围，仔细观察有无胆漏、出血及肝床损伤，然后将大网膜覆盖于胆囊底部切口处，逐层缝合 3 处小切口，手术完毕。

（四）术后处理

术后予常规抗感染 2 ~ 3 d，无须做其他特殊处理。术后次日即可进半流质饮食并下床活动，术后 4 ~ 6 d 即可出院。术后口服熊去氧胆酸 3 个月，以预防结石复发。

（五）术后随访

每 3 ~ 6 个月随访 1 次，随访内容包括患者的生活质量、饮食习惯及术后有无结石复发。

（徐　萌）

第十一章

肛门失禁手术

第一节　肛门括约肌修补术

肛门括约肌修补术是将括约肌断端与瘢痕组织分离，再将两端缝合，使肛管缩窄和加长，从而达到治疗的目的。

一、端对端缝合术

（一）适应证

外伤或痔瘘手术等所致肛门括约肌损伤的肛门完全失禁，但括约肌收缩力尚好者。

（二）禁忌证

（1）损伤的肛门括约肌已萎缩或纤维化，术中难以寻找或难以修补者。

（2）外伤后局部伤口未痊愈者。

（三）术前准备

（1）检查肛门收缩功能，探明括约肌断端位置。

（2）若伤口有感染，应在感染控制后 12 个月内修补，以免肌肉萎缩。

（3）术前 3 d 进半流质饮食，术前 1 d 进流质，术晨禁食。

（4）术前晚及术晨各清洁灌肠 1 次。

（5）术前 3 d 起口服卡那霉素 1 g，甲硝唑 0.4 g，每天 3 次。

（6）肛周皮肤剃毛。

（四）麻醉与体位

简化骶管阻滞。患者取截石位或俯卧位。

（五）手术步骤

（1）常规消毒后，行直肠指诊判断肛管直肠环是否完整，括约肌断端位置，并用甲紫画一标记。

（2）以括约肌附近瘢痕组织为中心，在括约肌断裂瘢痕外侧做一半圆切口。为避免术后切口感染，切口应远离肛门。

（3）切开皮肤和皮下组织，将皮瓣连同瘢痕组织向肛门侧翻开。显露肛门括约肌，寻找其断端，将内、外括约肌的两断端与周围瘢痕组织分离，并切除括约肌两断端之间的瘢痕组织（图11-1）。保留断端处的部分结缔组织，使缝合时不易撕裂肌纤维。

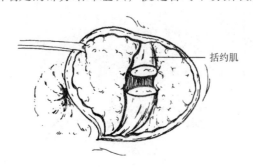

图11-1　翻起皮瓣，显露瘢痕组织

（4）用两把组织钳夹住内、外括约肌的断端，交叉试拉括约肌的活动度及松紧度，合适后将直径1.5 cm的圆筒肛门镜塞入肛内，再试拉括约肌。

（5）用丝线或肠线端对端褥式缝合内括约肌瘢痕组织断端，用重叠褥式缝线固定外括约肌瘢痕组织断端，使肛门可伸入示指（图11-2）。若损伤过大，可分期手术，此时尽量拉近两括约肌断端，固定于软组织上，3个月后视失禁情况决定是否再次手术。

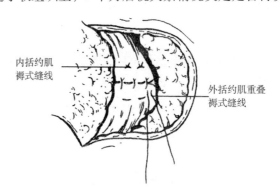

图11-2　褥式缝合修补括约肌

（6）用丝线间断缝合皮下及皮肤切口，切口内置引流管（图11-3）。外用塔形纱布压迫，丁字带固定。

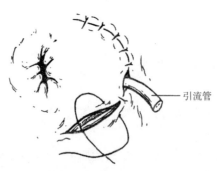

图11-3　缝合皮肤切口

（六）术中注意事项

（1）为了避免术后创口感染，切口应远离肛门。

（2）分离括约肌断端时，注意勿损伤肛管壁。

（3）肛门括约肌断端的瘢痕组织应予保留，断端游离后应有适当的活动度及松紧度。

（4）缝合括约肌断端，缝线不宜过多和太紧，以免引起肌肉断端坏死和感染。

（5）重建肛门皮肤时，缝合务必确切，以防形成肛瘘。

（6）缝合皮肤时，可开放伤口下部，以利引流。

（七）术后处理

（1）术后流质饮食 2 d，后改半流质饮食 3 d，逐渐给少渣饮食。

（2）给予静脉补液内加抗生素，连用 3 ~ 5 d，以防止感染。

（3）术后 36 ~ 48 h 内拔除引流条。

（4）可继续给予肠道抗生素。

（5）控制大便 5 d 后予润肠通便药物，以协助排便。

（6）排便后每天坐浴 2 次，换药 2 次，保持局部清洁。

（7）第 7 天后间断拆线，10 d 内拆完。

（8）出院前做直肠指诊。如因肌肉拉拢过紧而有肛门狭窄者，每周用手指扩张 2 ~ 3 次。

二、环切横缝术

（一）适应证

（1）肛管由窄小瘢痕形成一条深沟造成的失禁。

（2）肛管直肠环完整的不完全失禁。

（二）术前准备

（1）肛门周围皮肤剃毛。

（2）术前 2 d 应用肠道抗生素。

（3）术前晚及术前 2 h 用温生理盐水 500 ~ 800 mL 各洗肠 1 次，解尽大小便。

（4）术前 2 d 进少量半流质饮食，手术前晚及术晨禁食。

（三）麻醉与体位

简化骶管阻滞。体位取截石位。

（四）手术步骤

（1）常规消毒后，铺无菌巾，于肛缘瘢痕外侧做"＞"形切口（图 11-4）。

（2）切开皮肤及皮下组织，直至瘢痕基底部，切口深度应与瘢痕窄沟等深。将"＞"形皮瓣向内游离至齿状线，提起被游离的三角皮瓣，使伤口与原切口方向垂直。于底部横行缝合深部组织 2 ~ 3 针，闭合"＞"形切口，以消除缺损（图 11-5）。

（3）将提起的游离皮瓣于肛管内做修剪，使肛管的切口对合，横行间断缝合皮肤切口（图 11-6）。

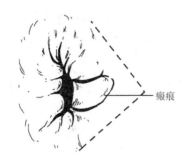

图 11-4 瘢痕外侧 " > " 形切口

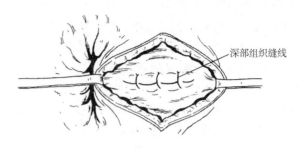

图 11-5 切开深部组织横行缝合

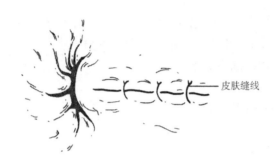

图 11-6 横行缝合皮肤切口

（4）肛内放置凡士林纱条，外用塔形纱布压迫，丁字带固定。

（五）术中注意事项

（1）严格无菌操作，游离 " > " 形皮瓣时，要将瘢痕深沟处上皮一并游离，以利于闭合 " > " 形切口。

（2）手术切口深度要与瘢痕深沟等深。

（3）修剪皮瓣时，切口应对合整齐，缝合时不能遗留无效腔，以免感染。

（4）如无明显出血，可不缝合，以消除瘢痕深沟或缺损。

（六）术后处理

（1）术后半流质饮食 3 d，然后改普食。

（2）抗感染，应用抗生素 5~7 d，术后当酌情选用止痛药。

（3）控制大便 3~4 d，便后坐浴，常规换药，保持切口干燥。

（4）橡皮膜引流，术后第 7 天拆线。

（5）术后 2 周开始做提肛运动。

（李绍军）

第二节 直肠阴道隔修补术

直肠阴道隔修补术是将阴道后壁与直肠前壁分离，找到括约肌断端后缝合，再缝合肛提肌、阴道黏膜和会阴部皮肤，使括约肌恢复正常功能的一种手术方法，又称会阴缝合术。

一、适应证

分娩或外伤所致的陈旧性会阴Ⅲ度撕裂造成的肛门不完全失禁。应在分娩 6 个月后做此手术。

二、术前准备

（1）肛周及阴部皮肤剃毛。

（2）口服卡那霉素 1 g 或甲硝唑 0.4 g，连用 3 d。

（3）术前晚及术晨用温生理盐水 500 ~ 800 mL 各灌肠 1 次，排尽大小便。

（4）1:5 000 高锰酸钾溶液冲洗阴道，每天 1 次，连续冲洗 3 d。

（5）避开经前或经期。

（6）无渣软食 2 d，术前 1 d 为流质，术晨禁食。

三、麻醉与体位

简化骶管阻滞麻醉。患者取截石位。

四、手术步骤

（1）充分暴露手术野，用氯己定棉球分别塞入肠道及阴道，沿裂缘上方弧形切开阴道后壁黏膜（图 11-7）。切口两端于括约肌断端收缩时在皮肤显示凹陷的外侧。

（2）切开阴道黏膜，向下潜行，将阴道后壁黏膜与直肠前壁分开，并向下翻转、暴露，寻找外括约肌断端，最后显露两侧肛提肌断缘（图 11-8）。

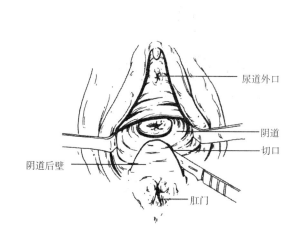

图 11-7　阴道后壁弧形切口

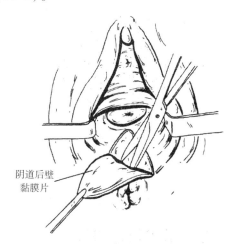

图 11-8　分离阴道黏膜，并向下翻转

（3）用剪刀或止血钳继续游离外括约肌及肛提肌的断端，再从裂缘切口分离直肠黏膜下层，使直肠阴道隔分离，然后用丝线重叠缝合 3 ~ 4 针（图 11-9），但不宜过紧，以免发生肛门狭窄。

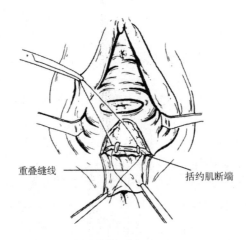

图 11-9　游离括约肌断端重叠缝合

（4）示指伸入肛管，检查括约肌缝合是否足够紧。如不够紧，再缝合较多肌纤维。然后在中线缝合耻骨直肠肌，强化括约肌功能（图 11-10）。

（5）复回黏膜片，使黏膜片因缝合括约肌而成为突出皱褶，做成会阴体，以免生成狭窄。

（6）消毒阴道，修整、切除多余阴道黏膜，丝线间断缝合阴道黏膜切口（图 11-11）。取出肠腔、阴道内棉球，外用敷料包扎，丁字带固定。

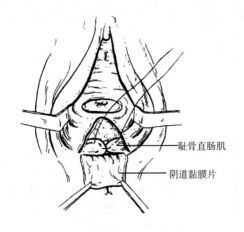

图 11-10　缝合耻骨直肠肌

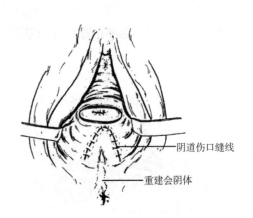

图 11-11　缝合阴道伤口

五、术中注意事项

（1）分离直肠阴道隔时，手法要轻巧，不能损伤直肠阴道壁，以减少感染机会。

（2）缝合括约肌和肛提肌时，术者示指放入肛内，应以肛门能通过示指末节为度，不宜过紧，否则会造成肛门狭窄。

六、术后处理

（1）卧床休息，平卧位。

（2）留置导尿管至拆线。

（3）余同肛门括约肌修补术。

（伍春羽）

第三节　肛门后方盆底修补术

Parks 于 1971 年设计的肛门后方盆底修补术，指折叠缝合两侧肛提肌和耻骨直肠肌，增强肛门直肠角功能，加长肛管，因此又称为肛门后方直肠固定术。

一、适应证

适于自发性失禁，扩张术后引起的失禁和直肠脱垂手术固定后仍有失禁者。

二、术前准备

同肛门括约肌修补术。

三、麻醉与体位

骶管阻滞或鞍区阻滞麻醉。体位取折刀位或截石位。

四、手术步骤

（1）常规消毒后，在距肛门后缘约 6 cm 处，向肛门两侧做倒"V"形皮肤切口（图 11-12）。

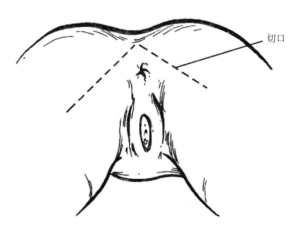

切口

图 11-12　倒"V"形切口

（2）将皮肤和皮下脂肪组织与外括约肌的后部纤维分离，并将皮肤向前翻转，显露和确认内外括约肌间沟。

（3）在外括约肌和内括约肌之间分离，并将外括约肌牵向后方（图 11-13）。

（4）向前牵开肛管和内括约肌，向上分离到耻骨直肠肌和肛提肌上缘，显露直肠后壁及两侧约 2/3 周的肠壁（图 11-14）。

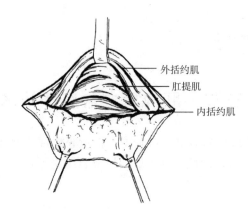

图 11-13　分离内、外括约肌

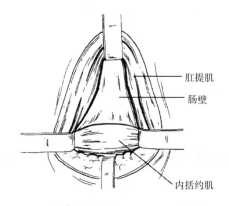

图 11-14　显露直肠后壁

（5）两侧肛提肌穿入缝线，牵紧缝线，将两侧肌肉由后向前间断缝合两层，使盆底修补（图 11-15）。

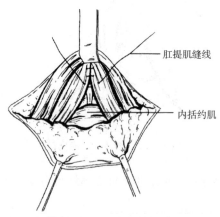

图 11-15　缝合肛提肌，修补盆底

（6）折叠缝合耻骨直肠肌，使肌肉缩短，肛管直肠角前移，恢复正常角度（图 11-16）。

折叠缝合外括约肌（图11-17）。

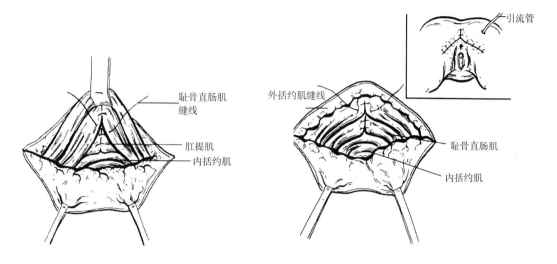

图 11-16 折叠缝合耻骨直肠肌　　　　　图 11-17 折叠缝合外括约肌

（7）创面用抗生素溶液洗净后，皮下置引流管，缝合皮下组织、皮肤。

五、术中注意事项

（1）沿肛门内、外括约肌间沟分离，可避免出血。
（2）分离肛提肌、耻骨直肠肌时不要损伤肠壁。
（3）骶前筋膜不要切开，防止骶前大出血。

六、术后处理

（1）术后应用缓泻剂、坐浴等方式促进排便，指导患者正常排便，应避免长时期用力排便。
（2）保持创面清洁。排便后及时坐浴、换药。
（3）余同肛门括约肌修补术。

（宋承鑫）

第四节　肛门括约肌折叠术

肛门括约肌折叠术已有100余年历史，多在肛门前方做折叠手术，将肛门前括约肌折叠，以提高括约肌张力，是缩紧肛门的一种手术方法。

一、肛门前方括约肌折叠术

（一）适应证

肛门括约肌松弛及肛门完全失禁者。

（二）术前准备

同肛门括约肌修补术。

（三）麻醉与体位

简化骶管阻滞麻醉。体位取截石位。

（四）手术步骤

（1）常规消毒后，铺无菌巾。在肛门前方距肛门缘 1~2 cm 处做一半圆形切口。

（2）切开皮肤和皮下组织，游离皮片并将其向后翻转覆盖肛门。向深处分离，显露外括约肌，可见其由肛门两侧向前、向内延伸至会阴体，在两侧外括约肌和内括约肌间可见 1 个三角形间隙（图 11-18）。

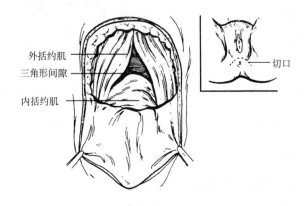

图 11-18 两侧外括约肌和内括约肌间三角形间隙

（3）用丝线间断折叠缝合内、外括约肌，闭合原三角形间隙，缩紧肛管（图 11-19）。

（4）复回皮片，间断缝合皮下组织和皮肤，外用无菌纱布压迫，丁字带固定。

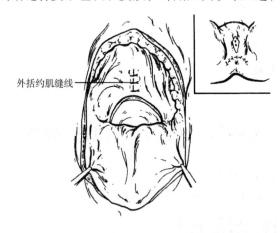

图 11-19 折叠缝合外括约肌，闭合三角形间隙

（五）术中注意事项

（1）缝合肌肉时要缝合肌膜，少缝合肌纤维，以免肌肉坏死，引起肛管狭窄。

（2）严格无菌原则，及时更换手套，以防污染切口。

（六）术后处理

同肛门括约肌修补术。

二、经阴道外括约肌折叠术

（一）适应证

适用于肛门括约肌松弛的女性患者。

（二）术前准备

同直肠阴道隔修补术。

（三）麻醉与体位

简化骶管阻滞麻醉。患者取截石位。

（四）手术步骤

（1）在阴道黏膜下组织内注入 1∶20 万 U 肾上腺素生理盐水溶液。

（2）经阴道后缘黏膜与皮肤交界处做一长 4~5 cm 横切口（图 11-20）。

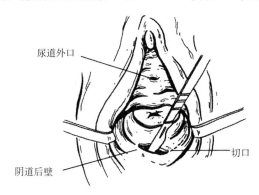

尿道外口

切口

阴道后壁

图 11-20 阴道后壁横切口

（3）提起阴道后壁黏膜，向上锐性分离阴道后壁，显露外括约肌前部。将外括约肌向前方牵起，判断其松弛程度。

（4）将肛门括约肌及直肠阴道隔提起，用丝线折叠缝合，使括约肌紧缩。缝合时进针不宜过深，避免穿透直肠阴道隔（图 11-21）。

（5）在伤口上方缝合肛提肌（图 11-22），最后缝合阴道后壁（图 11-23）。

（五）术中注意事项

（1）设计切口前，可于阴道黏膜下注射肾上腺素生理盐水，既便于分离，又可减少渗血。

（2）切口应在阴道内，在正常组织内分离和缝合括约肌，可减少感染。

（3）缝合括约肌时，进针不宜过深，避免穿透直肠阴道隔。

（4）折叠缝合括约肌时，应只缝肌膜，少缝肌纤维。

（5）折叠后肛管应能通过示指末节为宜。

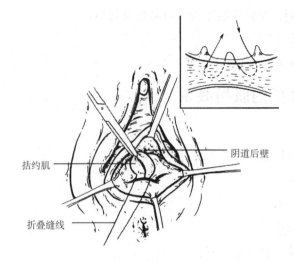

括约肌

阴道后壁

折叠缝线

图 11-21　折叠缝合括约肌

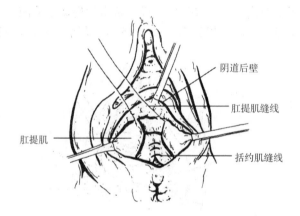

阴道后壁

肛提肌缝线

肛提肌

括约肌缝线

图 11-22　缝合肛提肌

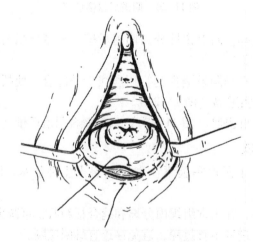

图 11-23　缝合阴道后壁伤口

（六）术后处理

同直肠阴道隔修补术。

（邹卿云）

第五节　肛门括约肌成形术

肛门括约肌成形术是将肌肉或筋膜移植于肛管周围，代替或增强括约肌功能的一种手术方法。

一、股薄肌移植括约肌成形术

（一）股薄肌解剖

股薄肌是大腿内侧的浅表长肌，起于耻骨弓上缘和耻骨结节下缘，垂直向下成圆形肌腱，经股骨内侧髁后下方，向前绕过胫骨内髁成为扁腱，附着在胫骨内髁下方的胫骨内侧面。其血供来自股动脉，受第 2～4 腰神经支配，神经血管束由股薄肌上 1/3 处进入肌肉，手术时切勿损伤。

（二）适应证

（1）括约肌完全破坏和无功能部分超过 1/3～1/2 的病例。

（2）先天性无括约肌。

（3）肛门括约肌缺损或功能严重障碍，造成肛门失禁者。

（4）括约肌损伤无法修补或多次修补失败者。

（5）长期直肠脱垂或肛管极度松弛造成的失禁。

（6）肛门完全性失禁者。

（7）年龄在 5 岁以上小儿。

（三）术前准备

（1）术前全面了解肛门失禁的程度，术前行钡灌肠、排粪造影、肛肠测压、肌电图检查。

（2）选股薄肌较发达的一侧，于术前在内收大腿、弯曲小腿状态下用甲紫绘画出该肌走向。

（3）术前其他准备同肛门括约肌修补术。

（四）麻醉与体位

连续硬膜外麻醉。体位先取仰卧、双下肢外展位，后改截石位。

（五）手术步骤（以左侧大腿为例）

（1）先取仰卧、双下肢外展位，分别于左侧大腿内侧上 1/4 隆起处（上切口）、膝关节内上方（中切口）、胫骨粗隆内下方（下切口），做 3 个纵向切口（切口长度 4～5 cm）。经上切口切开皮肤和皮下组织，在内收长肌内侧显露股薄肌，切开股薄肌筋膜，以手指和血管钳将肌肉游离，以纱条牵引之（图 11-24）。

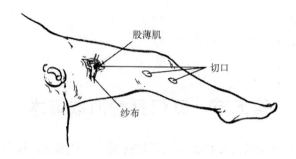

图 11-24 股部上、中、下 3 处皮肤切口

（2）经中切口在缝匠肌后方找到股薄肌，以血管钳挑动肌腱，可见上切口的股薄肌移动。用示指钝性分离上、中切口之间的股薄肌。牵开胫骨结节下方的切口，显露扁平的股薄肌腱，并游离肌束，将肌腱由骨膜处切断，将已完全游离的股薄肌全部由上切口拉出，用盐水纱布包裹，以备移植，关闭中、下两切口（图 11-25）。

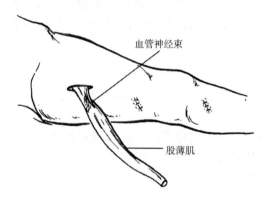

图 11-25 从上切口牵出游离的股薄肌，缝合中、下切口

（3）改截石位，于右耻骨结节处，肛门前、后正中线距肛门 2 cm 处，分别做纵切口，长约 3 cm。用血管钳和示指经切口在括约肌间沟以上绕肛管钝性分离 1 周，再从肛门前正中切口绕皮下分别与右耻骨切口和左大腿上 1/4 伤口钝性分离相交通，形成一与股薄肌粗细相当的隧道（图 11-26）。

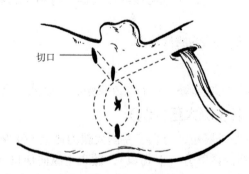

图 11-26 右耻骨结节，肛门前后正中切口及隧道

（4）绕肛门前正中切口，将股薄肌断端拉入隧道，沿隧道环绕肛管 1 周，于前方交叉后，到达右耻骨结节切口引出。改仰卧位，使双下肢伸直，使股薄肌完全松弛，牵紧肌腱，确定肛管紧度，一般伸入指尖即可。将其断端固定于耻骨结节骨膜上，一般固定 2~4 针（图 11-27）。

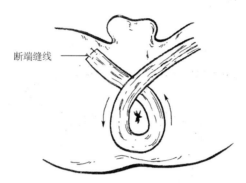

断端缝线

图 11-27 缝合固定断端

（5）缝合所有皮肤切口，肛门后正中切口可放置橡皮引流条无菌纱布加压，丁字带固定。

（六）术中注意事项

（1）术前、术中严格无菌操作，以防因感染使手术失败。

（2）游离股薄肌时，应注意避开大隐静脉，并保护股薄肌的营养血管神经，以免影响运动功能。

（3）矮小、肥胖、肌腱较短的患者，可将肌腱固定于坐骨结节和肛提肌上，这时不做耻骨结节下切口，而在对侧坐骨结节处做一切口。在该切口与前方切口处做一隧道，将肌腱通过隧道拉出，并将肌腱末端分为两半：一半固定于坐骨结节；另一半固定于肛提肌。

（七）术后处理

（1）术后卧床 1 周。术后继续给无渣流质饮食数天，直至伤口愈合再改为普食。

（2）全身应用抗生素 7 d，以预防切口感染。

（3）术后 36~48 h 拔除橡皮引流，及时更换敷料，保持各伤口清洁干燥。

（4）控制排便 1 周，训练定时排便。

（5）术后 2 周开始股薄肌活动训练。有排便感时内收两侧大腿，手压下腹部，躯干弯向前方，增强排便反射。外展小腿可使肛门紧缩，内收大腿和弯曲躯干可使肛门松弛。

（6）术后 2 周直肠指诊，若有狭窄，可行扩肛，但应循序渐进，以示指末节能通过即可。

（7）术后 6 周或手术的同时，找出支配股薄肌神经的主干，将电板片固定在神经束上，神经刺激器置于第 5 肋骨下方皮下，术后用体外磁控开关有节奏地打开刺激器，使肌肉收缩，防止肌肉萎缩，以增强远期疗效。

二、臀大肌移植括约肌成形术

1902 年，Chotwood 报道用两条臀大肌片治疗肛门失禁。臀大肌是一大的、有张力的肌肉，其下缘靠近肛门，容易移植。因此，如括约肌的神经损伤，臀大肌可代替其功能。

适应证、术前准备均同股薄肌移植括约肌成形术。

（一）麻醉与体位

连续硬膜外麻醉或全身麻醉。体位取折刀位。

（二）手术步骤

（1）在尾骨与坐骨结节之间的臀部两侧各做一长约 5 cm 的斜切口（图 11-28）。

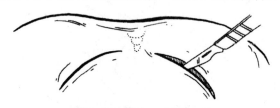

图 11-28　臀部两侧斜切口

（2）切开皮肤及皮下组织，显露臀大肌，将两侧臀大肌内缘游离成 1 条宽约 3 cm 肌束，勿损伤神经（图 11-29）。

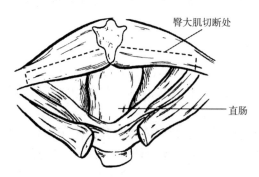

图 11-29　做带蒂的臀大肌肌瓣

（3）围绕肛管在肛门前方和后方做皮下隧道，并将臀部切口和肛门外弯切口之间做成隧道（图 11-30）。

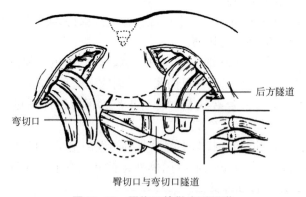

图 11-30　围绕肛管做皮下隧道

（4）将左、右两侧下部肌肉断端通过隧道牵向会阴，并将两断端重叠缝合。上部肌肉断端牵向后方，围绕肛管重叠缝合（图 11-31）。

（5）切除伤口瘢痕后间断缝合皮肤，置橡皮条引流，乙醇消毒纱布覆盖。

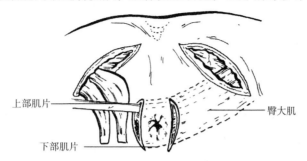

图 11-31 两侧肌肉通过隧道重叠缝合

（三）术中注意事项

（1）游离臀大肌时，注意勿损伤神经，以免肌肉坏死。

（2）分离直肠前方时，注意勿损伤尿道。

（3）为使肌瓣无张力地环绕直肠 1 周，预先设计好肌瓣所需长度。

（4）彻底止血，防止创口感染。

（四）术后处理

（1）手术 2 周后训练肛门括约肌功能，不宜过早。

（2）余同股薄肌移植括约肌成形术。

（尹善学）

参考文献

[1]休斯．肝胆胰外科手术技巧[M]．刘荣,译．北京:科学出版社,2019.

[2]田兴松,刘奇．实用甲状腺外科学[M]．北京:科学出版社,2019.

[3]高志刚,凌光烈,倪虹．外科手术学基础[M]．北京:清华大学出版社,2020.

[4]张磊,刘晓丹,徐阳．胸外科手术与围术期管理[M]．北京:中国纺织出版社有限公司,2021.

[5]李国新,邓雪飞．普通外科临床解剖学[M]．济南:山东科学技术出版社有限公司,2020.

[6]周少飞,谢东方,季德刚．现代普通外科疾病诊疗新进展[M]．南昌:江西科学技术出版社,2020.

[7]王杉．外科与普通外科诊疗常规[M]．北京:中国医药科技出版社,2020.

[8]吴孟超,吴在德．黄家驷外科学[M]．北京:人民卫生出版社,2020.

[9]赵玉沛．普通外科学[M]．北京:人民卫生出版社,2020.

[10]解涛,李仕雷,尹强,等．实用普通外科学进展[M]．北京:科学出版社,2018.

[11]卢云．普通外科诊疗术后并发症预防与处理[M]．北京:人民卫生出版社,2017.

[12]王伟,何军明,张北平．腹部微创外科手术图解[M]．北京:人民卫生出版社,2021.

[13]任建军．胆胰外科常见术式优化操作经验与技巧[M]．北京:人民卫生出版社,2020.

[14]郑启昌,吴志勇,桑新亭．肝胆外科手术要点难点及对策[M]．北京:科学出版社,2018.

[15]李南林,凌瑞．普通外科诊疗检查技术[M]．北京:科学出版社,2016.

[16]苗毅．普通外科手术并发症预防与处理[M]．北京:科学出版社,2016.

[17]王存川．普通外科手术图谱[M]．北京:科学出版社,2015.

[18]王春林．精编临床普通外科诊疗新进展[M]．西安:西安交通大学出版社,2015.

[19]王新刚．现代临床普通外科手术学[M]．西安:西安交通大学出版社,2014.

[20]徐佟．临床普通外科疾病诊断与处理[M]．西安:西安交通大学出版社,2014.